临床肿瘤疾病诊断与治疗

主　编　刘文健　王广伟　姜　睿
副主编　韩有溪　赵红福　郭志钢

江西科学技术出版社

江西·南昌

图书在版编目(CIP)数据

临床肿瘤疾病诊断与治疗 / 刘文健，王广伟，姜睿主编. — 南昌：江西科学技术出版社，2018.11（2021.1重印）

ISBN 978 - 7 - 5390 - 6569 -4

Ⅰ. ①临… Ⅱ. ①刘… ②王… ③姜… Ⅲ. ①肿瘤 - 诊疗 Ⅳ. ①R73

中国版本图书馆 CIP 数据核字（2018）第 237005 号

国际互联网(Internet)地址：

http://www.jxkjcbs.com

选题序号：ZK2018460

图书代码：**B**18203 - 102

临床肿瘤疾病诊断与治疗	刘文健　王广伟　姜　睿　主编

出版发行	江西科学技术出版社
社址	南昌市蓼洲街 2 号附 1 号
	邮编:330009　电话:(0791)86623491　86639342(传真)
印刷	三河市双峰印刷装订有限公司
经销	全国各地新华书店
开本	787mm×1092mm　1/16
字数	314 千字
印张	12.75
版次	2018 年 11 月第 1 版　第 1 次印刷
版次	2021 年 1 月第 1 版　第 2 次印刷
书号	ISBN 978 - 7 - 5390 - 6569 - 4
定价	88.00 元

赣版权登字 -03 -2018 -373

版权所有,侵权必究

(赣科版图书凡属印装错误,可向承印厂调换)

前　言

目前恶性肿瘤发病率与死亡率的增长速度之快,已成为人民群众死亡的最主要原因,严重危害人民生命健康,谈癌色变已成为事实。然而,全世界对恶性肿瘤的研究也更加深入,包括病因、遗传基因、诊断方法、治疗手段等,恶性肿瘤相关研究进展不断出现,受到了医学界的空前关注。目前,恶性肿瘤的研究机遇与挑战并存,对从事肿瘤相关临床工作的医务人员来说,背负了更加艰巨的任务。鉴于肿瘤相关研究的进展速度,本编委会特编写此书,为广大肿瘤相关的一线临床医务人员提供微薄借鉴与帮助,望能共同提高肿瘤诊治水平,更好地帮助患者摆脱癌症困扰。

本书共分为四章,内容涉及临床常见肿瘤的诊治及护理,包括:椎管内及颅内肿瘤、胸部肿瘤、乳腺肿瘤、消化系统肿瘤。

针对各系统临床常见肿瘤均进行了详细介绍,包括肿瘤的流行病学、病因与发病机制、病理分型与分期、临床表现、诊断方法、各种治疗方法,如:药物治疗、手术治疗、放射治疗、化学治疗、介入治疗、中医治疗等,以及预后与预防等内容。本书重点放在诊断与各种治疗的叙述上,旨在强调本书的临床实用价值,为肿瘤相关临床医务人员提供参考,起到共同提高肿瘤诊治水平的目的。

本书在编写过程中,借鉴了诸多肿瘤相关书籍与论文等资料,在此表示衷心感谢。由于本编委会人员均身负肿瘤临床诊治工作,故编写时间仓促,难免有错误及不足之处,恳请广大读者见谅,并给予批评指正,更好地总结经验,起到共同进步、提高肿瘤相关医务人员诊疗水平的目的。

《临床肿瘤疾病诊断与治疗》编委会

2018 年 11 月

目录
CONTENTS

第一章　椎管内及颅内肿瘤

第一节　椎管内神经纤维瘤

椎管内神经纤维瘤(intraspinal neurofibroma)又称脊髓神经鞘瘤,是椎管内肿瘤中最常见的良性肿瘤,约占椎管内肿瘤的45%,占髓外硬膜内肿瘤的70%以上。多起源于脊神经后根,8.5%肿瘤经椎间孔发展到椎管外呈哑铃形。脊髓神经纤维瘤多见于青壮年,30～50岁为多发年龄,老年人发病率低,儿童较少见、男性略多于女性。

一、病理

椎管内神经纤维瘤起源于脊神经鞘膜和神经束纤维结缔组织,大多发生于脊髓神经后根。肿瘤包膜完整,呈圆形或椭圆形,粉红色,大小多在1～10cm,胸段肿瘤一般较小,马尾部的肿瘤多数较大。一般为单发,多发者多为神经纤维瘤病。常为实质性肿瘤,部分(约1/3)病例可发生囊性变。

神经纤维瘤由致密的纤维束交织构成。大致有两种组织类型,一种细胞核呈栅状排列,另一种组织稀松呈网状结构。2.5%的神经纤维瘤可发生恶性变,至少有一半发生在多发性神经纤维瘤病患者中。神经纤维瘤呈膨胀性生长,压迫脊髓;大部分位于髓外硬膜内的蛛网膜下隙,少数可发生在硬脊膜外,有的通过椎间孔向椎管外生长,呈哑铃状,哑铃状神经纤维瘤多发生于颈段,其次是胸段,腰骶部较少见。腰骶部的神经纤维瘤大多与马尾神经明显粘连。

二、临床表现

椎管内神经纤维瘤的临床表现也分为脊髓刺激期、部分压迫期和麻痹期三个阶段。其特点为:①肿瘤生长较缓慢,病程较长,平均为1.5年;如果肿瘤发生囊性变或恶变,病情可突然加重。②早期80%的患者表现为肿瘤所在相应的部位神经根痛,晚间卧床时加重;约85%的患者有下肢发冷、发麻和病变区束带感或下肢紧束感等感觉异常。③脊髓半切综合征比较典型。④晚期出现截瘫。

三、辅助检查

(一)腰椎穿刺及脑脊液检查

表现为细胞—蛋白分离现象及不同程度的蛛网膜下隙梗阻。腰穿放液后,患者症状往往加重。

（二）X线平片检查

表现为肿瘤相应部位椎弓根变窄，椎弓根间距增宽。若肿瘤位于脊髓腹侧，侧位片可见椎体后缘有弧形硬化现象；若肿瘤呈哑铃形，可见椎间孔扩大。

（三）CT检查

表现为边界清楚、均匀或环状强化的椭圆形肿块，哑铃形肿瘤可见肿瘤通过扩大的椎间孔向椎管外发展（见图1-1）。

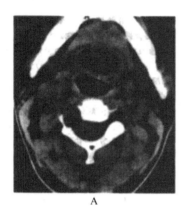
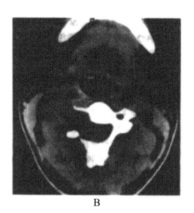

A   B

图1-1　哑铃形神经鞘瘤的平扫CT表现

（四）MRI

MRI是诊断椎管内神经纤维瘤的首选辅助检查。一般表现为边界清楚，T_1为等或稍低信号，T_2为高信号。增强扫描呈多样性强化，环状强化是椎管内神经纤维瘤的特征之一（见图1-2）。

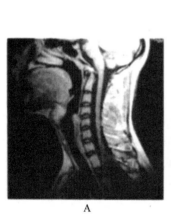
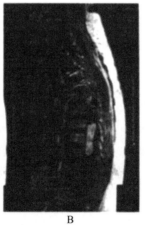
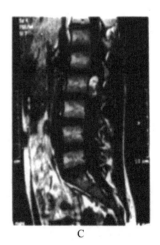

A   B   C

图1-2　神经鞘瘤MRI表现
A:颈段；B:胸段；C:腰段

根据 MRI 表现可将椎管内神经纤维瘤分为三型：①实体型。肿瘤是实质性肿块，无囊变、无坏死和液化，MRI 信号均匀。T_1 为等或稍低信号，T_2 为高信号；均匀强化。②囊肿型。肿瘤弥漫性或多灶性囊变，T_1 极低信号，T_2 极高信号；单囊或多囊状强化，囊壁规则或不规则。③混合型。肿瘤内有单发或多发小的坏死、液化区，形成局限性囊变。T_1 为不均匀的等或低信号，T_2 为不均匀高信号；不均匀强化。

四、诊断

青壮年人群缓慢发病，出现明显的神经根性疼痛，卧床时加重，运动、感觉障碍，自下而上发展，伴脊髓半切症状，应考虑椎管内神经纤维瘤的可能，要及时选择相关辅助检查以明确诊断。

五、治疗

手术是治疗椎管内神经纤维瘤的首选方法，一旦确诊需尽早手术。多数患者经手术切除能达到根治。对于哑铃形肿瘤，若椎管外的肿瘤不大，1 次手术可完全切除；若椎管外部瘤组织较大，应二期另选入路切除。马尾部的神经纤维瘤全切除往往有一定困难，因为肿瘤包膜多与马尾神经粘连，勉强分离切除肿瘤包膜时，可能会损伤马尾神经，应注意避免。

硬脊膜外血肿、脊髓水肿及切口感染是手术的主要并发症，应注意防治。

六、预后

椎管内神经纤维瘤几乎都是良性肿瘤，多能完整切除，极少复发，预后良好。恶性神经纤维瘤，预后不良，生存期很少超过 1 年。

第二节　脊膜瘤

脊膜瘤发病率位居椎管内肿瘤的第二位，约占椎管内肿瘤 $10\%\sim15\%$。多见于中年人，多发年龄为 40～60 岁，青年人发病率低，儿童极少见，男女之比为 1：4。脊膜瘤多发生在胸段（81%），其次是颈段（17%），腰骶部较少（2%）。绝大多数脊膜瘤位于髓外硬膜内，约 10% 生长在硬脊膜内外或完全硬脊膜外。脊膜瘤多位于脊髓的背外侧，上颈段及枕骨大孔的腹侧或侧前方亦为常发部位，基底为硬脊膜。常为单发，个别多发。脊膜瘤绝大多数是良性肿瘤。

一、病理

脊膜瘤起源于蛛网膜内皮细胞或硬脊膜的纤维细胞，尤其是硬脊膜附近的神经根周围的蛛网膜帽状细胞。肿瘤包膜完整，以宽基与硬脊膜紧密附着。肿瘤血运来自硬脊膜，血运丰富。瘤体多呈扁圆形或椭圆形，肿瘤组织结构较致密硬实，切面呈灰红色。常见肿瘤亚型有以下四种。

（一）内皮型

由多边形的内皮细胞嵌镶排列而成，有时可见有旋涡状结构，多起源于蛛网内皮细胞。

（二）成纤维型

是由梭形细胞交错排列组成，富有网状纤维和胶原纤维，有时可见有玻璃样变，多起源于硬脊膜的纤维细胞。

（三）砂粒型

在内皮型或纤维型的基础上散在多个砂粒小体。

（四）血管瘤型

瘤组织由大量形态不规则的血管及梭形细胞构成,血管壁透明变性,内皮细胞无增生现象,丰富血管基质中见少量肿瘤性脑膜细胞巢。

二、临床表现

其特点为:生长缓慢,早期症状不明显;首发症状多为肢体麻木,其次是乏力,根痛居第三位;晚期临床表现与神经纤维瘤类似。

三、辅助检查

（一）腰椎穿刺及脑脊液检查

脑脊液蛋白含量中度增高。压颈试验出现蛛网膜下隙梗阻。

（二）X线平片

X线平片的表现与神经纤维瘤基本相似,但脊膜瘤的钙化率比神经纤维瘤高,因此,有的可发现砂粒状钙化。

（三）CT

CT平扫时,肿瘤为实质性,密度稍高于正常脊髓,多呈圆形或类圆形,边界清楚,瘤内可有钙化点为其特点,肿瘤均匀强化。椎管造影CT扫描可见肿瘤处蛛网膜下隙增宽,脊髓受压向对侧移位,对侧蛛网膜下隙变窄或消失。

（四）MRI

MRI检查具有重要的定位、定性诊断价值。MRI平扫的矢状位或冠状位显示肿瘤呈长椭圆形,T_1加权像多呈等信号或稍低信号,边缘清楚,与脊髓之间可有低信号环带存在。T_1加权像信号均匀,稍高于脊髓,钙化显著时信号也可不均质。肿瘤均匀强化,多有"硬脊膜尾征"为其特征性表现(见图1-3A、B)。

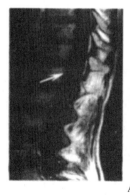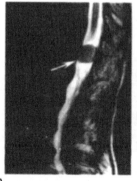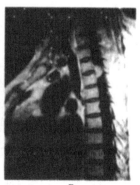

A   B

A:平扫MRI表现;B:强化MRI表现

图1-3 脊膜瘤

四、诊断

中年以上妇女缓慢出现肢体麻木无力,应及时进行辅助检查,明确诊断,以防误诊。

五、治疗

手术切除为首选治疗。

手术时应注意:①肿瘤附着的硬脊膜应一并切除,可防止复发。②应先断其基底,以减少出血。③脊髓腹侧肿瘤,应先行包膜内分块切除,肿瘤体积缩小后再切除包膜。

手术后并发症与神经纤维瘤相同。

六、预后

脊膜瘤为良性肿瘤,完全切除后,预后良好。

第三节　脊髓室管膜瘤

脊髓室管膜瘤是一种常见的脊髓神经胶质瘤,占髓内肿瘤的 50%～60%,多发生在青壮年,男女发病率大致相同。患者肢体乏力、麻木、感觉迟钝和过敏、疼痛、膀胱直肠功能障碍是其主要的临床表现。

一、病理

脊髓室管膜瘤起源于脊髓中央管的室管膜细胞或退变的终丝,沿中心管向脊髓两端长轴生长。肿瘤在脊髓内沿脊髓纵轴膨胀性生长,可累及多个脊髓节段,多呈梭形。颈胸髓脊室管膜瘤的发生率明显高于下部脊髓、圆锥和终丝室管膜瘤。肿瘤呈灰红色,质地较软,血运不丰富。肿瘤与脊髓组织常有明显分界。多数为实质性,少数可有囊性变。

肿瘤细胞密集呈梭形,可见有管腔样排列或乳头状排列,或呈菊花状结构。若肿瘤细胞出现核分裂和瘤巨细胞,血管丰富,内皮细胞和外膜细胞增生,有出血、坏死等表现,即为恶性室管膜瘤或室管膜母细胞瘤。

按组织学类型的不同,室管膜瘤分为五型:细胞型、乳头状型、上皮型、透明细胞型和混合型。位于脊髓内的室管膜瘤多为典型的细胞型及上皮型,脊髓下段室管膜瘤以乳头状为主,而脊髓上段室管膜瘤以上皮型及细胞型为主。

二、临床表现

病程一般较长,患者早期症状多不明显。首发症状多表现为肿瘤部位相应肢体麻木、乏力,根性疼痛少见。感觉障碍多为自上而下发展,感觉平面不明显。常有不同程度的感觉分离现象。自主神经功能障碍出现较早,早期为小便潴留,受累平面以下皮肤菲薄、汗少。晚期小便失禁,易发生褥疮。

三、辅助检查

(一)腰椎穿刺及脑脊液检查

压颈试验多表现为不完全梗阻。脑脊液检查淋巴细胞轻度增多,脑脊液蛋白定量轻度增高。

(二)CT

在没有 MRI 的条件下,CT 是诊断脊髓室管膜瘤的优先选择检查。主要表现为脊髓中央区边界清楚的稍低或等密度的占位性病变,呈轻、中度均匀强化。

(三)MRI

在平扫 MRI 的 T_1 加权像上,大部分肿瘤呈等或低信号,T_2 加权像上呈略高或高信号,一半以上呈明显均匀强化,有囊性变或出血者,呈不均匀强化(见图 1－4A、B)。脊髓室管膜瘤的特征性 MRI 表现有以下表现。

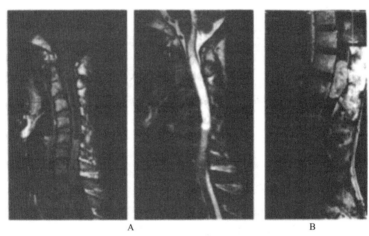

A:平扫 MRI 表现;B:强化 MRI 表现

图 1－4　脊髓室管膜瘤

1.脊髓中央长香肠形占位性病变。

2.强化后肿瘤边界及轮廓更加清楚。

3.83％肿瘤一端或两端可见囊腔,与肿瘤相关的脊髓囊腔,特别是上颈段囊腔延伸至延髓(锥体交叉以上),造成第四脑室底部上抬,是上颈段脊髓室管膜瘤特征性表现。

4.终丝室管膜瘤合并有椎间孔扩大,肿瘤边界清楚。

四、诊断

凡出现肢体感觉和运动障碍伴感觉分离现象,感觉障碍由上而下发展者,应考虑髓内肿瘤的可能,及时进行 MRI 检查,以明确诊断。

五、治疗

(一)手术治疗

早期手术切除是治疗脊髓室管膜瘤最有效的方法。由于肿瘤与脊髓组织常有明显的界限,所以,借助显微神经外科技术可使大多数的脊髓室管膜瘤达到全切除而又不显著加重症状。由于手术效果与术前神经功能状态呈正相关关系,因此,一旦确诊,应尽早手术。

手术时应注意:①正中切开脊髓,尽量避免牵拉脊髓。②吸引器的吸力不能太大,双极电凝的功率不能太高,电凝的时间不能太久,并且尽量减少电凝止血。③囊性变者,先穿刺放液,然后分离切除,应力争完整切除肿瘤。④缝合软膜、硬脊膜、椎板,复位固定。⑤马尾部的巨大室管膜瘤,由于肿瘤与马尾神经粘连明显,应分块切除。⑥避免误伤脊髓前动脉。⑦恶性室管膜瘤可行大部切除减压。

(二)放射治疗

手术已经完全切除的良性室管膜瘤,手术后不再推荐对患者放疗;对于未能全切除的良性室管膜瘤及恶性室管膜瘤术后要进行放射治疗。

六、预后

患者的预后与术前神经功能状态及肿瘤的部位、性质、长度、直径以及治疗方法和切除程度等因素有关。肿瘤能否全切与瘤体大小关系不大,主要取决于肿瘤与脊髓的粘连程度。良性室管膜瘤,若能完全切除,很少复发,一般不需要放疗,可获得良好效果;若不能全切除,复发不可避免,应辅以放疗。恶性室管膜瘤经大部切除减压加术后放疗或化疗,也可获得不错的效果。虽然 90%～100% 良性室管膜瘤手术后神经功能障碍能得到满意的恢复,但大部分患者留有不同程度的感觉障碍,运动障碍无明显加重。

第四节　脊髓内星形细胞瘤

一、概述

脊髓星形细胞瘤的发病率相当低,大约每年有 0.8～2.5 例/10 万人,是颅内星形细胞瘤的 1/10。由于不少脊髓髓内星形细胞瘤患者选择非手术治疗(如放疗),因此准确发病率的报告不一。某医院神经外科报告经术后病理证实椎管内肿瘤 877 例,其中髓内星形细胞瘤 70 例,占同期椎管内肿瘤的 7.98%,占同期髓内肿瘤的 18.9%。星形细胞瘤多见于儿童和青年,约占 10 岁以下儿童硬膜内髓内肿瘤 90%,在 30 岁以下青年人占 60%,60 岁以上老年人非常罕见。虽然脊髓任何部位均可发生,但发生部位以颈胸段最多。和颅内星形细胞瘤不同,髓内星形细胞瘤大多属于低级别(WHO I～II 级),成年人髓内高级别星形细胞瘤比例只占 10%～30%,儿童中更低,只占 7%～25%。随着 MR 和显微手术技术的发展,使脊髓髓内肿瘤的定位、定性诊断更准确,手术疗效进一步提高。

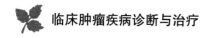

二、病理学

成年人颅内星形细胞瘤多数为高级别,而成年人脊髓星形细胞瘤以低级别为主,儿童中主要为低级别星形细胞瘤。其中,纤维型星形细胞瘤、毛细胞型星形细胞瘤、肥胖细胞型星形细胞瘤较常见,而原浆型星形细胞瘤、多形性黄色星形细胞瘤、室管膜下巨细胞型星形细胞瘤罕见。

三、临床表现

脊髓髓内星形细胞瘤发病病程长短不一,从 1 个月至 22 年,平均病程约为 1.5 年。临床最常见的症状为运动异常,如肌力减弱、肌萎缩和肌束震颤、精细动作笨拙等;其次为感觉障碍,如感觉缺失、感觉过敏、疼痛;再次为括约肌功能障碍,包括排尿困难、尿潴留、尿失禁等。

四、影像学

星形细胞瘤的诊断和术前评价主要依靠 MRI。在 MRI 影像上,星形细胞瘤的表现多样。一般表现为 T_1 加权像上混杂低信号,T_2 加权像上为混杂高信号,边界欠清。低级别胶质瘤如毛细胞星形细胞瘤几乎不增强,高级别胶质瘤增强明显。虽然少见,但毛细胞型星形细胞瘤有时可见出血。囊变可见于肿瘤本身或肿瘤邻近部位。因为以上表现缺乏特异性,因此不能依靠影像学诊断确定病理性质。

五、诊断和鉴别诊断

患者临床症状相对于其他髓内肿瘤症状缺乏特异性,但是患者发病年龄有一定意义,星形细胞瘤多见于儿童和青年,特别是儿童髓内肿瘤要高度怀疑是星形细胞瘤。脊髓星形细胞瘤的诊断手段主要为 MRI。多数肿瘤 T_1WI 像上为等或轻度低信号,由于周围有水肿,肿瘤大小难以确定。T_2WI 像上为高信号,周围水肿也为高信号,边界不清。肿瘤可因出血和囊变表现为信号不均。增强检查可为少许或中度强化,少数间变或胶质变的肿瘤可有明显强化。

六、治疗

(一)手术

约 30% 脊髓髓内肿瘤的星形细胞瘤因边界和正常组织难以辨清,很少能做到完全切除,但积极的手术治疗仍然是髓内星形细胞瘤的首选。脊髓星形细胞瘤手术目的在于明确诊断,实现脊髓减压,为进一步放疗提供基础。

星形细胞瘤多以浸润性生长为主,仅分化较好的毛细胞型星形细胞瘤(WHO 分级 Ⅰ级)和低分级的星形细胞瘤(WHO 分级 Ⅱ级)与周围正常组织的界限清楚,此界限在儿童患者比成年人更容易辨认,手术应该严格按照此界限进行切除。

恶性度高的星形细胞瘤界限欠清楚。与切除边界较清楚的室管膜瘤不同,一旦肿瘤的背侧暴露出来,应该先从肿瘤中部开始,尽可能行瘤内切除减压,而不应试图从肿瘤两极开始切除,因为恶性星形细胞瘤与周围组织缺乏明显边界。术中利用超声定位,并使用超声吸引器可以减少对脊髓的损伤。术中体感诱发电位（SSEP）和运动诱发电位（MEPs）检测大大提高了对脊髓神经传导通路的辨认，两者配合使用可以降低致残率。

肿瘤导致的空洞、血肿和囊变也应尽量切除，并且硬脊膜需做人工硬膜修补、减张缝合，这样既能达到内减压又能达到外减压的目的。仔细缝合硬脊膜防止脑脊液漏，亦可放置硬膜外引流数日。术后使用激素和甘露醇以减轻脊髓水肿。术后 72h 内行 MRI 检查确定手术切除程度和下一步治疗方案。

（二）放疗

当肿瘤不能全切时，应考虑术后放疗。因为脊髓星形细胞瘤的发病率低，目前少量的随机化治疗结果还不足以提供足够的证据来确立治疗指南，甚至没有明确的证据确定星形细胞瘤的术后放疗是否确实有效果。然而考虑到肿瘤往往难以达到全切和肿瘤的组织病理性质，一般认为术后的放疗还是可取的。

（三）化疗

化疗方面的报道非常少，其效果还不理想。但在高级别胶质瘤已行手术和放疗以后，可以作为一种挽救性治疗手段。目前还没有疗效确切的方案可供选择，可参考脑星形细胞瘤化疗方案。

总之，脊髓髓内星形细胞瘤的治疗依然为挑战性难题之一，有明显边界的肿瘤，无论级别如何，应该追求多切除；如无明显边界，应以活检或减压为主要目的。放疗的效果有争议，但依然作临床接受。化疗仅有少量报道，效果不佳，但近年来，化疗联合放疗有所探索，结果依然需要随访。

七、预后

星形细胞瘤患者的预后主要取决于肿瘤分级（细胞形态和分化状况）和症状持续时间。低级别（WHO 分级 II 级）的 5 年生存率为 70%；而高级别（WHO 分级 III～IV）的 5 年生存率最好为 30%；也有报道称平均生存率，在儿童是 13 个月，在成年人是 6 个月。特别要说的是，高级别的肿瘤易复发，并且近一半会向颅内发展。术前患者已有的神经损伤多难以因手术而显著改善。

第五节　先天性椎管内肿瘤

先天性椎管内肿瘤，是由胚胎残余发生而来的良性肿瘤，可以生长在髓内或髓外。包括表皮样囊肿、皮样囊肿、畸胎瘤、脊索瘤、脂肪瘤及肠源性囊肿等。

椎管内表皮样囊肿和椎管内皮样囊肿均起源于椎管内异位的发育成皮肤的胚层。椎管内表皮样囊肿又称椎管内胆脂瘤，是椎管内先天性肿瘤中最常见的一种肿瘤，占椎管内肿瘤的 5%～10%，儿童可高达 20%。椎管内皮样囊肿又称皮样瘤，是一种比较少见的先天性椎管内良性肿瘤，约占椎管内肿瘤的 0.5%～3.9%，儿童可高达 10%。

椎管内畸胎瘤是由一个以上胚叶多种组织构成的先天性异位真性肿瘤，椎管内畸胎瘤罕见，约占椎管内肿瘤的 0.5%。

椎管内脊索瘤起源于脊索胚胎组织,属于低度恶性肿瘤。

椎管内脂肪瘤属于良性肿瘤,比较少见,约占椎管内肿瘤的 1%。

椎管内肠源性囊肿是一种少见的先天性脊髓囊肿,常合并肠道、脊柱裂及脊髓畸形。

一、病理

椎管内表皮样囊肿是外胚层上皮成分的包涵物。椎管内皮样囊肿含有外胚层与中胚层两种成分,如汗腺、皮脂腺等皮肤附件、毛发和皮肤全层,偶有骨和软骨。

椎管内畸胎瘤由外胚叶、中胚叶、内胚叶三个胚叶衍化的组织组成,瘤内含有牙齿、毛发等油脂状物质。

脊索是胚胎时期位于背中央的中胚层组织,随胚胎发育逐渐退化,其残余组织即成为脊索瘤的来源。一半以上的脊索瘤位于骶椎。

椎管内脂肪瘤是由间质组织胚胎发育异常而引起的,也有人认为椎管内脂肪瘤起源于脊髓软膜。

椎管内表皮样囊肿和椎管内皮样囊肿多发生在脊髓圆锥马尾部,3/4 位于髓外硬膜下,部分位于髓内,少部分位于硬脊膜下。肿瘤包膜完整,呈囊肿样结构。表皮样囊肿呈半透明状,内含光亮白色的豆腐渣样物质,为脱落的角化上皮,富含胆固醇结晶。其囊壁由复层鳞状上皮构成,其底层为纤维结缔组织及真皮层。表皮样囊肿偶有恶变为鳞状上皮癌,呈浸润性生长,可随脑脊液广泛播种性转移。皮样囊肿的囊壁较厚,在复层鳞状上皮基底有较多的纤维组织及真皮层,内含皮肤附属结构如汗腺、皮脂腺及毛囊,内容物中常有毛发。椎管内表皮样囊肿及皮样囊肿恶变率低于 1%。

椎管内畸胎瘤可生长于硬膜外、硬脊膜内或髓内,多见于骶尾部。肿瘤内可含有毛发组织、牙齿、骨、软骨、消化道腺体、甲状腺体及结缔组织等。常伴有囊性变、出血和中央坏死。椎管内畸胎瘤可分为成熟的、幼稚的及恶性畸胎瘤三种类型。

椎管内脊索瘤多发生于患者的骶尾部,瘤体呈分叶状结构,质地松脆呈胶冻状,浅灰色半透明,有时可见出血和钙化。肿瘤组织中可见上皮样瘤细胞,呈泡沫状称为空泡细胞。10%的晚期脊索瘤,尤其是反复手术者,可发生转移,常见的转移部位为肺、肝、骨。

椎管内脂肪瘤多发于脊髓圆锥内,向脊髓内外生长。肿瘤呈黄色,类似正常脂肪组织。肿瘤组织和脊髓多无明显界限,在脊髓表面呈弥漫性生长,可累及多个节段。

椎管内肠源性囊肿常见部位是下颈段及腰骶部。囊肿内衬消化管样细胞,其上皮有多种成分,包括被覆单层或复层立方或柱状上皮、黏液腺和平滑肌、室管膜和胶质组织等。椎管内肠源性囊肿仅含有内胚层成分,若组织学上发现有其他胚层的证据则提示为畸胎瘤。

二、临床表现

1.先天性椎管内肿瘤的共同表现

(1)生长缓慢,病程较长。

(2)可见于任何年龄的患者,但青少年发病率高,男女无明显差别。

（3）早期症状不明显。

（4）多发生于胸髓以下节段，尤其是脊髓圆锥马尾部。

（5）首发症状多为小便障碍或下肢无力，疼痛少见，常有马鞍区感觉障碍等。

（6）常合并隐性或显性脊椎裂、脊髓空洞症等其他先天性畸形。

（7）多数患者继发出现足畸形，如弓形足、足下垂等。

（8）晚期均出现慢性脊髓受压表现。

（9）肿瘤部位多出现椎弓根间距加宽、椎体后缘弧形压迹和硬化等表现。

2.先天性椎管内肿瘤的特征性表现

（1）马尾区的表皮样囊肿可出现坐骨神经分布区的神经根性痛或膀胱痛，常伴有骶椎隐裂。

（2）椎管内皮样囊肿常伴有骶尾部皮瘘，这是皮样囊肿的重要临床特点。

（3）椎管内脊索瘤可造成大部分骶骨破坏；腰穿时若刺入肿瘤内，可抽吸出肿瘤组织；如果肿瘤侵犯脊柱，可累及腹膜后组织。

（4）椎管内畸胎瘤通常伴有脊髓纵裂与脊柱裂。

（5）椎管内脂肪瘤常伴有皮下脂肪瘤及脊髓栓系综合征。

（6）椎管内肠源性囊肿常合并肠道、脊柱裂及脊髓畸形。

三、诊断

对于病史较长、年龄较轻且双下肢运动及感觉障碍及大小便功能障碍的患者，应考虑先天性椎管内肿瘤的可能，应尽早行 MRI 检查，以便明确诊断。有时仅靠 MRI 鉴别各种先天性椎管内肿瘤也有困难，需要手术病理诊断才能确诊。

椎管内表皮样囊肿的 MRI 表现一般在 T_1 加权像上呈低信号，T_2 加权像上为高信号，瘤质不均匀而致信号强度变化不定是其 MRI 特征，不强化（见图 1-5A~C）。

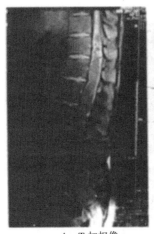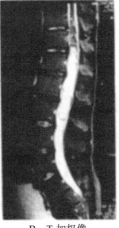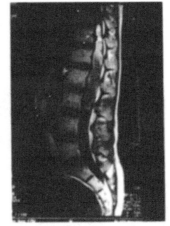

A：T_1加权像   B：T_2加权像   C：强化MRI表现

图 1-5 椎管内表皮样囊肿的平扫 MRI 表现

椎管内皮样囊肿在 MRI 上，T_1 及 T_2 加权像均呈高信号，不强化（见图 1－6A、B）。

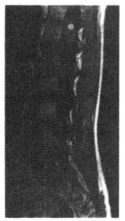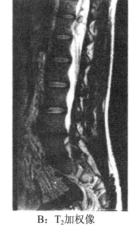

A：T_1加权像　　　　　　B：T_2加权像

图 1－6　椎管内表皮样囊肿的平扫 MRI 表现

椎管内脊索瘤的 MRI 表现多为长 T_1 长 T_2 信号，瘤内囊变区呈更长 T_1、长 T_2 信号，钙化为黑色无信号影，出血灶则呈高信号，轻度至中度强化（见图 1－7）。

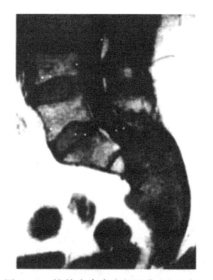

图 1－7　椎管内脊索瘤的强化 MRI 表现

由于畸胎瘤常以脂肪为主要成分，因此，MRI 显示脂肪呈短 T_1，在 T_2 加权像上呈典型的高信号，骨性组织呈低或无信号，多无强化（见图 1－8A、B）。恶性畸胎瘤通常呈均一高倍号，强化扫描时壁均质或不均匀增强。发现牙齿有助予诊断。

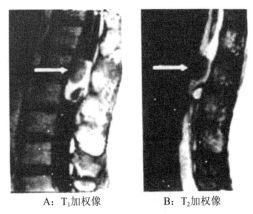

A：T$_1$加权像　　　　B：T$_2$加权像

图 1-8　椎管内畸胎瘤的平扫 MRI 表现

椎管内脂肪瘤的 MRI 表现为 T$_1$ 加权像及 T$_2$ 加权像上均呈高信号,脂肪瘤壁上的钙化有时呈无信号影,多无强化(见图 1-9A～C)。

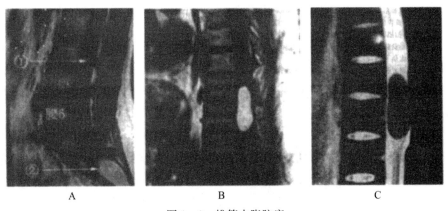

A　　　　　　　　B　　　　　　　　C

图 1-9　椎管内脂肪瘤

A:脊髓栓系综合征:①伴椎管内脂肪瘤;②MRI 表现。B:椎管内脂肪瘤 MRI 表现(T$_1$ 加权像)。C:椎管内脂肪瘤 MRI 表现(抑脂像)

椎管内肠源性囊肿的 MRI 表现为 T$_1$ 加权像类似或稍高于脑脊液信号,T$_2$ 加权像上为脑脊液样信号,增强扫描无明显强化(见图 1-10A～C)。

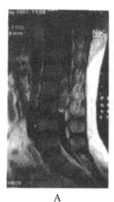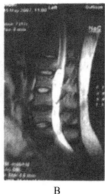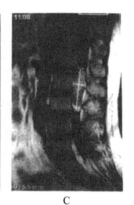

A   B   C

图 1-10 肠源性囊肿

A:平扫 MRI 表现(T_1 加权像);B:平扫 MRI 表现(T_2 加权像);C:强化 MRI 表现(T_1 加权像)

四、治疗与预后

对于先天性椎管内良性肿瘤,手术切除是唯一治疗方法。恶性者,应采取以手术为主的综合治疗。放疗与化疗对先天性椎管内良性肿瘤无效。

手术时,要根据肿瘤的部位和性状行囊内容物清除、瘤壁部分或全部切除。先天性椎管内肿瘤大都有完整包膜,但与脊髓或马尾神经根有明显粘连,手术往往难以完全切除肿瘤。特别是髓内先天性肿瘤,如果瘤体巨大或肿瘤和马尾神经粘连严重,可仅行包膜内肿瘤分块切除,切除大部分包膜,防止脊髓或马尾神经的严重损伤。在切除先天性椎管内肿瘤时,应强调显微外科技术的应用。

马尾部的表皮样囊肿,包膜常与马尾神经粘连或将其包绕在肿瘤内,给肿瘤全切带来困难。无菌性脊髓脑膜炎是表皮样囊肿的并发症之一。因此,在切开肿瘤包膜前,病变周围的蛛网膜下隙要用棉片覆盖,防止内容物流入引起无菌性脊髓脑膜炎。

皮样囊肿手术切除时应连同瘘道一同切除。

对于椎管内恶性畸胎瘤,手术切除后应辅助放疗或化疗等。

椎管内脊索瘤手术后容易复发,建议辅以放疗。

椎管内脂肪瘤因肿瘤生长较广泛且与脊髓无明显界限,故手术全部切除比较困难,若强行切除会造成正常脊髓损伤。因此,可行椎板切除及部分肿瘤切除减压。

手术切除是治疗椎管内肠源性囊肿唯一有效的治疗方法。

先天性椎管内肿瘤常与神经粘连紧密,手术不易全部切除,但复发较缓,预后常较好。恶性肿瘤或恶性变者,预后不良。

第六节　椎管内转移瘤

椎管内转移瘤又称脊髓转移瘤,是身体其他部位的组织或器官的恶性肿瘤,通过血行转移到脊髓或脊髓附近的恶性肿瘤直接侵袭脊髓。通常起病急、发展快,短期内即可造成患者严重的脊髓损害。椎管内转移瘤约占椎管内肿瘤的15%左右。

常见的原发肿瘤为肺癌、乳腺癌、前列腺癌,其次为淋巴瘤、肉瘤、肾癌、黑色素瘤或脊柱恶性骨瘤直接侵入。淋巴瘤或白血病对脊髓侵袭多见于老年人和中年人。椎管内转移瘤多发生于胸段,其次为腰段,颈段和骶段相对少见。椎管内转移瘤,大都位于硬脊膜外,常破坏椎板而侵入椎旁肌肉组织中,椎体受累占80%以上。30%～50%为多发转移灶。

一、临床表现

（一）起病方式

起病急,病情发展快,发病后多在1个月内出现脊髓休克,呈弛缓性瘫痪。

（二）首发症状

背部疼痛是最常见（80%～95%）的首发症状。可表现为三种类型。

1. 局部痛　最常见,多呈持续性、进行性,不受运动或休息影响。

2. 脊柱痛　疼痛可随运动而加重,随休息而减轻。

3. 根性痛　运动可使疼痛加重。根性痛以腰骶段病变多见（90%）,其次为颈段（79%）、胸段（55%）。

（三）神经损害症状

一般在疼痛持续数天至数周后,患者出现神经感觉、运动与自主神经功能障碍。多数情况下,一旦出现神经损害症状,病程即迅速发展,可在数小时至数天内出现截瘫。

二、辅助检查

（一）CT

可以显示脊柱局部骨质破坏,椎体膨大、塌陷或脊柱畸形等,强化扫描可见到不同程度强化的病灶。

（二）MRI

MRI是诊断椎管内转移瘤最佳检查之一。可以三维观察病灶,并有利于发现多发病灶之间的关系。除可显示椎体破坏、塌陷或脊柱畸形外,还可以显示脊髓受侵害的程度。多数椎管内转移瘤在MRI的T_1加权像上呈低信号,T_2加权像上呈高信号,并有不同程度的强化（见图1-11A、B）。

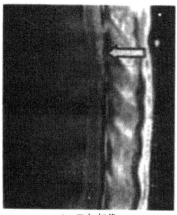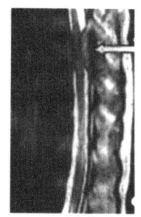

A：T$_1$加权像　　　　　　　　B：T$_2$加权像

图 1—11　椎管内转移瘤的 MRI 表现

（三）单光子发射计算机断层扫描（SPECT）

SPECT 与派特一样,在诊断全身性转移瘤方面有其独特的优势,鉴于价格昂贵不能作为首选检查方法,只有在 MRI 不能确定时才考虑选择应用。SPECT 在显示椎体外病灶(椎弓、椎板、横突、棘突)方面优于 MRI,可同时显示多发性病灶,表现为放射性核素的局部集聚。

三、诊断

对于有肺癌、乳腺癌、前列腺癌、淋巴瘤等容易发生骨转移的恶性肿瘤患者,一旦出现背部疼痛或无肿瘤史,但新近出现局部疼痛或根性痛并伴脊柱压痛,卧床休息不能缓解,随后出现脊髓受压症状者,要高度怀疑椎管内转移瘤。应及时行辅助检查,明确诊断。早期诊断对椎管内转移瘤极为重要,若能早期诊断,97％的患者可保存运动功能。

四、治疗

（一）非手术治疗

对于放疗敏感的椎管内转移瘤,采取放疗加激素治疗不仅能缓解疼痛等临床症状,而且可以抑制患者病灶的发展,尤其是多发性病灶,更适合放射治疗。对于化疗敏感的肿瘤(如淋巴瘤、神经母细胞瘤)也可以进行化疗。

（二）手术治疗

椎管内转移瘤的手术治疗的意义与效果存在争议。多数人认为对普通放疗不敏感肿瘤,可选择手术治疗或"伽玛刀"或"射波刀"等定向放疗"切除"。手术的目的:①根治性切除病灶,达到局部治愈。②缓解疼痛,保存神经功能,改善脊柱稳定性。但是,对于预计生存期有限的衰弱患者、广泛脊柱转移和重要脏器严重疾病以及胸膜或后腹膜疾病的患者,一般不建议考虑手术治疗。

手术方式根据不同病情,多选择局部病灶切除＋脊髓减压术＋脊柱固定术。手术后除继续应用激素外,还要根据患者的情况配合放疗或化疗。

五、预后

患者的预后与发病快慢、进展速度、治疗前神经功能状态、原发肿瘤性质和部位、椎体受累数量、患者年龄、体质情况以及治疗方法等因素有关。

发病急、进展快者，预后不良；治疗前神经功能状态良好者，预后相对好；发生截瘫超过24h者，运动功能预后差；单发转移灶者预后好于多发转移灶者；肾癌脑转移瘤优于乳腺癌、前列腺癌和肺癌脑转移瘤；乳腺癌脑转移瘤优于肺癌脑转移瘤。

放疗的效果通常与放疗前神经功能状态、病程进展速度和肿瘤对放疗的敏感性有关。

据报道，手术治疗可使82%的患者术后病情改善，中位生存期为16个月，2年生存率为46%。

一组72例胸椎转移瘤进行前入路经胸椎体切除减压术加椎体重建与固定术中，术后92%疼痛缓解，52%恢复正常肌力，1个月内的死亡率为3%，1年生存率为62%。在后入路手术加脊柱固定术的资料中，6个月的生存率为51%，1年生存率为22%。

部分儿童病例的预后相对较好，综合治疗可获得长期生存。因此，对儿童脊柱转移瘤，特别是继发于神经源性肿瘤患者，应采取积极治疗。

第七节　星形细胞瘤

一、概述

星形细胞瘤(astrocytoma)是最常见的神经上皮性肿瘤，主要位于白质内，呈浸润性生长，实性肿瘤无明显边界，多数不限于一个脑叶，向外生长可侵及皮层，向内可破坏深部结构，亦可经过胼胝体越过中线侵犯对侧大脑半球。多形胶质母细胞瘤是恶性度最高的颅内肿瘤之一，可以是原发，也可由低级别星形细胞瘤或间变性星形细胞瘤发展而来，可累及任何部位，起病急，病史短，临床症状重。主要是高颅压症状和局灶体征，可有癫痫和精神症状。

二、发病率

星形细胞瘤占颅内肿瘤的13%～26%，占神经上皮性肿瘤的21.2%～51.6%。某医院星形细胞瘤占颅内肿瘤的18.3%，占神经上皮肿瘤的47.04%。胶质母细胞瘤在WHO分类中属于Ⅳ级星形细胞瘤，发病率仅次于一般星形细胞瘤，占神经上皮肿瘤的22.3%。

三、发病年龄和发病部位

多发于31～40岁中青年人，男女比例为(1.5～2)：1。星形细胞瘤可发生在中枢神经系统的任何部位，成人多发生于幕上，以额颞叶最多见，其次为顶叶，枕叶少见。儿童小脑半球多见，也可发生在大脑半球、鞍上、丘脑、脑干等部位，星形细胞瘤占小儿颅内肿瘤的20%～24%。胶质母细胞瘤主要发生在30～50岁成年人，男女比例为(2～3)：1。北京天坛医院统计，胶质母细胞瘤占神经上皮肿瘤13.6%，男女比例为2.1：1。

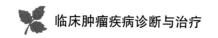
四、病理

2000 年 WHO 将星形细胞瘤分为弥漫性星形细胞瘤(纤维型星形细胞瘤、原浆型星形细胞瘤、肥胖细胞型星形细胞瘤)、间变性星形细胞瘤、多形胶质母细胞瘤(巨细胞型胶质母细胞瘤,胶质肉瘤)、毛细胞型星形细胞瘤、多形性黄色瘤型星形细胞瘤、室管膜下巨细胞型星形细胞瘤,共五种。又根据其细胞分化情况分为分化良好型(Ⅰ,Ⅱ级)和分化不良型(Ⅲ,Ⅳ级)。

分化良好型肿瘤肉眼观察呈灰红或灰白色,质地多较硬韧,半数肿瘤呈部分囊变,囊液淡黄透明,蛋白含量较高,静置后自凝,称为 Froin 征阳性。间变性星形细胞瘤和多形胶质母细胞瘤瘤组织呈色灰红,质地多较软,呈浸润性生长,有囊变和出血坏死灶。肿瘤细胞密集,核形态不同,染色质深染,核分裂较多见,并可见到单核或多核瘤巨细胞。

五、临床表现

低级别星形细胞瘤生长缓慢,病程较长,自出现症状到就诊,平均时间为 2 年。多形胶质母细胞瘤生长快、病程短,自出现症状到就诊,多在 3 个月以内,颅压高症状明显,进展迅速。个别患者因肿瘤出血呈卒中样发病。

(一)颅压高症状

肿瘤不断生长占据颅腔空间、肿瘤阻塞脑脊液循环通路导致脑积水,或脑水肿、肿瘤卒中均可造成颅压增高。

(二)局部症状

大脑半球星形细胞瘤有 60% 发生癫痫,约 1/3 的患者以癫痫为首发症状。

广泛累及额叶尤其侵犯胼胝体至对侧半球的患者可出现明显的精神症状,如反应迟钝、注意力涣散、情感异常、记忆力减退、定向力和计算力下降等。累及颞枕叶的视觉通路或视觉中枢时可出现幻视、视野缺损,累及中央区可出现偏瘫和偏身感觉障碍,语言中枢受累可相应出现感觉和运动性失语。

小脑肿瘤多表现为单侧肢体的共济失调,位于小脑蚓部及附近时可出现躯干性共济失调而呈醉汉步态。水平眼震多见于小脑半球肿瘤,出现旋转或垂直眼震表明肿瘤可能侵犯脑干。严重的小脑损害可出现小脑性语言。存在小脑扁桃体下疝者可出现颈抵抗、强迫头位甚至小脑危象。

丘脑肿瘤可出现丘脑综合征(Dejerine－Roussy 综合征),包括:病变对侧肢体偏瘫、偏身感觉障碍、偏身自发性疼痛,病变同侧肢体共济失调、舞蹈样运动。但典型者少见,肿瘤向内侧发展时,精神症状较明显;向下丘脑生长时,可有内分泌改变,向丘脑枕部发展时,可出现对侧同向性偏盲,影响四叠体可出现眼球上视困难、瞳孔不等大、听力障碍等症状。

视神经胶质瘤多见于儿童,多数病程较长,主要导致视力损害和眼球位置异常,少数可因侵犯下丘脑出现内分泌紊乱。

脑干肿瘤中 90% 为胶质瘤,多发生在儿童期,脑桥肿瘤多见、其次为延髓肿瘤、中脑肿瘤少见。脑桥肿瘤多表现为外展神经、面神经和三叉神经受累;延髓肿瘤可出现后组颅神经麻痹;中脑肿瘤多出现梗阻性脑积水。患者还可出现肢体力弱和共济失调。晚期可出现双侧颅神经麻痹、双侧椎体束征和颅压增高。

六、辅助检查

(一)CT

低级别星形细胞瘤呈低密度或轻微混杂密度,周边无水肿带,注射造影剂后一般无强化或稍有强化,囊性者瘤结节可强化。多形胶质母细胞瘤呈边界不清的混杂密度影,肿瘤多见出血而呈局部高密度,而坏死囊变区呈低密度,周边脑水肿重,占位效应明显。强化明显,坏死灶周围呈环形强化。

(二)MRI

低级别星形细胞瘤含水分较多,T_1 呈低信号,T_2 呈高信号,肿瘤周边水肿轻微,注射 Gd—DTPA 增强不明显。高级别星形细胞瘤 T_1 像呈低信号为主的混杂信号,T_2 呈高信号为主的混杂信号,周边脑水肿明显,肿瘤内部有坏死出血,由于肿瘤周围组织的神经胶质增生,有时可见一圈低信号的晕环绕在肿瘤周围,其位于肿瘤和脑水肿之间,在恶性度较高的肿瘤较多见。增强后,肿瘤强化明显或不均匀强化。

七、治疗

手术切除是最主要的治疗方法,可以迅速减少肿瘤体积,缓解高颅压症状。大多数学者认为,星形细胞瘤术后需要放疗。也有学者认为,对于分化良好的星形细胞瘤,如果术中边界较清楚,手术全切,可以暂时不做放疗,而进行定期随访观察,尤其儿童小脑半球星形细胞瘤,单纯手术全切有治愈可能。对于肿瘤位于功能区,或位置深在,累及范围广的患者应以延长生命、保护功能为主,勿追求全切以免使患者承担不必要的风险,而非功能区的肿瘤可连同脑叶一并做扩大切除。

丘脑星形细胞瘤可采用经颞部三角区入路、经额或顶上小叶皮质造瘘经侧脑室入路、经纵裂－扣带回－侧脑室入路、经胼胝体透明隔入路。术中注意应以瘤内切除为主,避免损伤正常脑组织,注意保护深部静脉,仔细止血,预防脑积水。

脑干星形细胞瘤的手术适应证主要是那些分化良好、以向脑干外生长为主的星形细胞瘤。有学者总结某医院的 1980—2001 年 311 例脑干胶质瘤患者,全切 40.5%,近全切 29.9%,部分切除 29.6%,手术死亡率 1.3%。311 例患者中,72.4%术后症状好转或无变化,27.6%恶化或出现新症状。室管膜瘤 5 年生存率 67%,星形细胞瘤 5 年生存率为 42%,脑干胶质母细胞瘤生存期不超过 5 年。

儿童或青年中脑顶盖低级别星形细胞瘤通常一般症状、体征轻微,主要是慢性幕上脑积水,可以保守观察,脑积水可以行分流术,肿瘤不必处理。如果肿瘤进行性增大,再考虑手术处理。

Nowak－Sadzikowska(2005 年)认为肥胖细胞型星形细胞瘤虽然属于 Ⅱ 级,但是具有侵袭性,是低级别星形细胞瘤中预后最差的,总结 48 例不全切术后放疗患者 5 年生存率为30%,10 年生存率仅 17%。星形细胞瘤的肿瘤结节在囊内者只摘除肿瘤可能获得痊愈,效果优于一些脑膜瘤。高级别星形细胞瘤一般存活 1~2 年。

星形细胞瘤对卡铂和长春新碱化疗较为敏感,化疗后肿瘤体积缩小一半以上的患儿占 62%。

复发肿瘤应与放射性脑坏死相鉴别,强化 CT、MRI、PET 检查有助于鉴别。对于复发肿瘤的治疗一直存在争议,而且还受到社会、经济等多种因素影响,大多数学者认为再次手术可延长患者生存期和提高生活质量。

间变性星形细胞瘤、多形胶质母细胞瘤预后差,治疗上应采取手术加放、化疗综合治疗。手术切除程度是影响术后生存率最重要的因素,美国儿童肿瘤联合调查组(CCG)的大宗病例分析证实,在多形胶质母细胞瘤患儿中,根治性切除组和部分切除组的 5 年期无肿瘤进展生存率(PFS)分别为(29±6)%和(4±3)%;间变性星形细胞瘤患儿中两组的 5 年期 PFS 分别为(44±11)%和(22±6)%,因此术中应尽可能多的切除肿瘤组织,术后辅助放化疗。恶性胶质瘤表现一定程度的放疗耐受性(radioresistance),残留肿瘤的局部放疗多采用高量分割照射(hyperfraction radiotherapy)、瘤腔间质内放疗和立体定向放疗。高量分割照射能将传统放疗剂量提高到 70.2~72Gy 而不发生放射性脑坏死,增强了治疗恶性肿瘤的能力。间质内放疗将^{125}I 用立体定向置入肿瘤,配合随后的高量分割照射能显著提高疗效,优于传统外照射和化疗的组合。间变性星形细胞瘤和多形胶质母细胞瘤对不同化疗方案的敏感程度是 40%~80%,利用大剂量多种药物联合化疗后,辅助以骨髓移植来减少化疗不良反应也证明是可行的。小儿恶性胶质瘤术后 3 年脑脊液播散率为(26±7)%,局部复发率为 69%,二者可同时发生。对术后患儿辅以预防性脑脊髓照射和局部追加照射也是必要的。

胶质母细胞瘤治疗存在争议,一种是以手术切除为主,术中尽量多切除肿瘤,减少肿瘤细胞数量,同时行内外减压,术后配合放化疗;一种是手术活检,以术后放化疗为主,总体效果均不理想。Stupp(2005 年)等对胶质母细胞瘤术后单纯放疗与放疗加替莫唑胺(temozolomide)化疗效果进行了比较,来自 85 个分中心的 573 例患者进行了 28 个月的随访,放疗加替莫唑胺化疗的中位存活率为 14.6 个月,2 年生存率为 26.5%。单纯放疗为 12.1 个月,2 年生存率为 10.4%。Kocher(2005 年)报道 47 例胶质母细胞瘤术后放疗同时口服替莫唑胺中位存活率为 15 个月。

八、预后

分化良好的星形细胞瘤预后较好,早期发现和全切除,患者多数可以长期存活。

多形胶质母细胞瘤预后极差,Liau 认为影响生存期最重要的因素是手术切除程度,活检加放化疗生存期与全切和近全切患者生存期之比为 9.5 个月比 18 个月。

第八节　胶质母细胞瘤

胶质母细胞瘤占神经上皮性肿瘤的 22.3%,占颅内肿瘤的 10.2%,仅次于星形细胞瘤,排名居第二位,本病主要发生于成年人,30~50 岁多见,男性多于女性,为 2.3:1。胶质母细胞瘤多位于皮质下,呈浸润性生长,常侵犯几个脑叶,以额叶最多见,其次为颞叶、顶叶,少见于基底节区。

一、诊断

（一）临床表现

1.因肿瘤为高度恶性,生长快,病程短。自患者出现症状到就诊多在 3 个月内。

2.几乎全部患者都有颅内压增高症状。

3.癫痫发作,33%的患者可有此症状。

4.精神症状,20%患者表现为淡漠、痴呆、智力减退症状。

5.患者有不同程度的缩短,偏身感觉障碍、失语、偏盲等。

（二）辅助检查

1.腰椎穿刺 多提示压力增高,蛋白含量增高,少数患者病例特殊染色可发现脱落的肿瘤细胞。

2.放射性同位素 病灶局部有放射性浓缩区。

3.头颅 CT 肿瘤呈边界不清混杂信号病灶,瘤内坏死囊性变呈低密度。增强扫描呈非均匀强化或环形强化。

4.MRI 检查 肿瘤在 T 真加权像呈低信号,多占位效应明显,T 真加权数为混杂信号,以高信号为主。钆－二乙撑三胺五醋酸(Cd－DTPA)强化后十分显著强化。

二、治疗

（一）手术

胶质母细胞瘤以手术治疗为主,原则同星形细胞瘤,但实际上不太可能做到真正全切。

（二）术后综合放疗

化疗及免疫治疗原则同星形细胞瘤。

三、预后

此肿瘤高度恶化,术后易复发,生存期平均 1 年,个别可达 2 年。

第九节　髓母细胞瘤

一、概述

髓母细胞瘤(medulloblastoma)是儿童最常见的一种颅内肿瘤,约占儿童颅内肿瘤的 18%,占儿童后颅窝肿瘤的 29%,占所有年龄段颅内肿瘤的 3%～4%。儿童髓母细胞瘤占髓母细胞瘤总数的 94%,成年人只占 6%。髓母细胞瘤的发病率约为每年 6 人/100 万人,按照我国 13 亿人口计算,我国每年新增儿童髓母细胞瘤患者约 7300 例。成人髓母细胞瘤比较少见,约占成年人颅内肿瘤的 1%。

髓母细胞瘤的发病年龄高峰在 6～10 岁,且有明显的性别优势,男孩发病多于女孩。国外统计了 2456 例儿童髓母细胞瘤的资料,5 岁以下发病占 37%,6～10 岁发病占 43%,11～

15 岁发病占 20%；男孩发病占 60%，女孩发病占 40%。有学者统计了 174 例儿童髓母细胞瘤，男孩占 61%，女孩占 39%；5 岁以下发病占 26%（最小年龄 9 个月），6～10 岁发病占 45%，11～15 岁发病占 29%。

二、病理

传统上讲髓母细胞瘤为第四脑室肿瘤，实际上髓母细胞瘤的起源部位在小脑的下蚓部，肿瘤呈膨胀性生长，由于肿瘤后方硬膜和颅骨的抵抗，肿瘤主要向前方的第四脑室生长。这就是我们在影像学上看到肿瘤位于（实为长入）"第四脑室"的缘故。瘤体压迫第四脑室底，约 1/3 的肿瘤与脑室底有粘连。瘤体向下生长进入枕大池，少数可以长入椎管内，到达 S_1 水平。绝大多数肿瘤位于后颅窝的中线部位，约有 5%～9% 的肿瘤位于小脑半球，极少数位于小脑－脑桥角（CPA）。

髓母细胞瘤是中枢神经系统恶性程度最高的神经上皮性肿瘤之一，属于原始神经外胚层肿瘤（PNET）的一种，在 WHO 的神经系统肿瘤分级中属于Ⅳ级。显微镜下可见具有多能性分化的细胞成分，包括神经元、星形、室管膜、肌肉和黑色素细胞等。髓母细胞瘤来源于胚胎残余组织，一种可能是起源于胚胎时期小脑的外颗粒细胞层，这些细胞正常约在出生后半年内逐渐消失；另一种可能起源于后髓帆室管膜增殖中心的原始细胞，这些细胞可能在出生后数年仍然存在。

在 2007 年 WHO 神经系统肿瘤分类中，髓母细胞瘤有 5 种组织学类型：经典型（classic medulloblas－toma）、促结缔组织（纤维）增生型（desmoplastic medulloblastoma）、大细胞型（large cell medulloblas－toma）、肌母型（medullomyoblastoma）、黑色素型（melanotic medulloblastoma）。

（一）经典型髓母细胞瘤

肿瘤质地均匀、脆、软，外表面无包膜，呈暗灰色或暗红色，与肿瘤富含毛细血管有关。肿瘤的内部，可有小的灶性坏死，可有小的囊变。在显微镜下，肿瘤细胞丰富，少量含有结缔组织成分。肿瘤由胞浆很少、呈裸核状、核深染的小篮细胞组成，细胞密集生长，核圆形或卵圆形，染色质丰富，核分裂多见。典型的成团肿瘤细胞排列成玫瑰花瓣形（Homer－Wright 花瓣形）的病例约 40%。

（二）促结缔组织（纤维）增生型髓母细胞瘤

以中心硬结节为特点，肿瘤的外周质地软、脆，中心的肿瘤结节质地韧、硬，呈黄灰色，多纤维组织。在显微镜下，有小结节状的孤立岛，为纤维结缔组织成分，肿瘤细胞呈散在分布。由于肿瘤质地脆弱，表面的肿瘤细胞易于脱落造成蛛网膜下隙内播散。播散的肿瘤细胞可在蛛网膜表面、脑沟内和鞍区种植生长。3%～5% 的病例有肿瘤出血。

（三）大细胞型髓母细胞瘤

显微镜下肿瘤细胞的细胞核巨大，核仁明显，胞浆较其他类型髓母细胞瘤丰富。有丝分裂象和坏死明显。此肿瘤预后比经典型髓母细胞瘤差。

（四）肌母型髓母细胞瘤

肉眼观察和经典髓母细胞瘤相似：肿瘤呈胶冻状，灰白色，内部见小灶状坏死。

显微镜下：髓母肿瘤细胞小而排列紧密，胞浆稀疏，免疫组化显示肿瘤细胞表达突触酶和 GFAP。瘤细胞周围有嗜酸性横纹肌细胞围绕。横纹肌细胞有两种类型：一种体积较大，形态不一，可呈梭形或带状；另一种体积较小，与典型髓母细胞瘤的细胞相似。横纹肌细胞无明显细胞分裂表现，而肿瘤细胞 Ki-67/MIB-1 指标表达很高，提示预后不佳。

1930 年报道至今仅有数十例报道，儿童常见。

(五)黑色素型髓母细胞瘤

肉眼观察肿瘤具有同黑色素瘤相似的黑色外观，可沿脑表面播散性转移形成覆盖脑表面的黑色斑点。显微镜下见典型髓母细胞瘤中混杂有黑色素肿瘤细胞，后者构成腺管状样结构的上皮。这种肿瘤细胞可能来源于神经嵴、神经管或视网膜色素层细胞。

这种类型非常少见，预后很差。

三、分子遗传学

通过对髓母细胞瘤分子生物学和基因学的研究发现，约 $40\%\sim50\%$ 的病例有等臂染色体 17p 缺失。另外还发现 6q、9q、11p 和 16q 等染色体的等位缺失。代表细胞增殖性的癌基因 C-MYC 在髓母细胞瘤中的表达非常常见。由于以上变异在其他类型的肿瘤中也有发现，因此有学者认为是继发性变异，但多数学者认为是髓母细胞瘤的原发性变异。

四、临床表现

髓母细胞瘤的病程较短，一般 4～6 个月左右。患者在肿瘤的早期多没有临床表现，或轻微的头痛没有引起患者家长的注意，当患者出现临床表现时，影像学发现肿瘤已经非常大。80% 以上患者的首发表现是高颅压的症状：头痛和呕吐，精神萎靡。高颅压的主要原因是肿瘤阻塞第四脑室和大脑导水管后引起的幕上脑积水。

主要的体征有：视乳头水肿、躯体性共济失调、步态异常、强迫头位、眼球震颤等。患者可有视力模糊或视力下降。当肿瘤主要侵犯上蚓部，患者多向前倾倒；肿瘤位于下蚓部时，患者向后倾倒。如肿瘤侵犯一侧的小脑半球，患者表现为肢体性共济失调，如手持物不稳、指鼻困难等。患者多有水平性眼球震颤，这是由于眼肌的共济失调所致。复视是由于高颅压引起展神经麻痹所致。当肿瘤侵犯第四脑室底时，由于面丘受侵犯可导致面瘫。长入椎管内的肿瘤侵犯了脊神经，患者可表现有强迫头位。

约 22.4% 的患者身高明显地超过正常儿童，因此怀疑髓母细胞瘤是分泌型的肿瘤，可能分泌生长激素或生长因子等。

五、影像学

成年人和儿童髓母细胞瘤在影像诊断表现上有明显不同。一般头颅 CT 和 MRI 检查对儿童髓母细胞瘤的正确诊断率在 95% 以上，而成年人容易误诊。

(一)儿童影像学表现

头颅 CT 扫描可发现后颅窝中线部位圆形占位，边界比较清楚，瘤体周围可有脑水肿带，平扫为等密度或稍高密度(见图 1-12)，增强表现比较均匀，瘤体巨大占据了第四脑室。部分肿瘤有瘤内坏死和小囊变(见图1－13)。头颅CT的血管造影像(CTA)可显示肿瘤的供血血管。

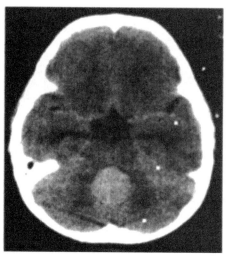

图1－12　CT平扫可见后颅窝中线部位有稍高密度的圆形占位,边界比较清楚,瘤体周围伴有脑水肿带

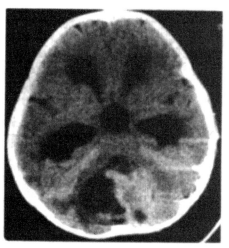

图1－13　CT增强扫描可见肿瘤有瘤内坏死和囊变

　　头颅MRI扫描能确定肿瘤的大小和精确的解剖关系。绝大多数肿瘤位于小脑下蚓部,边界清楚,质地均匀,髓母细胞瘤增强扫描后呈比较均匀的信号,提示瘤体质地软,在 T_1 相肿瘤呈低信号(见图1－14),有明显的均匀增强,肿瘤向第四脑室生长,向前方压迫第四脑室底(见图1－15)。瘤体在增强后为混杂信号,提示髓母细胞瘤可能为硬纤维型(见图1－16)。由于阻塞了第四脑室,大脑导水管扩张,并有幕上脑积水引起的脑室对称性扩大。另外,MRI扫描可以发现沿蛛网膜下隙散播的转移灶(见图1－17),这有助于确定肿瘤的分期,是制订治疗方案和估计预后的重要依据。

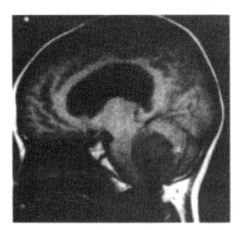

图 1—14　小脑下蚓部,T_1 加权像肿瘤呈低信号

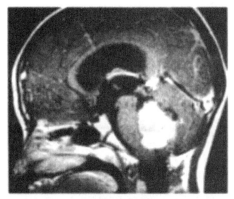

图 1—15　T_1 增强见肿瘤均匀强化,向第四脑室生长,向前方压迫第四脑室底

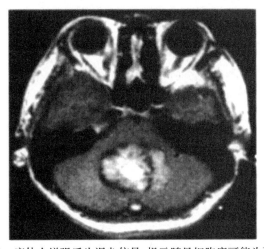

图 1—16　瘤体在增强后为混杂信号,提示髓母细胞瘤可能为硬纤维型

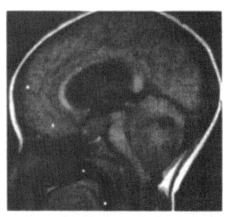

图 1-17　MRI 扫描可以发现沿蛛网膜下隙散播的鞍区转移灶

　　根据影像学肿瘤的变化,并结合脑脊液的细胞学检查,可以将髓母细胞瘤进行分期(见表 1-1)。结合手术切除肿瘤的结果,可以对儿童髓母细胞瘤进行病情分级(见表 1-2)。在 Choux 的分级中,肿瘤侵犯脑干是一个因素。但在我们的临床实践中发现:髓母细胞瘤极少侵入脑干内部,多数是与第四脑室底粘连。因此,我们认为肿瘤细胞的蛛网膜下隙播散应是一个重要因素。此肿瘤分期和病情分级对于判定患者的预后有一定的帮助,分期越高和高危因素越多,患者的预后越差。

表 1-1　后颅窝髓母细胞瘤的分期

类型	说明
T_1	肿瘤直径小于 3cm;局限于蚓部、四脑室顶或者部分侵入小脑半球
T_2	肿瘤直径不小于 3cm;进一步侵犯临近结构或者部分填塞四脑室
T_3	肿瘤侵入两个以上临近结构或者完全填塞四脑室(延伸至导水管、四脑室后正中孔或两侧孔)并伴随明显的脑积水
T_4	肿瘤进一步通过导水管延伸至三脑室或向下延伸至上段颈髓
M_0	无蛛网膜下隙转移的证据
M_1	脑脊液细胞学检查发现肿瘤细胞
M_2	在脑蛛网膜下隙或侧脑室、三脑室发现结节性转移灶
M_3	在脊髓蛛网膜下隙发现结节性转移灶
M_4	中枢性神经系统外转移

表 1-2　儿童髓母细胞瘤的临床病情分级

高危因素	低危因素
年龄小于 3 岁	年龄的大于 3 岁
大部切除肿瘤	全切或近全切除肿瘤
肿瘤侵犯脑干或转移	无脑干侵犯或转移

（二）成人影像学表现

儿童髓母细胞瘤典型表现:常见于小脑蚓部、均质、增强均匀,这些在成人髓母细胞瘤却不常见。

估计仅有一半的成人髓母细胞瘤位于小脑蚓部,其他大部分位于一侧小脑半球。另外有少数可位于桥小脑角区,容易被误诊为听神经瘤或脑膜瘤。也有报道多发的髓母细胞瘤,但极为罕见。

位于小脑蚓部的成人髓母细胞瘤 CT 检查表现为密度均一、均匀增强的肿块。而位于小脑半球部位的常呈非均一的混杂密度肿块,增强表现不均匀。MR 检查,肿瘤 T_1 加权像为低信号,T_2 加权像为高信号,T_1 增强表现同样不均匀。小的囊变常见,大的囊变罕见。另外要引起注意,有一种少见的黑色素性髓母细胞瘤 MR 表现很有特点,为 T_1 加权高信号、T_2 加权低信号,与典型病变正好相反,容易和出血相混淆。

六、诊断和鉴别诊断

对于 3～10 岁的儿童,如果短期内(4～6 个月)出现头痛、呕吐、走路不稳、眼球震颤等临床表现时,要考虑髓母细胞瘤的可能,及时行影像学检查可以明确诊断。由于成人髓母细胞瘤影像学表现不像儿童那么典型,临床容易误诊,而术前正确的诊断和分期对制订治疗方案和估计预后有非常重要的意义。因此,对成人后颅窝脑实质内的占位要提高警惕。无论是儿童还是成人怀疑髓母细胞瘤时,要加全脊髓扫描确定有无转移灶。

主要应与以下病变进行鉴别。

（一）室管膜瘤

为第四脑室内发生的肿瘤,主要见于 20 岁以下的儿童和青年人,特别多见于 5 岁以下儿童。特点是四脑室底神经核团受压症状明显,小脑症状相对较轻:如耳蜗前庭核受累引起耳鸣、听力减退等症状;展神经核受累引起眼球外展障碍;迷走、舌下神经核受累引起声音嘶哑、吞咽困难、恶心、呕吐等。影像上肿瘤信号不均匀,常见钙化和较大的囊性变。

（二）小脑星形细胞瘤

典型的小脑星形细胞瘤多位于小脑半球,由于肿瘤生长较慢,小脑半球代偿能力较强,因此患者的病史很长。影像检查上有显著的囊性变,钙化也较常见。

此外,还要和血管网织细胞瘤、脉络丛乳头状瘤、转移瘤等相鉴别。

七、治疗

（一）手术治疗

手术切除肿瘤是治疗髓母细胞瘤的首选方法,在影像学诊断后,应尽早手术治疗。约 70%～80% 的患者合并有脑积水,现在不主张肿瘤手术前做分流术。可以在手术前 2～3d 做侧脑室持续外引流,待手术切除肿瘤后再去除脑室外引流。如肿瘤手术后 1～2 周头颅 CT 或 MRI 显示脑室没有明显缩小,可以做脑室-腹腔分流术。对于脑室-腹腔分流术是否造成肿瘤的腹腔转移,目前仍有争论。当肿瘤有广泛的蛛网膜下隙转移或种植、不能首先进行肿瘤切除时,可做分流术。

肿瘤的手术全切除是治疗髓母细胞瘤的根本目标。一般讲,几乎所有原位生长的髓母细胞瘤都能做到全切除或近全切除。

做常规后颅窝枕下正中切口:上端在粗隆上 2cm,下端到 C_3 棘突水平。一般儿童没有明显的枕外粗隆,确定的方法是枕大孔向上 5cm 处,即枕外粗隆(窦汇)的位置。用铣刀取下骨瓣(术后骨瓣要复位),一般无须咬除 S_1 后弓。硬膜做 H 形切开,用丝线结扎上、下枕窦,此方法避免了 Y 形切开枕窦引起的大量出血和硬膜不能缝合的缺陷。肿瘤位于小脑蚓部的前方,部分瘤体长入枕大池内。切开小脑下蚓部约 2～3cm,前方即可看到暗红色的肿瘤。多数肿瘤质地软、脆,用粗吸引器快速吸除瘤体,肿瘤内有粗细不等的血管,应边吸除肿瘤边电凝血管,不可只强求止血。快速吸除肿瘤是止血的最好方法,当瘤体被大部吸除后,肿瘤出血自然减少或停止。

切除肿瘤的范围:上界到达导水管,两侧到达小脑半球。肿瘤与小脑半球无明确的边界,但有胶质增生层。全切除肿瘤后,应看到导水管的开口。多数肿瘤与第四脑室底无粘连,第四脑室底表面光滑。如瘤体与第四脑室底有粘连,可残留粘连的少许瘤体,不可损伤第四脑室底。用止血纱布覆盖手术创面止血,止血纱布与有轻微渗血的创面紧密粘连。不用止血海绵片止血,因其易于脱落。关颅时,应将硬膜缝合或修补缝合,骨瓣复位、固定。

术后常见的并发症有皮下积液、缄默症(mutism)、颅内感染等。以往文献报告髓母细胞瘤的手术死亡率约 10%,由于现代影像技术和显微手术技术的发展,现在的手术死亡率几乎为零。术后 2～3d 时应检查切口情况,如发现有皮下积液应及时做抽液后加压包扎,一般每天穿刺抽液并加压包扎 2～3 次,枕部软组织与颅骨贴合后积液即可消失。如积液不能消失,可做皮下积液持续外引流,并局部加压包扎。如皮下积液仍然不消失,可做皮下积液－腹腔分流术。

缄默症的发生率较低,主要发生在巨大的髓母细胞瘤手术后。Hirsch 最早报告后颅窝手术后出现这种现象。患者有两种不同的临床表现类型:多数患者表情呆滞、不说话、不回答问题;有极少数患者表现为哭闹,但无眼泪,在床上翻动,不说话。缄默症发生的时间可在术后即刻出现,也可在术后数天才出现。几乎所有患者的缄默症都能在半年以内恢复到正常状态。术后即刻出现的缄默症的恢复时间较长,一般要数周到半年。而术后数天才出现的缄默症的恢复较快,数天或数周即可恢复。发生缄默症的确切原因不十分清楚,可能与损伤小脑的齿状核有关系,齿状核的损伤原因可能因手术直接损伤和静脉循环损伤有关系。

(二)放射治疗

髓母细胞瘤的恶性程度很高,单纯手术治疗的效果很差,因此术后放疗是治疗髓母细胞瘤必不可少的治疗措施,可以明显地延长患儿的生存期。

髓母细胞瘤对放疗很敏感,而且由于患者多为儿童,大剂量放疗将增加明显的副反应,特别是引起患儿的神经系统发育障碍,因此目前已经不主张进行大剂量放疗。有较可靠研究显示,采用低剂量全中枢照射加后颅窝局部高剂量照射,能够在不降低疗效的情况下减少放疗并发症。一般要求全脑＋全脊髓为 30～40Gy,后颅窝总剂量不低于 50Gy,近来的标准剂量为 50～58.8Gy,每次的分割剂量为 1.75Gy 或 1.8Gy。没有可靠证据显示提高剂量能够提高疗效。术后开始放疗的时间越早越好,一般患者要在术后 3 周内接受放疗。对于高危病情的患者,尚需要在放疗后进行药物化疗,以提高患者的生存率。

（三）化疗

化疗一直是儿童髓母细胞瘤手术及放疗后的重要辅助治疗手段。一般不主张在放疗前做化疗,应在放疗后再化疗。自 1990 年以来,由 Packer 等提出的 CCNU＋顺铂＋长春新碱方案在美国已经作为标准方案用于治疗髓母细胞瘤。这一方案的应用将儿童髓母细胞瘤的平均 5 年生存期从 1973 年—1989 年的 50％左右提高到 1990—1999 年的 70％左右。化疗的主要不良反应包括:外周神经炎、听觉损伤、肾脏损害、骨髓抑制等。

由于放疗加化疗将大大增加患者的不良反应,人们开始尝试在化疗辅助下,减少放疗剂量的方案。初步的研究显示,对儿童髓母细胞瘤患者,这一方案可以在不降低长期生存率的情况下明显降低放射治疗造成的儿童认知功能障碍。但是这一方案在成人髓母细胞瘤治疗中的作用还存在争议,因为:①成年人单纯接受手术加放疗的 5 年无病生存率(PFS)可以达到60％。②放疗对成人神经认知功能的影响远没有儿童那么严重。③目前还没有可靠证据证明在手术＋放疗后加用化疗可以有效提高成人髓母细胞瘤的疗效。④Packer 方案可能引起的化疗不良反应(如恶心、呕吐、周围神经炎、骨髓抑制、肾脏损害等)在成年人更容易出现。因此,对于成人髓母细胞瘤的治疗方案目前的共识是手术加术后放疗,化疗的作用和最佳方案以及何时开始化疗等问题还需要学者进一步的研究。

八、预后

影响髓母细胞瘤的预后因素很多,如肿瘤的基因改变、肿瘤细胞蛛网膜下隙转移程度、肿瘤局部侵犯的范围、患者的年龄、性别、手术切除肿瘤的程度、术后放疗剂量、药物化疗的应用等等。一般来讲,女孩的预后明显好于男孩,年龄小的患者预后差于年龄大的患者。

由于显微手术技术的提高、放射设备和方法的改进及化疗药物的应用,使得儿童髓母细胞瘤的治疗效果达到了非常理想的水平。据个别报道,患者 5 年生存率甚至可以达到 95％以上。

所有髓母细胞瘤的患者都应做长期的随访,定期做头颅 CT 或 MRI 扫描是早期发现肿瘤复发的根本措施。多数髓母细胞瘤的复发在手术后 3 年内。因此,在术后的 4 年内,每 6 个月做 1 次头颅 CT 或 MRI 扫描检查,术后的 4 年以后,每 1 年做 1 次 CT 或 MRI 扫描。定期做脑脊液的细胞学检查也是随访髓母细胞瘤的重要方法,其发现肿瘤复发可能会在影像学发现复发的肿瘤占位之前。髓母细胞瘤复发后的生存时间很短,有临床症状的患者平均生存 5个月,有影像学占位而没有临床症状的患者平均生存 20 个月。

肿瘤的复发部位根据手术的切除程度有所不同。肿瘤大部切除的病例几乎都是在原位复发;而全切除或近全切除的髓母细胞瘤很少有原位复发,肿瘤的复发多在前颅窝(如鞍区、额叶纵裂处)和脊髓等部位。可能是这些部位位于放射野的边缘,已经有蛛网膜下隙播散的肿瘤细胞残存在这些部位引起肿瘤的复发。应根据颅内复发肿瘤的大小决定治疗方法,如再次手术、放疗或化疗。

髓母细胞瘤在中枢神经系统外的复发(转移)率约 5.6％,主要部位:骨(82％)、淋巴结(28.7％)和内脏器官(23.5％),治疗的方法为化疗和放疗,一般不适合手术治疗。

第十节 室管膜肿瘤

室管膜瘤和恶性室管膜瘤占颅内肿瘤的 2%～9%，占神经上皮性肿瘤的 18.2%，男性多于女性，多见儿童和青年，肿瘤 3/4 位于幕下，1/4 位于幕上，儿童的幕下占大多数。肿瘤多位于脑室内，少数肿瘤主体位于脑组织内。

一、诊断

（一）临床表现

1. 第四脑室室管膜瘤

（1）颅内压增高症状，其特点为间歇性，与头位变化有关，晚期呈强迫头位。

（2）脑干症状与脑神经损害症状，当肿瘤压迫或向第四脑室底侵润时可产生此症状。

（3）小脑症状，多表现为患者走路不稳，常可见眼球震颤，部分有共济失调。

2. 侧脑室室管膜瘤

（1）颅内压增高症状。

（2）肿瘤局部症状：尤其当肿瘤向内囊、丘脑侵犯时，表现为对侧肢体轻瘫、偏身感觉障碍和中枢性面瘫。

3. 第三脑室室管膜瘤　第三脑室室管膜瘤极为少见，由于第三脑室腔隙狭小，极易阻塞脑脊液循环道路，造成梗阻性脑积水。位于第三脑室前部可出现视神经压迫症状。

4. 脑内室管膜瘤　其组织来源为胚胎异位室管膜细胞，幕上多见于额叶和顶叶内，临床表现与脑各部占位症状相似，术前确诊困难。

5. 复发和转移　室管膜瘤复发率较高，易发生椎管内播散性种植，颅外转移甚为少见。

（二）辅助检查

1. 腰椎穿刺　绝大多数患者腰穿压力增高，约半数患者的蛋白增高。可行脱落细胞检查。

2. 颅骨 X 线片　多数患者有颅内压增高征象，肿瘤钙化亦多见于室管膜瘤。

3. 头颅 CT 检查　位于侧脑室内的肿瘤一般显示不均匀的等密度或略高密度影，第四脑室多数体积较大，有梗阻性脑积水，增强扫描呈不均匀强化。

4. 头颅 MRI 检查　T_1 加权上多呈低信号或等信号，T_2 加权呈明显高信号，肿瘤具有明显异常对比增强。

二、治疗

（一）手术治疗

是肿瘤治疗主要手段。

（二）放射治疗

室管膜瘤为放疗中度敏感肿瘤之一，术后放疗有助于改善预后，对于放疗范围尚有争议。

（三）化疗

是肿瘤治疗辅助手段之一。

三、预后

影响室管膜瘤预后因素包括肿瘤部位、组织学类型、复发速度和年龄。术后平均复发在20 个月之内，5 年生存率为 30％以上。

第十一节　脉络丛乳头状瘤

脉络丛乳头状瘤是缓慢生长的良性肿瘤，来源于脑室的脉络丛上皮细胞，本病可发生于任何年龄，但以儿童多见，主要见于 10 岁以前，男性多于女性。本病好发部位因年龄而有所不同，儿童多见于侧脑室而成年人多于第四脑室，在侧脑室者多位于三角区。

一、诊断

（一）临床表现

1. 脑积水与颅内压增高，大部分患者有脑积水，有梗阻性脑积水和由于脑脊液生成和吸收障碍产生的交通性脑积水两种情况，颅内压增高与脑积水有直接关系。

2. 局限性神经系统损害，生长于侧脑室者半数有对侧锥体束征，位于后颅窝者表现为走路不稳，眼球震颤及共济障碍。

（二）辅助检查

1. 腰椎穿刺　肿瘤脑脊液中蛋白含量明显增高，有的严重肿瘤其外观为黄色。

2. 头颅 X 线平片　多表现为颅内压增高征象；15％～20％的患者可见病理性钙化。

3. 头颅 CT 检查　肿瘤 CT 扫描呈高密度影，增强扫描均匀强化，边缘清楚而规则，可有病理性钙化。

4. 头颅 MRI 检查　多表现为 T_1 加权像中为低信号，较脑实质信号低较脑脊液信号高，T_2 加权像呈高信号，与脑脊液分界清，肿瘤有显著对比增强并合并脑积水表现。

二、治疗

以手术切除为主，尽可能全切，本肿瘤系良性肿瘤，全切除后会获得良好效果。

三、预后

脉络丛乳头状瘤的 5 年生存率可达 50％。

第二章　胸部肿瘤

第一节　胸壁肿瘤

胸壁肿瘤是指胸壁的壁层胸膜、肌肉、血管、神经、骨膜、骨骼等组织的肿瘤,但不包括皮肤、皮下组织及乳腺的肿瘤。据文献报道,恶性胸壁肿瘤占全部胸部恶性肿瘤的5%。原发于胸壁骨骼的肿瘤,占全身原发骨肿瘤的5%~10%。其中95%发生于肋骨,5%发生于胸骨,恶性肿瘤占50%左右。良性肿瘤患者较恶性患者年轻,一般良性患者多在40岁以下,恶性患者多大于40岁。肋骨肿瘤发生于前胸壁及侧胸壁者多于后胸壁。原发于深部软组织,如肋间组织和胸膜者,良性者以神经纤维瘤、纤维瘤、脂肪瘤等较为常见;恶性者以纤维肉瘤、神经纤维肉瘤、血管肉瘤等较为常见。

一、分类

胸壁肿瘤分为原发性和继发性两类,前者约占60%,后者约占40%。原发性肿瘤又有良性及恶性之分,其中分别占40%和60%。良性肿瘤来源于骨、软骨、浅表软组织,包括脂肪瘤、淋巴管瘤、血管瘤、纤维瘤、神经纤维瘤、横纹肌瘤、软骨瘤、骨软骨瘤等。恶性肿瘤包括脂肪肉瘤、骨肉瘤、尤文瘤、骨髓瘤等。继发性肿瘤占胸壁肿瘤的半数以上,较常见的来源是乳腺癌、肺癌、肾癌、结肠癌、食管癌等,少数也可来自甲状腺癌和鼻咽癌。

二、临床表现

胸壁肿瘤在早期多无症状,局部受撞击可引起疼痛。有些小的肿瘤,只在体检或因其他疾病就诊时才被发现。其症状的轻重取决于肿瘤的部位、大小、组织类型、生长速度及与周围组织器官的关系。最常见的症状是局部疼痛、压痛和包块。有严重持续性疼痛者常提示为恶性肿瘤,但无痛者也不能完全排除恶性肿瘤。如果肿瘤累及或压迫肋间神经,则可能有较为明显的肋间神经痛,甚至反射到上腹部。胸壁恶性肿瘤常侵犯肋骨造成骨质破坏和病理性骨折,但肿块多不明显。

生长较快的肿瘤常为恶性,或良性肿瘤恶性变。生长很快的肿瘤可发生中心坏死、溃破、感染或出血,引起更为严重的症状,多为肉瘤。若肿瘤向胸腔内生长,可产生咳嗽、呼吸困难、胸腔积液等症状。胸前壁及侧壁的肿瘤较易发现,而胸后壁的肿瘤,由于有较厚的肌层或肩肋骨的掩盖,往往发现较晚。如肿瘤向胸内生长,外表并不明显,有时直到肿瘤产生胸内压迫症状时才被检查发现。晚期的胸壁恶性肿瘤可能有他处转移、胸腔积液或血胸,患者常有体重下降、气促、贫血等表现。

三、诊断

胸壁原发性骨肿瘤的性质与发生位置有关,如胸骨肿瘤几乎均为恶性,软骨肿瘤多发生在肋骨、肋软骨交界处(增长迅速者多为软骨肉瘤),肋骨纤维结构不良多位于后部肋骨。部分患者可发生病理性骨折。

1.X线检查　对肿瘤诊断意义重大。如有明显的软组织肿块影,并有骨质破坏者,多为提示恶性变;若有广泛骨质破坏,又有放射状新骨形成时,多考虑骨肉瘤;软骨瘤或骨软骨瘤多表现为:肿块密度普遍增高,并有点片状骨质形成,但无骨质破坏。肋骨巨细胞瘤X线表现为皂泡样透亮区、骨皮质薄如蛋壳。

2.CT检查　可用来鉴别瘤体的部位、大小、范围、囊实性及有无胸内脏器、纵隔的转移等。

3.实验室检查　肋骨骨髓瘤时,尿本周蛋白呈阳性;血清碱性磷酸酶增高,提示为恶性且骨质广泛破坏。

4.活组织检查　经皮胸壁肿瘤活检可以明确肿瘤的良恶性。

四、鉴别诊断

1.胸壁肿瘤的良、恶性以及原发或转移性,有时在临床上难以鉴别。需借助一些辅助检查。实验室检查对某些骨肿瘤的诊断有重要意义,尿本周蛋白呈阳性者,应考虑肋骨骨髓瘤的诊断,有广泛骨质破坏的恶性肿瘤,血清碱性磷酸酶升高。

2.多数胸壁肿瘤及非肿瘤疾病都有一定的X线特征,因此X线检查对于胸壁肿瘤的诊断及鉴别诊断常有一定的帮助。除正侧位胸片外,病变局部的切线位片或断层片有时也具有一定的意义。为鉴别肿瘤位于胸壁还是肺或膈肌,必要时需做人工气胸、气腹。胸壁软组织肿瘤,密度不高,内缘光滑、锐利,外缘模糊,与胸壁呈钝角,基底紧贴胸壁,长轴与胸壁一致。如有明显的软组织块兼有骨质破坏者,常是恶性肿瘤的表现。胸壁骨骼肿瘤,良性者一般可见圆形或椭圆形膨胀性骨质破坏,边缘清晰,密度均匀,骨皮质无断裂;恶性者则表现为侵蚀性骨质破坏,可有溶骨性或成骨性破坏,边缘毛糙,骨皮质可有缺损、中断或病理性骨折。也有一些表现为密度增高,呈均匀的毛玻璃样改变,或斑片状骨硬化、骨皮质硬化及放射状骨针。胸壁骨肿瘤虽各具典型的X线表现,但有时十分相似,很难掌握其病理类型,需结合临床表现作全面分析。

3.CT检查可帮助鉴别囊、实性占位及发现有无骨侵犯,还可判断肿瘤部位、大小及范围,明确是在胸壁还是在肺内,胸内脏器的受累情况及有无纵隔转移等,但不能定性诊断。MRI则能显示血管结构,并能提供矢状面及冠状面图像,这特别有助于对脊髓侵犯的诊断。

4.胸壁肿瘤常需与胸壁结核、外穿性脓胸、肋骨或肋软骨畸形或变性、主动脉瘤、胸内肿瘤等鉴别。必要时可作肿瘤穿刺活检或切取活检来进一步明确诊断。

五、治疗

（一）手术治疗

只要患者条件许可,无论胸壁的良、恶性肿瘤,排除恶性胸壁肿瘤远处转移时,均应手术切除。胸壁转移性肿瘤,如原发病灶已切除时亦可考虑手术治疗。

1.手术治疗原则　如果考虑为胸壁骨肿瘤,应尽力切除,而避免切开活检。应整块切除受累的肋骨,不要顾忌胸壁缺损。肿瘤巨大而不能切除者,应尽力活检以得到病理诊断。胸壁重建时,<5cm 的胸壁缺损,不需要重建术;后胸壁缺损,因有肩胛骨也不需重建术;>5cm 的胸壁缺损需行胸壁重建术。胸壁重建可选用人造材料或邻近肌瓣、大网膜等。

2.注意事项

（1）胸壁肿瘤的手术应以整块切除为原则:切除的范围应距肿瘤边缘 5cm 以上,上下各一根正常肋骨并连同骨膜,应包括受侵的浅层肌肉、壁层胸膜、肋间组织及其神经血管以及区域淋巴结。如为二次手术时,应将瘢痕连同周围正常组织一并切除,如病变已侵及肺部,可同时行适当的肺叶或部分肺叶切除术。

（2）胸壁上部肿瘤涉及锁骨、肩胛骨和大块肌肉,并易侵犯锁骨下血管和臂丛神经,在切除困难时,可切除部分锁骨以显露前胸壁肿瘤而切除。胸壁后上方的肿瘤可按胸廓成形术的方法切除,也可经第 3 肋间前外侧切口经胸在胸内将肿瘤切除。

（3）胸骨肿瘤几乎都为恶性,手术应将胸骨大部分全部切除,胸骨上部肿瘤可同时切除两侧锁骨头。虽然胸骨肿瘤破坏性较大,但不必担心术后胸廓的整体性,两侧肋骨也不会因此而移位和浮动。

（4）胸壁肿瘤切除较大范围时需行胸壁缺损的修补,其目的是关闭胸腔和固定胸壁。

（5）皮肤软组织缺损可用带蒂皮瓣、肌瓣及乳房组织作填充。骨性支架缺损可用自身肋骨、阔筋膜修补,也可用人工材料包括金属网、钢针、涤纶布等。胸骨的部分或全部缺损可利用两侧胸大肌在正中线互相对拢缝合修补。

（二）放射治疗

某些对放射治疗敏感的胸壁恶性肿瘤可行术前或术后放射治疗。

（三）化学治疗

主要用于脑肿瘤转移至胸壁的肿瘤,在肿瘤切除后的辅助治疗,对原发性胸壁肿瘤很少应用。

第二节　胸膜肿瘤

胸膜肿瘤分为原发性和转移性两大类。转移性约占胸膜肿瘤的 95%,常见的有乳腺癌、胃癌、胰腺癌及恶性子宫肿瘤胸膜转移。原发性胸膜肿瘤较为少见,其中以局限型胸膜纤维瘤和恶性间皮瘤为多见,其他更少见的胸膜肿瘤有脂肪瘤、内皮瘤、血管瘤和囊肿,但这些肿瘤大多数是起源于胸膜下组织而不是胸膜本身。

一、局限型胸膜间皮瘤

局限型胸膜间皮瘤以往习惯称为良性间皮瘤,目前被称为胸膜局限型纤维瘤,或局限型间皮瘤,但胸膜局限型纤维瘤(局限型间皮瘤)包括良性及恶性两类。

(一)病因

局限型胸膜间皮瘤细胞来源是未成熟的间质细胞,其存在于胸膜间皮细胞层下的疏松结缔组织中,并不是源于胸膜的间皮细胞。故认为其最佳的名词是"胸膜的局限型良性(或恶性)纤维瘤"。另外,间接的证据是观察到此病患者无石棉接触史,这与弥漫性恶性间皮瘤明显不同,后者超过60%的患者有石棉接触史。局限型胸膜间皮瘤多为良性,有潜在恶性,30%有恶变,伴胸腔积液者易复发,多为上皮型或混合型。临床上较少见。

1.分型 有人将局限性间皮瘤分为三型:上皮型、纤维型和混合型。

2.大体 绝大多数的良性局限型胸膜纤维瘤(BLFT)位于脏层胸膜或叶间胸膜,呈结节状缓慢生长。突入胸膜腔带蒂生长,也有无蒂而附着于胸膜表面者。向肺实质内生长者不常见,而肺内的BLFT仅少数与胸膜有关,多数为小叶间隔的间质细胞、甚或肺组织来源。瘤体也可位于叶裂内,良性局限型胸膜纤维瘤也可见于各部分的壁胸膜,然而这些部位的肿瘤及叶裂内或长入肺内者常提示为恶性。

(二)发病机制

胸膜良性间皮瘤为质硬有包膜,色黄呈茎样的肿瘤,表面有众多血管分布,主要是静脉,有时肿瘤在局部侵犯肺脏和胸壁。良性间皮瘤长自脏层胸膜占70%,30%长自壁层。显微镜所见的特点是均匀伸长的纺锤状细胞和各种不同数量的胶质和网状纤维结构,形成许多大小不等的胶原束区。

这些肿瘤细胞的来源尚不清楚,肿瘤可能长自胸膜下组织,但有学者认为肌皮细胞就是这些肿瘤的来源。有一种假说,认为恶性或良性胸膜间皮瘤都来源于在间皮下结缔组织内的各种潜在细胞,也可能从间皮下成纤维细胞和表面的间皮细胞发育而来。这些纺锤样细胞有微小核多型现象,缺乏有丝分裂,可能有坏死或玻璃样变。有蒂和局限病灶,未侵犯肺和周围结构的良性间皮瘤预后较好;细胞核的多型现象或有丝分裂率很高,无包膜者并不说明预后坏。但是,如不及时进行治疗,这些肿瘤可局部侵犯和挤压重要的生命器官,通常在诊断后2～3年内致死。

(三)临床表现

良性胸膜间皮瘤患者常见于50～60岁。10岁以下儿童和80～89岁老人也有患此病的,女性稍多于男性。肿瘤在左、右侧胸腔均等出现,而恶性间皮瘤多见于右侧胸腔。大多数良性胸膜间皮瘤患者没有症状,在查体摄X线胸片时被发现。肿瘤较大时可有压迫症状,压迫支气管可造成肺不张,此时可以出现咳嗽、胸部沉重感和气短,无任何感染指征的发热约占全部有症状病例的25%。良性纤维性胸腔间皮瘤常伴有两组类新生物综合征,即肥大性肺性骨关节病和低血糖。20%可有肥大性肺性骨关节病和杵状指、关节僵直疼痛、踝部水肿等。大多数有肥大性肺性骨关节病的患者,其胸内肿瘤直径7cm。在肿瘤被切除后此综合征即缓解。由此可见,肥大性肺性骨关节病合并有胸内巨大肿块的患者,不能一律认为是晚期原发性支气管肺癌而拒绝手术探查。4％良性间皮瘤有低血糖综合征,其发病机制尚不明,有可能肿瘤消耗葡萄糖和肿瘤产物抑制脂类分解及肝糖异生。切除肿瘤后,此综合征也随之消失。较少见的症状是咯血、寒战、夜间盗汗和体重减轻,少数患者有胸腔积液。

(四)诊断

良性胸膜间皮瘤影像学检查难以确诊,主要靠在 CT 或超声引导下穿刺针吸活检,或在胸腔镜或开胸做胸膜活检,病理检查确诊。

1.胸部 X 线检查　可见位于肺周边孤立的密度均匀的球状肿块,边界清楚,肿瘤 1～36cm 大小,平均直径 6cm,内无钙化。也有发于叶间胸膜者,可见肿块长径与斜裂走向一致。约 10％病例合并胸腔积液,但不说明预后欠佳。少数肿瘤体积巨大,占据半侧胸腔,使心脏和纵隔移到对侧,严重影响心肺功能。

2.CT 检查　对确定肿物部位及与周围组织的关系有帮助。

(五)治疗

局限型胸膜间皮瘤有良性和恶性之分。对于局限型良性胸膜间皮瘤应予手术治疗,对有蒂孤立肿瘤,可行局部切除。若肿瘤位于壁层胸膜、纵隔、膈肌等部位,应尽可能广泛切除。若肿瘤位于肺实质内,应行肺切除术。局限型良性胸膜间皮瘤彻底切除预后甚佳。

局限型恶性胸膜间皮瘤的治疗原则是尽可能彻底切除肿瘤,切除彻底与否直接影响其预后。完全切除者,术后可不必行化疗或放疗;切除不彻底者,术后仍应辅以放疗或化疗。

(六)预后

手术后约 10％病例需再次手术治疗,其疗效也很满意。有些患者在初次手术 10 年后才复发,故建议术后应每年作胸片检查,出现复发指征,应再次手术。

二、弥漫型胸膜间皮瘤

胸膜间皮瘤有良性纤维性间皮瘤和弥漫型恶性胸膜间皮瘤,后者被认为是胸部预后最坏的肿瘤,至今尚无有效的治疗措施。

恶性胸膜间皮瘤患者男性多于女性,男女比例为 2∶1。大多数患者在 40～70 岁之间,国外患者平均年龄 60 岁,我国为 45.2 岁。恶性胸膜间皮瘤起病缓慢,大约半数的患者述有石棉接触史。

(一)分型

恶性胸膜间皮瘤的病理组织学分型有上皮型、纤维(间质)型和混合型三种:

1.上皮型　肿瘤细胞的上皮有各种不同的结构,例如乳头状、管状、管乳头状、带状或片状。多角状上皮细胞有很多长而纤细,表面有微绒毛、桥粒、成束的弹力细丝和细胞间腔。

2.纤维型　细胞类似纺锤纤维细胞肉瘤,其细胞呈纺锤状,平行构形,有蛋形或细长形的细胞核,核仁发育良好。

3.混合型　兼有上皮型和纤维型两种组织结构。从一个肿瘤块取活检时从各个不同的部位取的标本愈多,则混合型愈易获诊。

(二)病因

所有种类的石棉纤维,几乎都与间皮瘤的发病机制有关,但自给自足纤维的危险性并不相同,最危险的是接触青石棉,危险性最小的是接触黄石棉。第一次接触石棉致发病的潜伏期一般为 20～40 年,间皮瘤的发病率与接触石棉的时间和严重程度成正比。

大气中如毛沸石含量增加,人们吸入这种硅酸沸石的粉末,也可引起间皮瘤。也有报道接触放射线后引起胸膜间皮瘤的病例,从接触放射线到发现患胸膜间皮瘤的时间为 7～36 年,平均 16 年。亚硝胺、玻璃纤维、氢氰酸、氧化钍、铍及其他肺部疾病(如结核和化学物质及脂质吸入性肺炎),均可导致胸膜间皮瘤。

(三)临床表现

首发症状以胸痛、咳嗽和气短最常见,约 10.2% 患者以发热和出汗为主诉症状,3.2% 患者以关节痛为主诉症状。由于膈肌受累及,胸痛可传导至上腹部及患侧肩部。50%～60% 患者有大量胸水伴严重气短,其中血性胸水占 3/4。无大量胸水患者的胸痛较剧烈,体重减轻常见。有些患者出现周期性低血糖和肥大性骨关节病,但这些征象在良性间皮瘤也多见。

上皮型和混合型胸膜间皮瘤常伴有大量胸水,而纤维型通常只有少量或无胸水。上皮型患者似乎更多累及锁骨上或腋下淋巴结并伸延至心包,对侧胸膜和腹膜;纤维型多有远处转移和骨转移。中晚期表现为大量胸水,肿瘤组织可以包裹压迫患侧肺组织,使肺复张受限。恶性胸膜间皮瘤患者如不经治疗,患者体重减轻、进行性衰竭,最后终因极度呼吸困难窒息死亡。

胸痛逐渐加重至患者难以忍受,一般镇痛剂难以缓解。疼痛常常出现于病变局部,或放射至上腹部、肩部。晚期患者表现为衰弱、恶病质、腹水以及胸腹部畸形。某些患者晚期可发现胸壁肿块,其来源于间皮瘤自胸腔向外长出,可能因胸腔穿刺后针道种植所致。

(四)诊断

1.常规实验室检查　在发病过程中可发现血小板增多症,有个别报道血小板高达 $1000 \times 10^9/L$,血清癌胚抗原在某些患者体内升高,血清免疫电泳现象 IgG、IgA 或 IgM 升高,原因尚不明,血清胎儿蛋白一般正常。

2.体格检查　在病初时大多无阳性体征,以后可发现有明显的胸腔积液,胸部叩诊呈浊音,呼吸音减低,纵隔移向健侧等。病程晚期,胸膜间皮瘤生长很大,肺容量减小,患侧胸壁塌陷,肋间隙变窄,纵隔被牵拉移向患侧。除了胸部体征外,患者可有全身体征,瘤伴综合征。如肺性骨关节病、杵状指(趾)、抗利尿激素的异常分泌综合征、自体免疫性溶血性贫血及周身淋巴结转移。

3.影像学征象　常见 X 线胸片发现胸膜腔积液,常占一侧胸腔的 50%。同侧肺被肿瘤组织包裹,纵隔移向有肿瘤一侧,患侧胸腔变小,病情晚期胸片示纵隔增宽,心包渗液使心影扩大,可见软组织影和肋骨破坏。

在 X 线常规胸片上胸膜的疾病可被胸腔积液掩盖,对评价怀疑恶性胸膜间皮瘤的患者,CT 检查最有价值。CT 可显示胸膜增厚伴不规则的结节状内缘,以此从其他胸膜增厚的病变中辨别出恶性胸膜间皮瘤。由于有纤维组织和肿瘤组织和胸水,主要的肺间裂明显增厚,如为肿瘤侵犯,肺间裂可表现为结节状,通常 CT 可发现肺内结节及肺被肿瘤包裹缩小的程度及胸壁塌陷的情况。胸部 CT 可确定诊断,并可判断胸膜钙化或骨结构有否破坏。当肿瘤侵犯膈肌和胸壁时,磁共振的显像较 CT 为好。

4.胸腔积液检查 间皮瘤合并的胸水属渗出液,50%为血清血性液。如果肿瘤体积巨大,胸水中的葡萄糖含量和 pH 值可能降低,由于含有大量透明质酸(>0.8mg/ml),胸水较黏稠。胸水一般含有正常间皮细胞,分化好或未分化的恶性间皮细胞和不同量的淋巴细胞和多核白细胞。作胸水的细胞学检查有助于做出诊断。

5.病理组织学检查 虽然胸水细胞涂片、胸穿胸膜活检切片可以做出恶性的诊断,但不能鉴别胸膜转移性腺癌和恶性间皮瘤。如果患者有皮下沉积物,则可做活检作出诊断。对诊断恶性间皮瘤需要开胸作胸膜活检者,必须从多处不同的部位取肿块标本,即使单个孤立的肿瘤结节,肉眼所见肿瘤组织很相似,但各部分的显微所见各异。开胸术给以后手术处理带来困难,但活检必须做。有时可用胸腔镜作胸膜活检,但凭此方法少于 60%病例得到明确的诊断。即使开胸作胸膜活检,也有 10%病例未能做出明确的诊断。用超声检查协助作胸腔镜检,可先提供有关胸腔粘连情况,肿块是实性或是液体结构及胸水数量等。一般只有当胸穿抽水化验或针穿胸膜活检无结果时,才考虑做胸腔镜检查。

在 20 世纪 90 年代中期开发了三种技术,有助于对恶性间皮瘤作出诊断。这三种技术是以高碘酸希夫液作组织化学染色,以角阮和癌胚抗原作免疫过氧化物酶检验和电子显微镜检查。为进行这些检查,活检标本必须立刻用中性甲醛液固定,另一小块肿瘤活检标本固定在戊二醛液中供作电镜检查使用。

高碘酸希夫染色(PAS)是唯一可靠的组织化学方法,它能辨别恶性胸膜间皮瘤与腺癌,虽然各种转移性腺癌的特性不相同,但在淀粉酶消化后出现强阳性空泡,即可诊断为腺癌而非恶性胸膜间皮瘤。

免疫过氧化物酶技术是使用抗体作用于角阮蛋白和癌胚抗原(CEA),此法也有效地区别恶性胸膜间皮瘤与转移性腺癌。对癌胚抗原作免疫过氧化物酶染色,恶性胸膜间皮瘤的染色一般很淡或不着色。相反,腺癌染色中等或很浓。此外,以免疫过氧化物酶对角阮作研究,也显示间皮瘤与腺癌有明显的差别。目前已发现 8 个标志可作鉴别用:肿瘤合并糖蛋白 72(B72.3),Ieu－Mi,Vimentin,血栓调治素,黏蛋白成分,癌抗原－125,重碘酸希夫液和淀粉酶。

癌胚抗原阳性对腺癌有 100%的特殊性和敏感性。由于癌胚抗原检验常有假阴性,故最好选用两个肿瘤标志,一般使用 CEA 和 B72.3。如两者阳性对腺癌有 100%的特殊性和 88%的敏感性;如两者均阴性,对间皮瘤有 100%的特殊性和 97%的敏感性。电子显微镜检查对辨别恶性胸膜间皮瘤与胸膜转移腺癌也有用途。恶性胸膜间皮瘤区别于肺、乳腺癌和上胃肠道来源的腺癌是它表面的微绒毛细而长,且有分支,张力丝较丰富,无微绒毛的小根和片装体;来源于卵巢和子宫内膜的转移性腺癌具有内在的组织变形,包括丰富的黏蛋白小滴、大量纤毛、密集的核颗粒,这些变化在间皮瘤是不存在的,腺癌的绒毛短且粗。恶性胸膜间皮瘤的病理诊断问题仍有争论。虽然恶性间皮瘤与软组织肉瘤在一起分类,但只有 20%在组织学上是纯粹的肉瘤。恶性胸膜间皮瘤的 33%～50%,其组织学上是上皮型或管状和乳头状,而其他 30%为上皮和肉瘤混合型,大多数病理学家确信只有肉瘤或混合组织的患者,才能诊断为恶性胸膜间皮瘤。综合特殊染色和电子显微镜检查资料,有经验的病理学家也会对上皮型的患者,做出恶性胸膜间皮瘤的诊断。

（五）TNM 分期

弥漫型恶性胸膜间皮瘤的病理分期对选择治疗方案有重要价值，但是术前准确分期难度较大。从 1982 年开始，Chahinian 等采用 TNM 分期法。

1. 原发肿瘤（T）

T_1：肿瘤侵犯一侧胸膜。

T_2：肿瘤侵犯表浅，如累及膈肌、胸膜、胸内筋膜、同侧肺和肺叶间裂。

T_3：肿瘤在局部侵犯较深，超过胸内筋膜到达胸壁。

T_4：肿瘤直接广泛累及对侧胸膜、腹膜和腹膜后组织。

2. 淋巴结转移（N）

N_0：无淋巴结转移。

N_1：同侧肺门淋巴结转移。

N_2：纵隔淋巴结转移。

N_3：对侧肺门淋巴结有转移。

3. 远处转移（M）

M_0：无远处转移，无胸外淋巴结转移。

M_1：远处转移或胸外淋巴结转移。

4. 病理分期

Ⅰ期：$T_1 N_0 M_0$。

Ⅱ期：$T_{1\sim2} N_1 M_0$。

Ⅲ期：$T_3 N_{0\sim3} M_0$。

Ⅳ期：$T_4 N_{0\sim3} M_1$。

（六）治疗

恶性胸膜间皮瘤由于复发率高、生存率低，目前的治疗方法包括外科手术、近距离放射治疗、体外放射治疗、腔内放射性核素治疗、化学药物治疗及上述方法联合使用，但迄今没有哪种方法能较其他方法能更好地持续缓解病情或提高生存率。目前比较推荐的治疗原则是进行根治性的胸膜外全肺切除术，即必须整块切除患侧的壁层胸膜、肺、心包和膈肌。手术一般经胸部后外侧切口第 6 肋床或第 6 肋间进胸，有时可采用胸腹联合切口。分离肿瘤时，要从胸膜外开始，尽可能远离肺门结构。巨大的肿瘤往往限制了肺的活动而不易牵引，使肺门的显露及解剖受到限制。因此，要切开心包，从心包内结扎肺血管并切除病肺。在左侧，根据肿瘤侵犯的范围，决定迷走神经和喉返神经的保留与否，切除的膈肌可用人工合成材料进行修补。在右侧，如心包被肿瘤浸润切除之后，形成的缺损也应该用人工合成材料补片进行修补，否则术后可能使心脏疝向右侧胸腔和上、下腔静脉扭转，心排血量明显减少。左侧心包全部切除后不需要修补，因为心包全部切除后不会发生心脏疝。

由于化学治疗对恶性胸膜间皮瘤的治疗效果较好，尤其是多柔比星是目前较为有效的一种化学治疗药物，加之放射治疗对本病有一定疗效，所以选择合适的患者行胸膜外全肺切除术，术后再给予化学治疗和（或）放射治疗，可获得较好的治疗效果。当弥漫性恶性胸膜间皮瘤包裹了肺并使胸膜腔闭合时，很难完整地将肿瘤切除时，目前推荐仅用支持治疗。

1.姑息性治疗 恶性胸膜间皮瘤患者的胸水,穿刺吸出后很快又会出现,用化学药剂注入胸膜腔内,造成胸膜粘连,大多数患者的胸水得到控制,这样胸膜固定术如果失败或在拟行诊断性开胸的患者,应考虑做胸膜剥脱术。

恶性胸膜间皮瘤可以沿穿刺孔、置胸管的通道及开胸切口播散,但所引起的皮下沉积物很少引起症状,因此不必治疗。倘若给予患者治疗,这些皮下结节还可以作为观察疗效的指标。

恶性胸膜间皮瘤患者的胸痛是最难处理的症状,在晚期特别严重,终日持续不停,对放疗无反应,应给予足够镇静止痛剂,包括鸦片类制剂以减轻疼痛,安渡生命的最后时刻。

2.外科治疗 目前已有各种治疗恶性胸膜间皮瘤外科措施,首先是扩大性胸膜肺切除术,即根治性切除被累及的部分胸壁、全肺、膈肌、纵隔和心包。此术式只适用于Ⅰ期功能上皮型恶性胸膜间皮瘤病例。严重心肺功能损害是此术的禁忌证。在第4肋间做一标准的后外侧开胸切口,将坚韧而增厚的壁层胸膜和肿瘤结节一起,钝性从胸壁剥离,此操作会引起广泛出血,可压迫、电灼和缝扎仔细彻底止血。然后,将纵隔胸膜从肺门的顶部分开,切除气管旁淋巴结。在前面,于肺尖水平,结扎乳内动脉和静脉,从前胸壁切除与这些血管和胸膜一起的所有可见淋巴结。在后面,切除食管旁和气管隆突区的淋巴结。从左侧后面相应部分切开心包。此时要决定先切肺或先切除膈肌,此顺序取决于肿瘤侵犯的部位及其延伸的范围。横断肺门和血管及支气管,处理方法像在任何心包内(扩大性)全肺切除一样。胸膜下部不像膈肌那样低位,可在游离胸膜后,在胸膜下部皱褶外切除膈肌。为充分暴露,一般要在同侧8~10肋间作第2个切口。因术中置患者于侧卧位,在切除膈肌后,肝脏倾向于由上向纵隔移位,压迫下腔静脉,导致心跳和血流障碍。切除膈肌后,其缺损可用 Maxlex 网或涤沦硅质材料修复,也有人用硬脊膜修复。无论采用任何材料和技术,都必须做到严密不漏,以防止血液或胸水由胸农会流入腹腔;应该用连续缝合法,将膈肌的替代物牢固缝合膈的残余边缘,使腹内脏器不能突入或疝入胸腔内。关胸前应连接胸管于吸引器负压吸引。扩大性胸膜肺切除术的手术死亡率为 10%~25%,但疗效并不比胸膜切除术好,故不建议广泛应用。

第二个外科治疗措施为胸膜切除术,此术非根治性,因肿瘤常累及其下面的肺脏。此手术并不能改善恶性胸膜间皮瘤患者的生存时间,但似乎能控制胸水,改善患者的生活质量。此外,恶性胸膜间皮瘤所引起的胸痛,有时在切除胸膜后能缓解,对怀疑为恶性胸膜间皮瘤的病例,拟作诊断性开胸活检时,应考虑同时做胸膜切除术。患者有大量胸水,而化学性胸膜固定术失败的病例,也可考虑做胸膜切除术。由上所述,胸膜切除术是姑息性手术,其目的是切除壁层胸膜和部分脏层胸膜,以预防胸水复发及减轻胸痛症状。一般在第6肋间作后外侧切口开胸,钝性或锐性游离壁层和部分被肿瘤累及的脏层胸膜,分别从胸壁和肺脏分开后摘除,此操作会引起因热传导造成脊髓或臂神经丛受损,在脊柱旁及胸腔顶切除肿瘤时,最好使用高频氩气刀。特别要小心留住胸腔顶部及纵隔区的神经和血管,尽可能切除肿瘤组织,减少其容积,有利于术后放疗和化疗。术毕置胸腔闭式引流负压吸引。

3.化学治疗 蒽环类药剂被认为对恶性胸膜间皮瘤有效,其次是顺铂、丝裂霉素、环磷酰胺、氟尿嘧啶、甲氨蝶呤、长春花碱酰胺等,目前多采用蒽环类为主的综合化疗。近年来,统计国内外以阿霉素为主的化疗方案,总有效率为 20% 左右,其中较好的是阿新碱(CAO);不含蒽环类的各种治疗方案总的有效率为 21%,其中较好的是丝裂霉素加顺铂(MP)。顺铂加大剂量甲氨蝶呤。化疗持续到病情不加剧为止。

4.放射治疗 外部放疗对恶性胸膜间皮瘤很失败,但扩大性体外放疗被认为有效,能缓解某些病例的胸痛及控制胸液,但对疾病病本身并无疗效。体外照射 40Gy 以上有姑息性疗效,50～55Gy 照射缓解率为 67%,少数患者生存 5 年以上,但几乎所有患者仍死于复发或转移。

腔内放疗对少数恶性胸膜间皮瘤有某些反应,且少数患者具有长期疗效,看来有一线希望。主要用同位素是放射性金,它与覆盖浆膜腔的细胞有亲合性,特别适合于治疗弥漫性肿瘤,例如间皮瘤。其主要治疗效果是由于 β 质粒的放射性,它的穿透力达 2～3mm,对早期肿瘤最有效,但很难发现早期恶性胸膜间皮瘤的病例。早年应用胶体 198 金注入胸膜腔内,有活过 5 年的少数病例,由于防护困难,目前已很少应用。

综合治疗和手术中照射或同位素^{132}I、^{192}Ir、^{32}P 植入腔内以及术后体外放疗加化疗等措施,均无远期治愈者。

5.综合治疗 近年来,采用综合治疗措施,在胸膜肺切除后及 CAP 方案化疗(环磷酰胺 $600mg/m^2$,阿霉素 $60mg/m^2$,顺铂 $75600mg/m^2$,连续用 5 个疗程,每疗程间隔时间为 3 周)。术后在原来肿瘤的部位或残余肿瘤的位置作 55Gy 的体外照射。分析 53 例接受综合治疗的患者,手术期并发症发生率 17%,手术死亡率 5.8%。平均生存时间 16 个月(1～8 年)。31 例上皮型患者的 1、2、3 年生存率分别为 7%、50% 和 2%;混合型和肉瘤型患者的 1、2 年术后生存率为 45% 及 7.5%,无一例活过 25 个月。局部纵隔有淋巴结转移者生存时间较无淋巴结转移者短,上皮型纵隔淋巴结阴性者,其 5 年生存率为 45%,故早期进行治疗十分重要。

(七)预防

石棉工人患恶性胸膜间皮瘤者,其平均生存时间从出现症状到死亡只 11.4 个月,大部分患者在 1 年内死亡。下一步应更科学地综合各种治疗措施,同时开发新的技术,以便寻出更有效的药剂及诊断方法,能及早进行治疗。

第三节 肺恶性淋巴瘤

原发性肺淋巴瘤(PPL)是指单纯发生于肺组织内的淋巴瘤,但无纵隔、肺门和肺外部位的淋巴瘤者,临床少见,本病属于低度恶性,生长缓慢,很少转移。目前将淋巴瘤分两大类:霍杰金淋巴瘤(HI)和非霍杰金淋巴瘤(NHL)。在原发性肺淋巴瘤中支气管黏膜相关型淋巴瘤最常见,占 69%～78%。PPL 非常少见,文献报道占淋巴瘤的 0.34%～0.40%,且大部分为 NHL。由于临床缺乏特征性表现,主要依靠病理学检查确诊。Cordier 等的诊断标准为:①明确的病理组织诊断。②病变局限于肺,可伴有或不伴有肺门、纵隔淋巴结受累。③确诊后 3 个月内无肺和支气管外组织或器官淋巴瘤。

一、病理组织学特点

PPL 起源于肺内淋巴组织,病理学上分为 NHL 和 HL 两大类,其中绝大部分为 NHL。前者又分为:①起源于支气管黏膜相关淋巴组织的低度恶性小 B 细胞淋巴瘤。②高度恶性大

B细胞淋巴瘤。③血管中心性淋巴瘤。④其他罕见类型,如血管内淋巴瘤(IVL)等。肿瘤细胞可沿支气管、血管外周淋巴窦道途径浸润扩散,引起支气管、血管、淋巴管周围组织结构增厚或在局部形成结节或肿块,肿瘤细胞可以浸润叶间裂、肺泡间隔,可形成间质性肺炎样改变及肺毛玻璃样改变;向肺泡腔内浸润可出现类似腺泡结节样改变,引起大小不等的结节、肿块及肺实变等表现;肿瘤细胞破坏支气管基底膜及黏膜上皮层,引起支气管变形、狭窄,形成阻塞性肺炎样改变。与结内淋巴瘤侵犯肺截然不同,肿瘤往往局限于起源器官,进展时可侵犯肺门或纵隔淋巴结,播散时可侵犯其他MALT器官。高度恶性大B细胞淋巴瘤病理学特点为肿瘤细胞多为大淋巴细胞,核含空泡,成簇染色体,含多个核仁,核分裂象常见;肿瘤常形成实性肿块,可有胸膜及淋巴管反应病变,坏死部位常见血管浸润,可见远端气道的阻塞性改变。血管中心性淋巴瘤病理学特点为血管壁内膜下和外膜有不典型大或小的淋巴细胞浸润并破坏血管壁和管腔;肿瘤表现为肺的实性结节伴有中央广泛的凝固性坏死,几乎与病变中心的血管破坏和坏死有关。血管内淋巴瘤病理学特点为病变区小动脉或小静脉、血窦的管腔内充满疏散的瘤细胞,瘤细胞可向血管壁浸润,产生呈洋葱皮样或小球状病变,很少侵犯血管外间质内,血管周围可见出血、坏死或纤维化,也可见管腔内血栓形成。

二、临床表现

患者可有咳嗽、胸痛、咯血、气促、发热或体重下降等症状,大多数病情比较隐匿,病史较长。

三、诊断

(一)影像学表现

1.常见者有4种类型

(1)支气管血管淋巴管型:以侵犯肺间质为主,影像学表现为自肺门向肺野发出的放射状网状阴影,支气管周围多发结节和支气管充气相,是其特殊征象,亦可表现为支气管血管束增粗、扭曲,小叶间隔增厚或呈毛玻璃样变。

(2)肿块(结节)型:表现为肺内、胸膜下散在的不规则的多发结节或肿块状密实阴影,多位于肺门区或肺野中外带的胸膜下,病灶可融合,亦可表现为空洞,有时有纵隔或肺门淋巴结肿大。

(3)肺炎或肺泡型:主要以侵犯肺实质为主,沿肺段或肺叶分布,呈模糊斑片影,或大片状阴影,可见支气管充气相、空洞等。

(4)粟粒型:较少见,主要为NHL病例,表现为弥漫分布的、直径<1cm的多发小点状阴影,边界粗糙,内无支气管充气相。

2.影像学特点 NHL胸部影像学表现为多种多样,较少具有特异性,可见肿块、结节或实变影,可有单侧或双侧肺门淋巴结增大、胸腔积液等表现。影像学表现与病理组织类型有关,不同的病理类型其影像表现亦不相同。由于影像学方面的征象多种多样、错综复杂,明确诊断尚须依赖病理组织学检查确定。

(1)肺原发性NHL:①低度恶性小B细胞淋巴瘤:影像学表现有多样性,最常见的为肺内有边界模糊的高密度阴影,病变范围一般较大,可孤立或多发,可分布于肺野中心或胸膜下,还可表现为双肺网状结节状高密度阴影,类似于淋巴性转移瘤或血行播散型转移癌,以肺炎样的肺实变阴影为特征的则可累及一个或多个肺叶。值得注意的是在结节、肿块及肺实变中都可见到空气支气管征,并且部分支气管可以扩张。Wislez 等通过对 MALT 淋巴瘤 CT 表现与组织病理学表现对照研究证实病灶中有扩张的支气管,他认为病灶中支气管的扩张是由于肿瘤细胞的浸润引起支气管周围组织的破坏及肺泡的塌陷所致,病灶中罕见肿瘤坏死,罕见累及胸膜,故空洞及胸腔积液发生较低,肺门及纵隔淋巴结一不肿大。②高度恶性大 B 细胞淋巴瘤:影像学多表现为单发或多发的肺内结节或肿块状阴影,结节内可见坏死、空洞,还可表现为弥漫性肺炎样改变,其内有支气管充气像,病变有时发展快,病灶迅速融合。可呈类似于炎性过程或肺血管炎的表现,胸腔积液常见,一般无肺门、纵隔淋巴结的肿大。③血管中心性淋巴瘤:影像学多表现各异,常并发肺栓塞。病变发展,肺内结节可迅速增大或缩小,甚至完全消失。肺门淋巴结肿大罕见,约有 30％患者有胸腔积液。④血管内淋巴瘤:是一种罕见的特殊类型的结外原发性 NHL。影像学表现为两肺多灶状毛玻璃样阴影,小叶间隔增厚呈网状,晚期表现为广泛的毛玻璃样阴影,类似肺静脉血栓引起的肺瘀血水肿或栓塞等。

(2)肺原发性 HL:多数影像学表现主要为双肺多发结节影,这些结节在上叶比下叶更常见,也可表现为单发结节或肿块影,弥漫性网状结节浸润和肺实变不常见,可有胸腔积液和结节空洞。由此可见,原发性肺淋巴瘤的影像学表现可以多种多样,将其归纳为 4 种形式:①结节、肿块型:最常见。多为单发病灶且边界模糊,直径 1～10cm,＞1cm 的病灶内可见支气管充气像,部分病灶内可见空洞及液气平面。②肺炎或肺泡型:表现为沿肺段或叶分布的模糊斑片,内可见支气管充气像,偶见空洞。③间质型:最少见,表现为弥散的细或粗糙网状结构或网状小结节,或呈毛玻璃样变。④粟粒型:表现为直径＜1cm 的多发小结节,边界粗糙,内无支气管充气像。

(二)支气管镜检查

纤维支气管镜检查是肺部疾患常用的检查诊断方法,但对 PPL 的诊断阳性率低。多数需通过手术病理确诊,仅极少部分通过纤维支气管镜及经皮肺穿刺活检确诊。导致纤维支气管镜检查活检诊断阳性率低的原因是 PPL 起源于支气管黏膜下组织或动静脉周围的淋巴组织,沿淋巴管浸润性生长及蔓延,累及支气管内膜较为罕见,纤维支气管镜检查常显示大体正常,或仅能见到支气管黏膜炎症、支气管狭窄。因此,一般认为纤维支气管镜检查对 PPL 的诊断价值非常有限,支气管灌洗及经皮肺穿刺活检也仅能确诊少部分病例。开胸手术能够获得 PPL 诊断需要的足够标本,是目前确诊 PPL 的主要方法。

四、鉴别诊断

1.炎性假瘤　肺炎性假瘤表现多样,CT 可表现为肿块或实变,亦可见支气管充气相,但一般不会随时间的发展而进行性增大,抗炎治疗可见病灶缩小。

2.支气管肺泡癌　可以表现为结节或肿块影,边缘可见分叶或毛刺征,部分病例肿块中可见支气管充气相,增强扫描可见明显强化。在临床上部分患者可有咳血、胸痛等症状,但肺泡癌病灶发展比较快,通过密切随访,可与原发性肺淋巴瘤鉴别。

五、治疗

(一)手术治疗

目前学界认为,手术是治疗 PPL 首选方法。Kawashina 等认为患者能耐受手术时尽量以手术为主,一方面可以尽量切净病变组织,更重要的是明确病理,为下一步放、化疗提供依据。Corrider 等报道的 70 例患者中有 45 例实行手术根除,另外 17 例是通过开胸手术病理,均通过开胸手术而获得病理依据。Ferraro 等报道的 48 例患者中也有 43 例行开胸手术。因此,外科手术具有双重的作用,既具有治疗作用,又具有诊断作用。

(二)放疗和化疗

原发性肺 NHL 中,不同类型的治疗方法略有差异:①MALT 型淋巴瘤的综合治疗方法主张在手术切除局部病灶的患者或无巨大病变的患者,初期可采取观察,当进展时可口服苯丁酸氮芥(瘤可宁)治疗。另外的治疗方法或有巨大病变的患者,给予 CVP(环磷酰胺、长春新碱、泼尼松)方案治疗。②其他低度组织学亚型包括不可治愈的伴浆开始可观察。

第四节　肺部转移瘤

肺是身体各部恶性肿瘤转移的好发部位,其发生率与原发癌的生物学特性和机体的免疫状态有关。恶性肿瘤治疗后出现肺转移瘤的时间可从几个月到 25 年。血液循环中的恶性肿瘤细胞能否穿过血管壁附着或穿入软组织形成转移灶,与机体的免疫状态有关。

一、病因

肺转移瘤是患者身体其他部位的恶性肿瘤转移而来,其途径可以是血行播散、淋巴道转移或邻近器官直接侵犯。以绒毛膜癌、乳腺癌多见,恶性软组织肿瘤、肝癌、骨肉瘤和胰腺癌次之;还有甲状腺癌、肾癌、前列腺癌和肾胚胎癌等。

肺转移瘤以血行转移最为常见,血行转移为肿瘤细胞经腔静脉回流到右心而转移到肺。瘤栓到达肺小动脉及毛细血管后,可浸润并穿过血管壁,在周围间质及肺泡内生长,形成肺转移瘤。淋巴道转移多由血行转移至肺小动脉及毛细血管床,继而穿过血管壁侵入支气管血管周围淋巴结,癌瘤在淋巴管内增殖,形成多发的小结节病灶。常发生于支气管血管周围间质、小叶间隔及胸膜下间质,并通过淋巴管在肺内播散。肿瘤向肺内直接转移的原发病变为胸膜、胸壁及纵隔的恶性肿瘤。肺部转移性肿瘤较小时,很少出现症状,特别是血行性转移,咳嗽和痰中带血并不多见。大量的肺转移可出现气促,尤其是淋巴性转移。通常起病潜隐而进展较快,在数周内迅速加重。胸膜转移时,有胸闷或胸痛。肺部转移性肿瘤变化快,短期内可见肿瘤增大、增多,有的在原发肿瘤切除后或放疗、化疗后。有时可缩小或消失。

二、临床表现

症状轻重与原发肿瘤的组织类型、转移途径、受累范围有密切关系。多数病例有原发癌的症状。早期肺转移多无明显的呼吸道症状。肺部病变广泛,则可出现干咳、痰血和呼吸困难。如并发癌性淋巴管炎、大量胸腔积液、肺不张或上腔静脉受压时,则呼吸困难更为明显。继发感染可有发热。肺性肥大性骨关节病和杵状指比原发性肺癌少见。转移性肺肿瘤的 X 线表现,最常见的是在中下肺野孤立性或多发性结节样病灶,直径 1～2cm,边缘较光滑。随着病灶增大和增多,可相互融合成巨块。绒毛膜癌常呈棉花团的球形灶。来自消化道的转移性肺癌可呈弥漫性粟粒样或网状阴影。转移性鳞癌,偶可形成不典型的癌性空洞。少数生长较慢的转移性乳腺癌,可形成弥漫性肺纤维化。女性转移性癌所致胸腔积液,多来自晚期乳腺癌。

一般无明显症状,大多在患者胸部 X 线检查时被发现。少数患者有咳嗽、痰中带血等症状。肺转移瘤早期呼吸道症状较轻或无。常在胸部常规 X 线检查时,或在根治性手术或放疗后 6 个月到 3 年间复发时被发现。就是说症状随转移部位的不同而不同,如果转移发生在肺间质,为孤立性结节时,常无临床症状;如果转移灶位于支气管内膜,患者可出现呼吸道症状。临床出现胸痛,常见于同时有肋骨转移者;少数病例的支气管黏膜受侵犯可出现小量咯血,但绒膜癌肺转移时可发生大咯血。当转移瘤侵犯胸膜、主支气管或邻近结构时,可出现与原发性支气管肺癌相同的症状,如咳嗽、痰中带血丝、胸痛、胸闷、气急等。症状出现较早时,提示转移灶累及支气管。如果同时伴有纵隔转移,患者可表现为音哑、上腔静脉综合征、膈麻痹及食道或气管压迫症状,偶有肿瘤引起急性肺栓塞,表现为进行性呼吸困难。

三、诊断

(一)X 线检查

1.边缘形状　转移瘤的边缘可以是不规则的,如绒毛膜上皮癌肺转移,化疗前边缘锐利,化疗后可因周围出血而不规则。绒毛膜上皮癌肺转移的形状不定,边界不清,与结核难以区别,若结合病史、尿 HCG,并根据动态观察,判断并不困难。肺纹理粗厚伴串珠状或粟粒状改变常为绒毛膜上皮癌的早期转移征象。

2.动态表现　在原病灶切除并进行有效的抗癌治疗 2～3 周后,肺转移瘤很快缩小和消失,这种消退现象多见于睾丸胚胎细胞癌,罕见于其他恶性肿瘤。

3.空洞征象　形成空洞的原因各家说法不一。空洞型肺转移的原发癌多为鳞癌,空洞的形成主要与肿瘤本身的性质有关。任何多层上皮(包括鳞状上皮、移行上皮)接触到空气后,表层细胞角化脱落后可以产生空洞。

4.钙化征象　肺部转移中有钙化者多见于骨肉瘤或软骨类肿瘤,可来自骨巨细胞瘤、结肠癌、甲状腺癌等。

5.单发肺转移灶　原发灶多在结肠(占 30%～40%),骨肿瘤、肾癌、喉癌、绒毛膜上皮癌、黑色素瘤等亦好发生单发性转移。

6.索条串珠状阴影　多为淋巴转移。

7.不规则片絮状阴影　多为乳腺癌的转移特点,呈两肺分布,集中在中上野,中心密度不均,边缘模糊。

8.胸腔积液　40 岁以上患者发生胸腔积液应考虑有恶性肿瘤的可能,注意局部肿瘤的蔓延或远处肿瘤的转移。

（二）CT 检查

CT 是发现小的肺转移灶或评价纵隔转移的最有效的方法。CT 可发现更多的病灶。结节多分布于下叶的外 1/3，距胸膜表面 3cm 以内。更易显示空洞、钙化。高分辨力 CT 薄层扫描显示肺间质呈网状改变，伴细小结节，小叶间隔不规则增厚。

（三）MRI 检查

一般不用 MRI 检查肺转移瘤，但 MRI 有助于认识原发灶。

四、鉴别诊断

目前，临床上早期诊断肺转移瘤主要靠 X 线检查。通过仔细的询问患者病史，尤其是既往恶性肿瘤病史，一般诊断和鉴别诊断并不困难，但也有起始发病即以肺部转移瘤为表现者，这部分患者需仔细问诊和行各项检查才能确诊。

对于肺转移瘤的鉴别诊断，可以分为两种情况来进行：

1. 表现特殊的肺转移瘤应与下列疾病相鉴别

（1）结核球：常单发、空洞，多呈厚壁裂隙样，可见局限弧形、环形或弥漫性斑点状钙化。与肺门间常有索条状阴影相连，附近肺野有卫星灶。

（2）金黄色葡萄菌肺炎：特点是起病急，临床症状重，高热，为首要表现可出现肺气囊、气液平面等。随访观察病情变化快。

（3）囊状支气管扩张：特点是常咯血，病灶沿支气管分布，呈葡萄串样，表现较典型。

（4）肺霉菌病：无特征表现，与转移瘤鉴别较难，需结合临床病史或痰检确诊。当病变出现典型空气新月征时，病变已处于中晚期或吸收期。

2. 临床经常遇到非典型肺转移，就需与其他肺部非恶性疾病相鉴别。

其放射学表现包括：空洞、钙化、瘤周出血、气胸、含气间隙病变、肿瘤栓塞、支气管内膜转移、单发转移、瘤内血管扩张、灭活性转移瘤（Sterilized metastases）、良性肿瘤肺转移。

（1）空洞：空洞较少见，仅占 4%，较原发肺癌发生率（9%）低，其中 70% 为鳞癌转移。但最近有研究表明，在 CT 上腺癌和鳞癌发生空洞性转移的几率无显著性差异。此外，转移性肉瘤也可发生空洞，同时合并气胸。化疗也可导致空洞形成。空洞的发生机制常难确定，一般认为是肿瘤坏死或向支气管内侵犯形成活瓣所致。空洞以不规则厚壁多见，肉瘤或腺癌的肺转移可为薄壁空洞。肉瘤转移可伴有空洞，但常合并有气胸。

（2）钙化：肺结节发生钙化常提示为良性，最常见于肉芽肿性病变，其次是错构瘤。但有些恶性肿瘤的肺内转移性结节也可发生钙化或骨化，可见于骨肉瘤、软骨肉瘤、滑膜肉瘤、骨巨细胞瘤、结肠癌、卵巢癌、乳腺癌、甲状腺癌的肺转移和经治疗的转移性绒癌。钙化机制包括：①骨形成（骨肉瘤或软骨肉瘤）。②营养不良性钙化（甲状腺乳头状癌、骨巨细胞瘤、滑膜肉瘤或经过治疗的转移性肿瘤）。③黏液性钙化（胃肠道和乳腺黏液腺癌）。CT 是发现钙化的准确方法，但不能区分转移性结节与肉芽肿性病变或错构瘤内的钙化。

（3）瘤周出血：比较典型的 CT 表现是结节周围出现磨玻璃样密度或边缘模糊的晕（晕轮征）。但晕征不具特异性，还可见于其他疾病，如侵袭性曲霉菌病、念珠菌病、Wegener 肉芽肿、伴咯血的结核瘤、细支气管肺泡癌和淋巴瘤等。胸片上表现为边缘不规则的多发结节。

血管肉瘤和绒癌的肺转移最易发生出血,可能因为新生血管壁脆弱而易破裂。

(4)自发性气胸:少见,文献报道骨肉瘤的肺转移最易并发气胸,见于5%～7%的病例。其他肉瘤或易发生坏死的恶性肿瘤发生气胸也有报道。发生机制可能是胸膜下转移瘤发生坏死形成支气管胸膜瘘所致。骨肉瘤患者发生气胸时应高度警惕肺转移。

(5)含气间隙病变:腺癌的肺内转移可以类似细支气管肺泡癌,沿完整的肺泡壁向肺内蔓延。放射学表现类似肺炎,可表现为含气间隙结节、伴含气支气管征的实变、局灶或弥漫的磨玻璃密度、伴晕征的肺结节。可见于胃肠道腺癌、乳腺癌和卵巢腺癌的肺转移。由于这种类型的转移瘤在组织学上与细支气管肺泡癌表现相似,因此在诊断细支气管肺泡癌之前,应先除外肺外腺癌的存在。

(6)肿瘤栓塞:实性恶性肿瘤患者尸检中有2.4%～26.0%可在镜下见到瘤栓。瘤栓常较小,常位于小或中等肺动脉分支内。恶性肿瘤患者如出现急性或亚急性呼吸困难和低氧血症,而胸片正常,则常提示有肿瘤栓塞的可能。此时行放射性核素灌注扫描常常显示出多发、小的周围性亚段灌注缺损。典型的肺动脉造影表现为肺动脉充盈延迟及三、四级肺动脉分支突然截断和扭曲,偶可见亚段肺动脉内充盈缺损。瘤栓的CT表现为周围亚段肺动脉分支多处局限性扩张、串珠样改变,并可见肺梗死所致的以胸膜为基底的楔形实变影。CT和肺动脉造影能发现主、叶或段肺动脉内的较大瘤栓。原发瘤常见于肝癌、乳腺癌、肾癌、胃癌、前列腺癌及绒癌。

(7)支气管内膜转移:发生率低,肉眼可见的大气道内转移仅见于2%的病例。原发瘤常为肾癌、乳腺癌和结肠直肠癌。多表现为肺叶或一侧性肺不张,CT上可能见到圆形支气管内膜转移灶,但难与原发支气管癌相鉴别。支气管内膜转移的途径有:①通过吸入肿瘤细胞、淋巴或血行直接播散转移至支气管壁。②淋巴结或肺实质内的肿瘤细胞沿支气管树生长,并突破支气管壁形成腔内病变。

(8)单发转移:无恶性肿瘤史的患者单发肺转移的发生率低(0.4%～9.0%)。有胸外恶性肿瘤史的患者发生单发肺结节时25%～46%为转移瘤。其中有头颈部、膀胱、乳腺、宫颈、胆管、食管、卵巢、前列腺及胃癌瘤史的患者发生原发肺癌的几率远多于单发转移性病变;而黑色素瘤、肉瘤和睾丸癌发生单发肺转移较原发癌多见。

(9)瘤内血管扩张:增强CT上转移性肺结节内有时可见到扩张、扭曲的管状强化结构,为肿瘤血管,常见于肉瘤如蜂窝状软部肉瘤或平滑肌肉瘤。

(10)灭活性转移瘤:有些转移性肺结节经充分化疗后大小不变或轻微变小,手术切除后发现为坏死性结节伴或不伴纤维化,没有存活的肿瘤细胞,称为灭活性转移瘤,常见于绒癌、睾丸癌转移化疗后。这类结节在放射学上难以与残存的有生命力的肿瘤相鉴别。生物学标志物如人绒毛膜促性腺激素(β－HCG)、甲胎蛋白(AFP)的检测有助于确定其活性。PET检查结节的生物学活性也有助于鉴别诊断,必要时可行穿刺活检。

(11)良性肿瘤肺转移:肺外良性肿瘤发生肺内转移罕见,在组织学上仍为良性。常来源于子宫平滑肌瘤、葡萄胎、骨巨细胞瘤、成软骨细胞瘤、唾液腺多形性腺瘤和脑膜瘤,在放射学上难与恶性肿瘤肺转移相区分。与恶性肿瘤相比,良性肿瘤的转移性肺结节常常生长缓慢。

五、治疗

1.手术适应证　多发性肺转移瘤切除术目前已成为标准的治疗手段。理论上,如果没有其他部位的肿瘤转移,肺转移瘤切除术可以达到根治的效果。许多肿瘤对于化学治疗(化疗)和放射治疗(放疗)均不敏感,如软组织肉瘤肺转移,手术是最重要的治疗手段。从经济学的角度,手术的成本、效果比值也更高。在满足手术条件的患者中,预计超过三分之一的患者能获得长期生存(＞5年)。孤立性肺转移结节并不一定是全身性或不可治愈的原发性恶性肿瘤的临终阶段。肺转移瘤切除术患者需要满足的手术条件包括控制原发肿瘤、能完整切除所有转移、没有胸外转移以及心肺功能足以耐受手术。对于肺转移瘤患者,控制原发癌,排除胸外转移,完全切除所有可触及的转移瘤意味着延长生存期。肺转移瘤切除术也可用于再分期,提示预后,指导进一步治疗。也有化疗后再行肺转移瘤切除术。

两侧肺出现广泛转移的病例没有外科治疗的适应证。对少数病例肺部仅有单个转移结节,或虽有几个转移灶但均属限于一个肺叶或一侧肺内,如原发肿瘤经治疗后已得到控制,无局部复发,身体其他部位经各种检查又未发现另有转移病灶,全身情况可以承受肺切除术者,应考虑手术治疗。但肺切除术的范围应尽量保守,一般仅作楔形或肺段、肺叶切除术。术后按肿瘤的病理诊断适当给予抗肿瘤药物治疗。有的病例转移病变切除后,经过数月或数年肺部又出现新的孤立性转移病灶,只要其他器官组织仍无转移则尚可再次作肺切除术。

2.手术方法　肺转移瘤切除的手术以剔除术为主,病灶切除时使肺膨胀,尽可能保留肺组织,保证足够的边缘。应避免肺叶或全肺切除术。

(1)胸骨正中切开术:胸骨正中切口常被用于肺转移瘤切除术。优点是通过一个切口行双侧胸腔探查,疼痛轻;缺点:靠近肺门后中份病灶,左肺下叶暴露差。胸骨正中切口可以一期完成双侧胸腔的探查和切除术。胸骨放疗后伤口愈合差,是胸骨正中切开术的绝对禁忌证。相对禁忌证包括过度肥胖和胸壁受侵。应使用气管内双腔插管,分别让肺萎陷,用手触摸发现并切除转移瘤。楔形切除转移瘤时,可以使肺复张,以最大限度地保留功能肺组织。可以实施左肺下叶切除术,但心脏的遮挡增加了操作难度。通过悬吊心包,旋转手术床,改进左肺下叶的暴露。也可以在萎陷肺下填棉垫,抬高左肺下叶,或使用乳内动脉撑开器。常见并发症包括呼吸功能不全、纤维支气管镜吸痰、再次手术、出血、脓胸、伤口感染、膈神经麻痹、喉返神经麻病。

(2)胸廓切开术:优点:入路熟悉,暴露好;缺点:只能暴露一侧胸腔,常需要切断肌肉,疼痛明显。很少同期实施双侧开胸术;相反,双侧胸腔探查多须分期手术。另外,近年来横断胸骨双侧胸廓切开术,单侧胸廓切开术伴部分或完全胸骨正中切开用于肺转移瘤切除。在此切口下可以行双侧胸腔探查,改进下叶暴露,便于探查纵隔病变及胸腔的情况。该切口牺牲了乳内动脉,可能增加痛苦。常见并发症包括出血、纤维支气管镜吸痰、再次手术、支气管胸膜瘘、膈神经麻痹、伤口感染。

(3)胸腔镜手术(VATS):目前 VATS 仍然是诊断、分期和治疗孤立性肺结节,包括肺转移瘤的常用术式。由于肺转移瘤位于外周或胸膜下,适用于 VATS。VATS 的优点是胸膜表面显示清楚、疼痛轻、不适感少,住院时间短和恢复快。并发症很少,包括肺不张、肺炎、肺漏气持续 1 周以上和未能完全切除病灶,如切缘有癌或转移瘤取出时的胸膜种植。不足之处:不能看见肺实质内的转移瘤,不能双手触摸肺,无法发现从肺表面不能看见的或 CT 未能查出的病变,增加操作距离,可能增加患者住院费用。VATS 作为诊断或(和)治疗手段已用来辅助胸骨正中切开术。由于能改进心脏后左肺下叶的暴露,因此 VATS 最适用于诊断转移瘤,改进胸骨正中切开术的暴露,或明确转移范围。

六、预后

长期生存的肺转移瘤切除术后患者通常肺结节数量少,肿瘤倍增时间长及有较长的无瘤生存期。不同恶性肿瘤的肺转移瘤表现各异,患者生存时间也不相同。1991 年,评价肺转移瘤切除术长期效果的国际性肺转移瘤注册机构成立,并首次报道了 5206 例患者的临床资料。完全切除术后 5,10 和 15 年生存率分别是 36%,26% 和 22%,预后最好的是转移性生殖细胞肿瘤,而转移性黑色素瘤预后最差。最重要的预后指标,往往是反映开胸术后能否长期生存的唯一指标,即肺转移瘤完全切除。如果所有转移病灶能够切除,避免并发症发生,尽量保留肺组织,那么就能获得长期缓解和生存。所有实体肿瘤开胸手术不能完全切除,意味着患者术后生存期缩短。年龄和性别不是影响预后的因素。而原发肿瘤的分期提示肿瘤的恶性程度,在原发肿瘤均被完全切除的情况下,分期晚与分期早者的生存期可能不同。无瘤生存期短表明肿瘤恶性程度高、预后差。其他可能的预后因素,有转移瘤个数、转移瘤直径、转移瘤的部位(单肺或双肺)、倍增时间、肺门纵隔淋巴结转移、原发肿瘤分期等,但学界仍有争议。

七、预防

1. 在饮食上多吃蔬菜,水果等。
2. 适当的加强身体上的运动,养成良好的运动习惯。
3. 拒绝不良的个人嗜好。
4. 以积极治疗原发肿瘤为主。

第五节　肺癌

原发性支气管肺癌或称支气管癌,简称肺癌,起源于支气管黏膜或腺体,是最常见的肺部原发性恶性肿瘤。据 2005 年新英格兰杂志报道,癌症已成为中国男性第一位(374.1/10 万)、女性第三位(214.1/10 万)死亡原因。我国最新的《2013 年肿瘤登记年报》显示:肺癌已经成为我国发病率第一位,并且死亡率第一位的恶性肿瘤。流行病学研究表明:发病年龄将趋于年轻化;腺癌发病率在女性持续增多,其中肺泡细胞癌在老年女性中增多,男性鳞癌病例减少,小细胞肺癌病例增加;混合型即多种病理类型癌细胞组成的肺癌病例增加等特点。肺癌发病率大幅度上升,但所发现病例多为中、晚期,这是由于肺癌早期多无症状,患者多不能及时前来就诊而延误治疗。病理学上可分为:肺鳞状细胞癌、肺腺癌、小细胞癌、大细胞癌、腺鳞癌、类癌、肺唾液腺型癌、癌肉瘤。根据肺癌的发生部位可分为:中央型、周围型、弥漫浸润型、胸膜型。从临床的角度看,国内外都倾向于把这些生物学行为不同的肿瘤分为两大类:小细

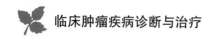

胞肺癌(SCLC)和非小细胞肺癌(NSCLC)。

一、病理和分类

肺癌起源于支气管黏膜上皮,支气管、肺叶支气管的肺癌称为中肺的周围部位者称为周围型肺癌。少数癌肿起源于支气管腺体或肺泡上皮。

(一)按照解剖结构分类

1.中央型　发生在段支气管以上,鳞状上皮细胞癌或小细胞未分化癌,占75%。

2.周边型　发生在段支气管以下,腺癌多见,占25%。

3.弥漫型　肿瘤发生在细支气管或肺泡,弥漫分布于两肺。

(二)按照组织学分类

目前尚无一致的意见,1998年7月,国际肺癌研究协会(IASLC)与世界卫生组织按细胞类型将肺癌分为9种,分别为鳞状细胞癌、小细胞癌、腺癌、大细胞癌、腺鳞癌、多型性肉瘤样或含肉瘤成分癌、类癌、唾液腺型癌、未分类癌。

1.鳞癌　具有角化和(或)细胞间桥的恶性上皮性肿瘤。按组织学分化程度分为三级。

(1)高分化:分层明显,细胞清晰,角化和间桥,角珠形成,细胞核排列整齐。

(2)中分化:角化和(或)间桥,大部分未分化或难辨认的鳞癌特征。

(3)低分化:细胞分化不良,大小不等,核质比例大于75%,核膜凹陷,细胞核排列不整齐。

鳞癌中央型多,从内镜中常可见到,易取活检,肿瘤由大块坏死和空洞形成,有时可出现明显的间质淋巴细胞浸润。细胞质内含有桥粒和张力原纤维为其诊断依据。

2.腺癌　分为四个亚型。

(1)腺泡状腺癌:腺结构为主,即腺泡、腺管状或伴有乳头和实体区域。

(2)乳头状腺癌:乳头结构为主的腺癌。

(3)细支气管-肺泡细胞癌(BAC):沿原有肺泡壁生长的腺癌。

(4)实体癌伴黏液形成:分化差的腺癌,无腺泡和乳头状结构。癌细胞内含有黏液空泡,核大、核仁明显、胞质丰富、排列紧密。

目前对于肺腺癌的研究进展迅速。2011年由国际肺癌研究协会(IASLC),美国胸外科学会(ATS)以及欧洲呼吸学会(ERS)共同提出来新的肺腺癌分类标准。其首次提出了分别适用于手术切除标本、小活检及细胞学的分类方法。

在新分类方法中,建议不再使用BAC和混合型腺癌的名称,而代之以AIS和MIA的命名。AIS被定义为局限性,肿瘤细胞沿肺泡壁呈鳞屑样生长,无间质、血管或胸膜浸润的小腺癌(≤3cm)。MIA则被定义为孤立性、以鳞屑样生长方式为主且浸润灶≤0.5cm的小腺癌(≤3cm)。AIS和MIA通常表现为非黏液型或极罕见黏液型亚型,这两类患者若接受根治性手术,则其疾病特异性生存率分别为100%或接近100%。

浸润性腺癌分为附壁型,腺泡型,乳头型,微乳头型和实体型形态为主的五大类。推荐新增"微乳头状生长方式"亚型,因其与预后差相关。将原WHO分类中透明细胞腺癌、印戒细胞腺癌归入实性为主亚型。

浸润性腺癌的变异型包括浸润性黏液型腺癌(之前的黏液型BAC)、胶样型腺癌、胎儿型腺癌、肠型腺癌,原 WHO 分类中黏液性囊腺癌被取消。

在新的分类标准中,对浸润性腺癌提倡进行全面、详细的组织学诊断模式,而不再笼统地将其归为混合亚型。诊断模式举例:肺腺癌,以实性生长方式为主,10％呈腺泡样生长方式,5％呈乳头状生长方式;在之前 WHO 分类中,仅当肿瘤成分(某一特殊生长方式)所占比例达到 10％时才被视为一种构成成分,而新分类推荐,只要达到 5％就应该在诊断中进行描述。

目前新的肺腺癌分类标准已经在一定的医院进行推广。但是,很多基层医院仍然使用旧的分类方法。

3.大细胞癌 细胞核大、核仁明显、胞质丰富、细胞界限清楚,但无鳞癌、腺癌和小细胞癌的特征。细胞排列紧密而均一。大细胞癌分为两型。

(1)巨细胞癌:具有明显的高度异形的巨核和多核细胞成分,肿瘤细胞可畸形。

(2)透明细胞癌:癌细胞胞质透明或泡沫状,没有黏液。

4.小细胞癌

(1)雀麦细胞癌:由均匀一致的小细胞组成,一般较淋巴细胞大,核致密呈圆形,染色质弥散分布,核仁不显,胞质极少,肿瘤细胞倾向分布或疏松相连。胞质含有致密轴心颗粒为其特点或见发育差的桥粒。

(2)中间细胞癌:由小细胞组成,胞质较丰富,形态不规则,可呈多角形或梭形,细胞特征与雀麦细胞癌相似。

(3)复合雀麦细胞:有明显雀麦细胞癌成分及鳞癌和(或)腺癌成分的恶性肿瘤。

5.腺鳞癌 具有腺癌和鳞癌两种成分的癌。在同一癌组织中可见两种特征的癌细胞。

6.类癌 来源于 Kultschitaky 型细胞的内分泌系统肿瘤。中央型,细胞多角形,核仁明显,核分裂象少见,核大小规则,嗜银染色大多阳性。肿瘤可多发,属低度恶性,瘤体小,通常不伴类癌综合征,较少肺外转移。

7.支气管腺体癌 具有支气管腺体的典型唾液型,其中80％以上为中央型。

(1)腺样囊性癌:具有特征性的筛状形态的恶性上皮性肿瘤,肿瘤细胞形成小管,条索状或较大团块样,有散在囊腔形成。团块周围和瘤细胞间的空隙发现是碱性的黏液样物质。好发于气管和大支气管,常见局部浸润,较容易发生转移和黏膜下扩散。

(2)黏液表皮样癌:低度恶性的上皮肿瘤,存在扁平细胞、黏液分泌细胞和中间型细胞。癌细胞分化程度高,侵袭力低。

(三)扩散和转移

决定于癌细胞的组织学类型和分化程度以及患者的免疫功能状态。一般有下列数种途径。

1.直接蔓延扩散 癌肿可向支气管外生长,侵入邻近肺组织,并穿越肺叶间裂侵入相邻的其他肺叶。中心型肺癌蔓延扩展入肺门、纵隔后即可压迫或侵犯淋巴、血管、神经以及位于纵隔的多种器官和组织。靠近肺边缘部位的周围型肺癌则常侵及胸膜,引起胸膜转移及胸膜腔播散。癌肿的不断生长扩大,可侵及胸壁、胸内其他组织和器官。

2.淋巴转移 淋巴转移是支气管肺癌常见的主要扩散途径。癌细胞经支气管和肺血管周围的淋巴管道先侵入邻近的肺段或肺叶支气管周围淋巴结,然后根据肺癌所在部位到达肺门或气管隆凸下淋巴结、或侵入纵隔或气管旁淋巴结,最后累及锁骨上前斜角肌和颈部淋巴结。纵隔、气管旁和颈部淋巴结转移,一般发生在肺癌的同侧,左侧肺癌淋巴转移可发生在右肺,即所谓交叉转移。肺癌侵入胸壁和膈面胸膜后,可经淋巴转移到腋下、颈部和上腹部主动脉旁淋巴结。

3.血行转移　肺癌发生血行转移是肺癌的晚期表现。小细胞癌较早发生血行转移。腺癌经血行转移较为多见。晚期鳞状细胞癌经血行转移亦不少见。通常癌细胞侵入肺静脉系统,然后经左心随体循环血流而转移到全身各处器官和组织,最常见的转移部位有肝、骨骼、脑、肾上腺等。

二、临床表现

原发性肺癌以支气管黏膜及黏膜下腺体的上皮细胞为发生基地,大部分肺癌患者的临床症状随着原发病灶的发展过程及肿瘤的所在部位、肿瘤大小、对支气管的影响、邻近气管是否侵犯或压迫、远处脏器是否有转移、是否有异位内分泌特性等因素的不同而出现不同的临床表现。

从肺癌的发生部位来讲,中心型肺癌占 $60\%\sim70\%$,其中 90% 早期即可出现症状;周围型肺癌约占 30%,X 线可以较早发现,但其中 90% 早期均无症状。其常见的症状如下:

1.咳嗽　50% 的肺癌患者在诊断时有咳嗽的症状,主要是由于肿瘤或它的分泌物刺激支气管黏膜引起,通常为肺癌的首发症状,中心型肺癌更为突出。肿瘤在支气管黏膜上生长,特别在管径较大、敏感性较强的段、叶支气管时,达到一定程度后即出现咳嗽。肿瘤在支气管管壁浸润性生长时可出现阵发性刺激性咳嗽,亦称为干咳,无痰或有少量白色泡沫样黏痰。若肿瘤位于主支气管或隆突附近时,则呛咳更为剧烈,且不易用药物控制。若肿瘤位于细小支气管黏膜上,常无咳嗽或咳嗽不明显。所以,周围型肺癌以咳嗽为首发症状者较中心型肺癌少。肺癌患者常有吸烟或慢性支气管炎病史,但在患肺癌后,有时患者可分辨出这次咳嗽与以前咳嗽性质有所改变。发生混合感染后,痰液可呈脓性,痰量也可增加,但支气管腔完全阻塞时咳嗽咳痰又可减轻,甚至消失。

2.咯血和血痰　咯血常为肺癌的首发症状之一,其发生率虽较咳嗽低,但诊断意义重于咳嗽。患者中以咯血为首发症状者占 $25\%\sim30\%$,其特征为间断性反复少量血痰,往往血多于痰,有时仅为少量血丝,大咯血者少见。持续时间不一,一般较短,仅数日,但也有达数月者,常常为间断性。在中央型肺癌的发病过程中,由于肿瘤生长在支气管黏膜上,其表面血管丰富,当剧咳后血管溃破,所以咯血在中央型肺癌发病早期出现。类癌或腺样囊性癌的血管丰富,咯血更为常见,有时咯血量较大。周围型肺癌在瘤体较小时少见咯血,当瘤体增大到一定程度后,肿瘤中心缺血发生坏死而伴出血。如咯血持续数月以上,则诊断意义更大。这种血痰常来自肿瘤区,混有大量癌细胞,痰液细胞学检出率很高。咳嗽常常被患者忽视,而咯血常常是促使患者就诊的原因。对可疑病例,即使胸片阴性,仍应仔细检查,绝不可轻易排除肺癌。

3.胸闷、气急　临床上以此为首发症状的肺癌患者约有 10%,这是因肿瘤压迫而引起。

4.发热　在肺癌患者中以发热为首发症状的约占 21.2%。原因有两种:一种是肺叶、肺段的阻塞性炎症或不张而出现体温升高。中央型肺癌常因较大的支气管被肿瘤阻塞或狭窄致使远侧的支气管分泌物潴留而引起感染发热;再者肺鳞癌易于坏死形成空洞,继发感染也是构成发热的原因。另一种是肺癌晚期出现肿瘤热,这些患者发热的原因很难用上述理由解释,即使消炎治疗,发热不退。

临床上经常见到肺癌患者以发热或所谓的感染而起病,经 X 线检查后以"肺内感染"的诊断进行治疗,并可获得暂时的效果,但复查 X 线检查后,肺内阴影不会消失。此外若遇患者在同一部位反复发生肺炎时,应高度怀疑支气管肺癌的可能。因此,凡临床症状好转而 X 线所见却无好转,或 X 线变化不大而临床症状恶化者必须进行细胞学、病理组织学检查以免误诊。

5.胸痛　肺癌患者以胸痛、背痛、肩痛、上肢痛、肋间神经痛等为首发症状者占 30%～45%。因而切不可轻易按"肩关节周围炎"、"颈椎病"、"神经性胸痛"等进行治疗,一定要警惕是否有肺内病变。

6.气急　肿瘤在叶支气管或主支气管口时,大支气管突然被阻,病虽未属晚期但出现胸闷、气急等症状。一般以气急为首发症状者占 6.6%。弥漫性细支气管－肺泡癌和支气管播散性腺癌也常出现气急,以前者为甚。因为肺泡上皮已变为癌细胞,通气/血流比例严重失调和弥散功能障碍所致。

7.声音嘶哑　肺癌引起的声音嘶哑多是由于纵隔淋巴结转移或癌直接侵犯喉返神经所致患侧声带麻痹的结果,特别常见于左侧肺癌,因主动脉窗淋巴结转移最容易引起左喉返神经的侵犯。

8.其他　肿瘤压迫周围组织可引起吞咽困难、喘鸣、上腔静脉阻塞综合征、Horner 综合征。晚期肺癌患者可出现:消瘦、胸腔积液、心包积液等。

9.肺外转移引起的临床表现　如脑转移所致头痛、呕吐;骨转移所致局部疼痛;肝转移所致右上腹痛、肝肿大、腹块及腹水;淋巴结转移引起相应症状。这时通过 X 线胸片常可发现原发病灶。但也有原发灶不明显,而以转移性病变作为主诉来就诊的。

10.副癌综合征　特指除肿瘤本身压迫、浸润和转移所引起的症状以外的其他全身性表现,又叫伴癌综合征。这类全身表现可出现在癌肿本身所引起的症状之前,而且随着原发灶的演变而变化。例如肥大性肺性骨关节病、Cushing 综合征、抗利尿激素分泌失调综合征、神经肌肉综合征、高钙血症等。

三、临床分期

为了正确观察疗效和比较治疗结果,国际上已制定了统一的肺癌分期。现将国际抗癌联盟(UICC)所定的分期法(2002 年),如表 2－1、表 2－2 所示。

表 2－1　肺癌的 TNM 分期标准

原发肿瘤(T)	说明
T_x	在支气管分泌物中找到肿瘤细胞,但 X 线和纤支镜检查未证实有肿瘤病灶。
T_0	无原发肿瘤的证据
T_{is}	原位癌

（续表）

T_1	肿瘤最大径≤3cm,被肺或脏层胸膜包绕,未侵及叶支气管近端。
	T_{1a}:肿瘤最大径≤2cm
	T_{1b}:肿瘤最大径>2cm 但≤3cm
T_2	肿瘤最大径>3cm 但≤7cm,或具有以下任一特征:侵犯主支气管,距离隆突≥2cm,侵犯脏层胸膜,肺不张或阻塞性肺炎波及至肺门区域,但未累及一侧全肺
	T_{2a}:肿瘤最大径>3cm 但≤5cm
	T_{2b}:肿瘤最大径>5cm 但≤7cm
T_3	肿瘤最大径>7cm 或直接侵及胸壁(含肺上沟瘤)、膈肌、膈神经、纵隔胸膜、壁层心包或肿瘤位于主支气管内距隆突<2cm,但未侵及隆突或相关肺不张或阻塞性肺炎波及至一侧全肺或分开的肿瘤病灶位于同一肺叶
T_4	任何大小的肿瘤侵犯下列结构:纵隔、心脏、大血管、气管、喉返神经、食管、椎体、隆突或分开的肿瘤病灶位于原发肿瘤同侧的不同肺叶
区域淋巴结(N)	
N_x	区域淋巴结不能评价
N_0	无区域淋巴结转移
N_1	同侧支气管周围和/或肺门及肺内淋巴结转移,包括直接侵犯
N_2	同侧纵隔和/或隆突下淋巴结转移
N_3	对侧纵隔、对侧肺门、同侧或对侧斜角肌或锁骨上淋巴结转移
远处转移(M)	
M_x	远处转移不能评价
M_0	无远处转移
M_1	远处转移
	M_{1a}:分开的肿瘤病灶位于对侧肺叶内伴有胸膜结节或出现恶性胸膜或心包积液
	M_{1b}:有远处转移(肺/胸膜外)

表 2—2　肺癌的 TNM 分期

	N_0	N_1	N_2	N_3	M_{1a}	M_{1b}
T_{1a}	ⅠA	ⅡA	ⅢA	ⅢB	Ⅳ	Ⅳ
T_{1b}	ⅠA	ⅡA	ⅢA	ⅢB	Ⅳ	Ⅳ
T_{2a}	ⅠB	ⅡA	ⅢA	ⅢB	Ⅳ	Ⅳ
T_{2b}	ⅡA	ⅡB	ⅢA	ⅢB	Ⅳ	Ⅳ
T_3	ⅡB	ⅢA	ⅢA	ⅢB	Ⅳ	Ⅳ
T_4	ⅢA	ⅢA	ⅢB	ⅢB	Ⅳ	Ⅳ

四、诊断

肺癌的治疗效果与肺癌的早期诊断密切相关。因此,应该大力提倡患者早期诊断,及早治疗以提高生存率甚至治愈率。这需要临床医师具有高度警惕性,详细采取病史,对肺癌的症状、体征、影像学检查有一定经验,及时进行细胞学及纤支镜等检查,可使80%~90%的肺癌患者得到确诊。

(一)胸部 X 线检查

本检查是发现肺癌的最基本的方法。通过透视、正侧位胸片,发现块影或可疑病灶,配合体层摄片,便可明确病灶部位。

1.中央型肺癌　中央型肺癌 X 线表现分为瘤体征象和支气管阻塞征象。

(1)瘤体征象:包括肿块病变和支气管改变。

①肿块病变:肿瘤在管壁蔓延并向管外生长,使管壁增厚且形成围绕支气管的肿块。管壁肿块多为长圆形,长径常大于横径,与支气管走形方向一致。体层片上可以显示病变支气管狭窄和其周围的管壁肿块,并可显示管腔内肿瘤在胸片上一般不能明确显示的软组织肿物阴影。

②支气管改变:支气管体层片上可表现为支气管壁增厚,支气管管腔狭窄为鼠尾状,以致完全阻塞或支气管管腔呈局限性环形狭窄,也可见支气管管腔呈突然截断,断面平直或呈杯口状,或可显示支气管管腔闭塞,逐渐变细,呈漏斗状,中心常偏向一侧。

(2)支气管阻塞征象:包括局限性肺气肿、阻塞性肺炎和肺不张。

①局限性气肿:这是中心性肺癌的早期征象,癌肿沿支气管壁及黏膜向管腔生长,导致支气管黏膜增粗、隆起,相应管腔通气受阻并形成活瓣,远侧肺段甚至肺叶产生阻塞性肺气肿。肺气肿的范围取决于梗阻的部位,肺叶以上的肺气肿较易发现,表现为受累范围内肺体积增大,肺野透亮度增加,肺纹理稀少。

②阻塞性肺炎:中心性肺癌60%~80%发生于段支气管内,部分也涉及支气管。癌肿向支气管腔内生长,产生管腔狭窄,相应叶、段、亚段支气管引流不畅,产生远侧肺部炎症。可表现为肺段或肺叶浸润性病变,实际为支气管不完全梗阻所致的阻塞性肺泡炎,是中央型肺癌首发和主要的影像征象之一。胸片显示为段或叶分布的淡薄阴影伴肺纹理增深。

③肺不张:肿瘤增大加上支气管重度狭窄伴有分泌物阻塞管腔或癌肿完全阻塞支气管所致肺含气减少,其涉及范围视病变支气管范围大小而异,可为段性、叶性甚至全肺。肺不张的直接征象为叶间裂移位,阻塞的肺叶、肺段密度增高,血管和支气管影聚拢。间接征象有纵隔和肺门向患侧牵拉移位,膈肌升高,肋间隙变窄,胸廓塌陷,邻近肺代偿性肺气肿,严重时肺疝形成。如肺不张伴有肺门肿块时,可见肺不张下缘呈"S"边缘。当肿瘤阻塞肺叶或段支气管时,梗阻部位以远的支气管常发生柱状或囊状扩张,当完全梗阻时,如受阻肺段与相邻肺段之间有侧支通气,受阻肺段可不发生肺不张或阻塞性肺炎。充满积液的扩张支气管在胸片或体层片上呈手套状阴影,如发生活瓣梗阻且扩张的支气管内含气,则可形成囊状空腔或蜂窝状阴影。

2.周围型肺癌　主要表现为肺野内孤立性病变和伴发征象。

（1）孤立性病变

①形态：病灶＜1cm时，表现为密度不均的不规则浸润阴影；2cm左右呈小片状和小结节状；3～4cm为结节或球形影；4cm以上为肿块阴影，但有时有肺不张或阻塞性肺炎与肿块混为一体，不易辨认。

②轮廓：瘤体可呈边缘平滑的无分叶球形，但多为瘤体边缘分叶状，即所谓的"分叶征"。这是由于瘤体各部生长速度的差别以及肿瘤在肺小叶内增殖发育，刺激了小叶间隔产生增殖性间质反应所致。肺癌的分叶征象出现率较高，达80％，故对其鉴别诊断有一定意义，但不是诊断周围型肺癌的绝对可靠指标。

③边缘：瘤体阴影的边缘在胸片上虽可显示，但瘤肺界面常较模糊而不锐利，典型者为细短毛刺影。此种毛刺影征象主要是由于癌细胞的浸润，深处以及肿瘤周围间质的增生性反应，加上因癌细胞浸润小支气管、小血管而产生的阻塞性炎性改变、扩张性改变等原因所致。

④密度：当肿瘤较小时肿瘤密度淡而不均匀，但当肿瘤超过2cm时，肿瘤密度趋于均匀。由于肿瘤沿着肺泡壁生长，致使病灶中的细支气管保存，加之有些瘤灶中有成纤维反应，乃出现空气间隙扩张，即支气管充气征。在某些肺泡癌，由于肺泡间隔和小叶间隔未被破坏，部分细支气管及肺泡腔未被肿瘤填充，仍显示气体存在，即空泡征。因此，肿瘤的密度取决于肺癌的生长方式、受累肺组织的破坏程度和瘤灶内的组织反应。

⑤空洞：肿瘤供养动脉发生闭塞后引起肿瘤组织坏死，如果坏死组织经支气管排出即可形成空洞。空洞的形态可分为厚壁空洞、薄壁空洞和多发小空洞。空洞壁的各部分厚薄不均，内壁不整，有时可见附壁结节。空洞多见于鳞癌。

⑥钙化：瘤体内的钙化较少见，发生率仅1％，呈少许斑点状。

（2）局部伴发征象

①较大支气管受累：周围型肺癌累及较大支气管是肿瘤沿管壁直接蔓延的结果，少数周围型肺癌可向心性蔓延波及叶支气管、主支气管。这种情况，可于瘤体远侧见斑片状阴影及所属肺叶、肺段支气管的阻塞性改变。

②肿块与肺门间的引流带：常表现为病灶内侧与肺门相连的束状或线状阴影，肺血管影模糊、增粗，此时多有肺门淋巴结肿大。

③肿块远侧肺段的扇形阴影：多为肿瘤压迫其远侧的小支气管致使其产生相应肺小段的肺不张和阻塞性炎症，当阻塞性炎症吸收时可出现条索状阴影，且达到胸膜下。

④胸膜受侵征象：周围型肺癌位于胸膜下时很容易引起邻近胸膜的改变，主要是由于瘤体内的瘢痕收缩所致，同时有人发现除此之外，还在胸膜凹陷时伴有亚段肺不张。根据胸膜受侵形态可出现胸膜凹陷征。

3.细支气管肺泡癌

（1）淋巴结肿大：通常胸片就能显示，主要表现为肺门阴影增大，肺门肿块。支气管体层摄影对肺门区肿块、支气管受压情况和各段、叶支气管分叉部淋巴结肿大显示得较为清楚。

（2）肺内淋巴结蔓延：是肿瘤组织沿淋巴结顺行或逆行连续生长，淋巴管高度扩张，管腔内充满肿瘤细胞，管腔周围出现纤维组织增生性反应和炎性细胞浸润。表现为同侧或两侧肺纹理增深，伴有网格状或粟粒状阴影，并可合成大片浸润性阴影。

(3)血行转移:可发生在同侧肺或双侧肺。表现为肺内多发结节或小斑片状阴影,大小不等,密度均匀较淡,少部分转移灶可有空洞,单个转移灶可有分叶。

(4)支气管播散:肿瘤沿支气管播散,或经肺泡孔向邻近扩散,造成肺内弥漫性浸润,与支气管肺炎相似。

(5)胸膜受侵:可产生胸腔积液,大多数为血性,胸腔积液量往往很大,且发展很快。有时,胸腔积液可由于包裹局限在叶间,也可在肺底部积聚。大量胸腔积液往往遮盖肺部肿块,临床上以胸腔积液为首发症状。

(6)膈神经受侵:通常为纵隔旁肿瘤直接侵犯纵隔或淋巴结转移压迫同侧膈神经,引起膈肌麻痹,膈肌面升高,透视下可见矛盾运动。

(7)胸壁受侵:直接侵犯胸膜、肋骨、脊柱,产生软组织肿块和肋骨、脊柱破坏征象。

(8)心包受侵:主要表现为心包积液,心影增大,呈烧瓶状,心脏搏动减弱。

(9)胸外转移征象:最常见的为骨转移。表现为相应受累骨的骨密度减低,可呈虫蚀样、斑片样溶骨破坏。少数可见成骨表现。

(二)CT检查

胸部CT具有更高的分辨能力,可发现细小的和普通X线摄片难以显示部位(如位于心脏后、脊柱旁、肺尖、近膈面及肋骨头部位等)的病灶,能显示肺门及纵隔淋巴结的肿大,有助于肺癌的临床分期。螺旋式CT连续性扫描速度快,对比介质容积小,可更好地进行图像三维重建,可显示直径<5mm的小结节、中央气管内和第6~7级支气管及小血管,明确病灶与周围气道和血管的关系。

1.胸部CT对肺癌的诊断作用

(1)痰液脱落细胞学阳性,而胸片及支气管镜检查阴性,CT有时可发现肺内原发瘤。

(2)常规胸片难以显示的肺部隐蔽部位,如胸骨后方、心后区、脊柱旁、奇静脉食管窝、肺尖部肺门后方、后肋膈角等处肿瘤的显示,CT明显优于X片。

(3)胸片、体层发现肺结节或肺肿块,CT更有助于发现病灶内钙化。

(4)查明肿瘤范围,是否侵犯胸膜、胸壁及纵隔,探查少量胸水。

(5)探查肺门、纵隔淋巴结肿大,做出肺癌分期评定及预测手术的可能性。

(6)引导经皮下肺肿块穿刺活检,做出组织学诊断。

2.肺癌的CT表现

中央型肺癌CT表现:

(1)肺门部(包括肺段、肺叶及主支气管)显示肿块阴影。

(2)肿块可呈分叶状,形状不规则。

(3)肿块边缘常见毛刺、切迹等征象。

(4)肿瘤侵犯支气管时,管壁不清、增厚、管腔狭窄或阻塞。

(5)肿瘤阻塞叶、段支气管可见相应肺叶、肺段的三角形软组织密度影。

(6)肺门、纵隔淋巴结肿大。

(7)肿瘤侵犯纵隔时,纵隔内血管间隙脂肪层消失。

周围型肺癌CT表现:

（1）位于肺周边或靠近胸膜下的结节或肿块影。

（2）边缘不规则,多有毛刺、分叶和切迹。

（3）肿块附近肺血管牵拉、聚拢、变形。

（4）肿瘤浸润可包埋肺血管。

（5）肿瘤内可见"空泡征"和"支气管征"。

（6）肿瘤较大时中心区出现空洞,并可见附壁结节影。

（7）肿瘤远侧末梢肺内常见斑片状炎症样阴影,肿瘤远侧模糊。

（8）邻近胸膜常可产生皱缩,凹陷即"胸膜凹陷征"。

（9）肿瘤侵犯胸膜可出现胸水影,侵犯胸壁可见肿块侵犯肋骨、脊柱,产生溶骨性骨质破坏。

另外,无论中心型还是周围型肺癌均可出现肺门、纵隔淋巴结转移,尤其对直径较小的转移性淋巴结肿大,CT 更能显示其优越性。而且发现肺门、纵隔淋巴结肿大比较敏感,但特异性有限,需与肺内病变的其他征象综合分析考虑。

CT 诊断淋巴结转移的标准目前学界仍未统一,主要是用淋巴结大小作为诊断标准。多数学者认为,10mm 以上的淋巴结为转移性。以此标准,国外报告其敏感性 95%,特异性 83%,准确性 89%。

（三）磁共振成像（MRI）

MRI 在胸部疾病的应用已越来越广泛,尤其对肺癌的应用价值。因 MRI 具有对软组织密度分辨率高,利用流体效应能直接地显示心脏血管结构,特别是纵隔肺门血管的显影,并能多方位体层扫描等优点,显示出独特的效果,现已作为肺癌诊断,尤其是肺癌分期诊断的重要方法之一。肺癌的 MRI 表现具体描述如下。

1.中央型肺癌　主要影像表现为支气管受累及继发性肺不张、阻塞性肺炎、肺气肿、支气管扩张。

（1）癌性肿块:构成中央型肺癌的重要诊断依据。肿块的显示是 MRI 的优势,管壁型、管外型均可在肺门区形成肿块,增大的淋巴结亦可形成肿块。肿瘤组织的 T_1 时间与肌组织相似,在 T_1 加权图像上呈中等信号强度,肿块边缘不规则,毛糙,可见分叶状。T_2 时间一般与脂肪组织相似或略长,在 T_2 加权图像上信号增强,少数保持不变。肿瘤坏死囊性变时,T_1 加权图像更低信号,T_2 加权图像信号明显增强,如出血则在 T_1、T_2 加权上均呈高信号。空洞性病变 MRI 亦可清楚显示。

（2）支气管阻塞的继发病变:当支气管受累,狭窄明显时,阻塞远端可继发阻塞性肺气肿、肺不张、阻塞性肺炎、支气管扩张。MRI 不能显示阻塞性肺气肿。如果病变累及肺叶动脉、肺段动脉,在肺灌注成像的动脉时相,供血区可显示为低灌注区。对肺门肿块与肺不张、阻塞性肺炎可从信号上区别。

（3）支气管受累:是中央型肺癌的重要影像表现。从形态学分类有管内型、管壁型、管外型。管内型病变主要向管内伸出性生长,肿瘤呈息肉状,乳头状向腔内突出,造成支气管不同程度狭窄;管壁型肿瘤在支气管壁内浸润性生长,造成支气管壁增厚,管腔狭窄;管外型指肿瘤穿透支气管外膜向肺内生长,形成肿块影。MRI 显示中央型肺癌的支气管改变很有优势,冠状面为首选层面。气管、支气管为低信号，T_1W、T_2W序列均可，T_1W图像信噪比高，图像尤佳。

(4)纵隔受侵情况：血管内流动的血液由于"流空效应"而无信号，故纵隔大血管在MRI上可清楚显示。对显示肿瘤侵犯血管，如包绕、浸润血管、血管腔内癌栓和显示上腔静脉内阻塞及其范围比较准确。在MRI，正常心包呈低信号环，肿瘤与心脏间此环中断，提示心包受侵。

(5)胸膜及胸壁受侵：MRI对胸腔积液非常敏感，并可显示中等信号的胸膜转移结节或肿块，侵入胸壁肿瘤的T_1、T_2加权像信号强度都与肺内肿块一致。冠状面和矢状面成像对胸壁侵犯的显示更好。

(6)肺门、纵隔淋巴结转移：由于流空效应使肿大的淋巴结与肺门、纵隔内血管易于区别，同时纵隔富含脂肪组织，在其衬托下各组淋巴结T_2加权像上能清晰显示为中等信号的结节状阴影。

(7)远处转移：MRI对脑组织转移病灶的敏感性很高，可发现很小的病灶。此外对肾上腺、肝脏等转移病灶亦能清晰显示，尤其对肝转移和肝小血管瘤的鉴别准确性较高，而骨转移仍以核素扫描为首选。

2.周围型肺癌

(1)肿块型：肺癌发生在肺段支气管以下，肺内出现孤立性球块阴影，临床比较常见。一般肿块小于10mm时显示较困难。T_1W多呈中等信号，T_2W信号稍增高，信号多不均匀。其内如有出血、坏死、囊变，从信号中可得到准确提示。由于大部分肺癌血管丰富，常规增强扫描肿块有强化或明显强化，强化的肿块内部结构特征显示较平扫清楚。大部分良性肿块无明显强化或仅有轻微强化。动态增强肺动脉时相显示周围型肺癌呈低信号充盈缺损，而在主动脉时相呈高信号，提示肿块供血来自体特环，对鉴别诊断很有帮助。肿块边缘光滑者良性者居多，反之恶性可能性大。分叶在T_1W像上观察较好。肿瘤边缘的毛刺较有诊断价值。腺癌较常见。T_1W空间分辨率较T_2W高，对毛刺观察好，但细小毛刺在MRI上观察有限。对空洞观察较好。

(2)周围型肺癌的肺炎型：临床较少见，表现为浸润性病灶，病灶形态不规则，边界模糊，所在肺段的体积正常或稍大，T_1W、T_2W均呈软组织信号，T_2W信号可稍高，不均，与肺部感染难鉴别，伴有肺门、纵隔淋巴结增大，胸膜牵拉或显示支气管狭窄、中断，有助于肺癌诊断。

(四)肺癌的PET检查

正电子发射计算机断层显像(PET)作为一种非损伤性影像诊断学技术。其诊断原理：放射性核素衰变产生的正电子在人体内运行很短的距离($2\sim3mm$)后与人体组织产生湮灭作用，即正电子与自由电子相互结合，能量损失，电子对质量消失，转换为一对能量相等、运动方向相反的$511keV\gamma$光子；将标记有发射正电子的放射性示踪化合物注射到人体后，具有复合线路和电子准直的PET探测器能探测到湮灭辐射产生的一对$511keV\gamma$光子，经电子计算机图像重建技术，得到维断层图像，重建的图像显示了示踪剂在人体内的分布及其生理、生化过程。

目前用于PET的正电子发射性核素有[11]C、[13]N、[15]O、[18]F等，其中[18]FDG－PET利用肿瘤患者葡萄糖代谢增高,对肿瘤组织和正常组织对比显像明显,即所谓的生物学影像技术。PET最大的优势在于其可以从分子水平检测和识别活体内不同状态下先于组织器官结构变化而发生的代谢改变。

1. 早期肺癌的 PET 显像　目前肺癌 PET 显像首选的适应证是肺内小结节的鉴别诊断。采用标准化摄取值作分析,恶性病变的敏感性为92%,特异性为90%。但对于>1.5cm的病变,形态分析比定量分析更敏感。尽管 PET 检查可被认为是一个相当好的肺癌定性诊断方法,特别当显像为阴性时价值更大,因为其阴性预测值在95%以上。但是不可否认,早期肺癌的 PET 显像仍然存在假阴性的问题,病灶越小,假阴性的概率越高。要特别注意的是如果癌的类型为支气管肺泡癌,则假阴性的可能性更大,因为其对 FDG 的摄取比其他组织类型的肺癌要低得多。对于肺内小结节 PET 显像阴性的病例,目前主张要与 CT 扫描结合起来分析。同时用影像学追踪随访,如果小结节增大或随访中 FDG 显像转为阳性,则考虑为恶性。

2. 肺癌纵隔淋巴结转移的 PET 诊断　PET 诊断对诊断纵隔淋巴结是否转移的效果不如对早期肺癌的诊断与鉴别诊断。但 PET 可发现正常大小的淋巴结已有癌转移,也可排除增大的淋巴结是癌转移的可能,但如果淋巴结比较小,要正确判断淋巴结对失踪剂的摄取难度也很大。

3. 晚期肺癌的 PET 检查　用 PET 发现肺癌的远处转移效果很好,可以同时发现多处转移病灶。

4. PET 检查的局限性

(1)存在一定假阳性及假阴性病例发生率。有时一些炎性病变可以导致假阳性结果,如结核、霉菌感染、结节病、组织胞浆菌病、肉芽肿、肺部感染等。还有报道肌肉的活动及棕色脂肪组织均会引起放射性示踪剂的浓聚而带来 PET 的假阳性;假阴性结果出现于一些代谢较低、分化较好、生长缓慢的肿瘤,其 PET 表现为低摄取。

(2)PET 的空间分辨率偏低,尽管 SUV、DUR 值的测定是简单而可靠的指标,但对直径<1cm 的肿瘤难以准确评估。

(3)PET 的解剖分辨能力较低,不能提供精确的解剖信息,而对于临床医生来说,重要的是知道病灶的解剖定位,尤其对于小肿瘤,因此往往需要结合 CT、MRI 等其他显像手段进一步空间定位。但^{18}F－FDG 对炎症、结核、厌氧代谢等糖代谢异常的病灶诊断易误诊,应用^{18}F－FMI－SO 和^{18}F－FLT 可弥补其不足,^{18}F－FMISO 可显示缺氧的肿瘤组织,^{18}F－FLT 能反映肿瘤细胞的增殖情况,可用于肺部病变良恶性的鉴别诊断。

(五)肺癌的 PET－CT 检查

将 PET 与 CT 解剖结构图像融合产生的 PET－CT 技术,有助于同时分析解剖和代谢显像,可以提供 PET 影像所缺乏的解剖信息。在定性的基础上,进一步准确估计病变部位和大小。PET－CT 的原理是将 PET(正电子发射断层扫描)和 CT(电子计算机断层扫描)两种先进的影像技术有机地结合在一起的新型影像设备。PET 能从分子水平上反映肿瘤的生物学特性(代谢、血流、增殖能力等);多排螺旋 CT 则可显示机体精细解剖结构。PET－CT 实现了 PET 图像和 CT 图像的同机融合,且融合的精度得以保证,形成两种技术的优势互补。PET－CT 的一次检查可完成全身的 CT 及 PET 检查,集中了断层图像和全身显像的特点,可获得冠状面、矢状面、横断面三个方向的全身断层融合图像。PET 和 CT 图像的信息可以相互参考，互为印证产生 1＋1＞2 的效应。其中，CT 对融合图像具有重要的功能：①利用 CT 所提供的数据对 PET 图像进行衰减校正，减少了伪影的影响，获得更高质量的图像。②CT 提供的高分辨率解剖信息弥补了 PET 定位不精确及由于生理性摄取造成假阳性的缺陷，大大提高了诊断的准确性，为确定患者治疗方案提供可靠的依据，为手术、放疗提供精确的生物靶区定位信息。

1. PET－CT 对肺部原发灶良恶性的鉴别　肺癌分期依靠能提供精细解剖结构的 CT 及反映肿瘤代谢情况的 PET，在鉴别病变的良恶性方面具有明显的优势。尤其是对于并发阻塞性肺炎、肺不张、胸膜受侵和胸腔积液者，CT 确定边界有一定困难，PET 则可清晰的分辨出肿瘤组织，尤其 PET－CT 应用 CT 衰减校正方法时更是如此。目前 ^{18}F－FDG 是最常使用的药物，其在肺癌的应用中的价值已得到肯定。判断异常 FDG 摄取是否为恶性，有以下几种常用方法：

(1)目测图像法：以纵隔血池的摄取程度为参照，1 级为图像上没有明显摄取，2 级为摄取低于纵隔，3 级为摄取与纵隔相等，4 级为摄取高于纵隔，5 级为摄取远高于纵隔，4 级和 5 级被判为恶性病变，而 1、2、3 级则被认为是良性病变。

(2)半定量分析法：测定病灶的标准摄取值(SUV)。SUV＝感兴趣区的平均放射性活度(MBq/mL)÷注入的放射性核素总量(MBq/mL)÷患者体重(g)。一般以 SUV≥2.5 作为诊断标准，其灵敏度、特异度分别为 91.7％～100％和 58.3％～89.7％。也有报道以 SUV≥3.8 作为恶性的诊断标准，灵敏度、特异度均为 81％。也可以通过测量病灶 PET 图像的 DUR 来鉴别良恶性病灶。用动态 FDG－PET 对肺部病灶的良恶性进行鉴别，把扫描情况制成时间活度曲线，曲线分 A、B、C 三种类型。到 60min 或更长时间 FDG 摄取量逐渐增加没有肯定的平台效应，称为 A 型曲线；FDG 摄取值逐渐增加在 50～60min 有一平台，称为 B 型曲线；在开始升高后快速下降没有平台效应，这种分布特征的曲线称为 C 型曲线。恶性病变中多呈 A 型曲线，少数呈 B 型曲线，良性病灶一般为 C 型曲线。基于 PET 图像中异常 FDG 摄取，PET－CT 就可通过功能和解剖图像融合做出既快速又准确的诊断。

2. PET－CT 对肺癌转移灶的诊断价值　肺癌淋巴结有无转移是确定肺癌分期、决定治疗方案和推测预后的重要因素。PET 对于阳性结果的判断标准不依赖于淋巴结大小的改变，而取决于其代谢强度。转移灶的淋巴结与原发灶具有相似的代谢特异性，摄取 ^{18}F－FDG 增高，既可提高直径＜1.0cm 转移淋巴结的检出率，也能对 CT 发现的体积增大的淋巴结性质做出判定，从而弥补了 CT 的不足。PET－CT 一次检查可获得患者全身的断层图像，在判断图像时不仅可观察到肺癌原发灶、肺部隐蔽病灶及全身远处器官的转移(包括骨骼、肾上腺、肝、脑等)，也可以从不同的断面和角度进行观察，从而获得较准确的信息。D'AmicoThomas 等报道的 21 例胸部恶性肿瘤，从 PET－CT 图像和 PET 图像对比研究中，PET－CT 发现了 16 例；PET 发现了 13 例，其漏诊了直径＜10mm 的病灶：证明 PET－CT 同时融合成像比 PET 具有更精确的立体空间分辨率，能发现胸部纵隔的一些隐蔽病灶，提高临床诊断准确率。Hany 等对 53 例肺癌患者进行 PET－CT 扫描后，除原发灶外共发现 287 处信号异常区域。单纯 PET 共发现 221 处病变，对 137 处病变考虑为转移，40 处考虑为炎症，44 处考虑为其他病变,其中 123 处为真阳性,6 处假阳性,84 处真阴性,敏感性 90%,特异性 93%。而 PET-CT 则发现 254 处病变,135 处为真阳性,1 处为假阳性,115 处真阴性,敏感性 98%,特异性 99%。由此可见,单纯的结构和功能成像各有不足,图像融合的诊断价值较为接近病理诊断结果。肾上腺转移见于 4%~25% 的 NSCLC 患者,常规检查可使其中 78% 被漏诊,Zubeldia 等对 22 例肾上腺异常中 PET 诊断出 16 例,CT 12 例,MRI 1 例,认为 PET 与 CT 结合更适于对肾上腺转移的检测。对于 SCLC 相对于 NSCLC 更容易发生远处转移,因此 FDG-PET 检查对 SCLC 患者更有意义。

PET-CT 是知识融合、学科融合、信息融合的一个产物。PET-CT 将代谢功能图像与结构图像融合,双方信息的互补能够明显提高肿瘤诊断和分期的准确性;降低单纯 CT 或 PET 检查的假阳性和假阴性,使得肿瘤的诊断和治疗上了一个新台阶。

(六)纤维支镜检查

是诊断肺癌的主要方法。可直接窥视主支气管、气管隆突以及第 4、第 5 级支气管内的情况,或活检可疑的黏膜组织。对中央型肺癌诊断的阳性率可达 90%~93%。对肺癌的确诊及组织学分型都具有决定性意义。

(七)痰脱落细胞学检查

当怀疑肺癌时,除胸部 X 线检查外,痰脱落细胞检查为一重要诊断方法。要提高痰检阳性率,必须得到气管深部咳出的痰,及时送检,保持标本新鲜,送检达 6 次以上。痰脱落细胞学检查的阳性率可达 80% 左右。其中,中心裂肺癌较高。如果配合免疫组化检查,其阳性率可进一步提高。

1.标本采集　痰液标本的质量直接影响细胞学诊断的准确性。要求痰液应新鲜且从肺深部咳出,方法如下:

(1)咳痰前清水漱口,减少口腔内上皮细胞并咳嗽出喉部积痰。

(2)深咳痰液 3~4 口,置无色广口瓶内或干净的容器内。

(3)及时送检,并立即制成涂片。

(4)每个患者至少送检至少 3 次以上,每次间隔 1~2h 或每天送检一次。病情可疑时可以连续送检。

(5)少数患者无痰,可以试用祛痰剂或雾化等方法引痰,效果良好。

2.标本选择

(1)原则上痰液标本应挑选痰液内白色、灰白色带血丝的成分,或透明黏液作涂片,这些有效成分检出率高。

(2)避免选择黄、绿色脓痰,灰黑色尘块,陈旧血块,全血或水样成分。

(3)如发现可疑组织块,除涂片外,应进行石蜡包埋做病理学检查。

缺点是对早期肺癌只能定性,不能定位,还需借助纤维支气管镜检查并活检定位。

(八)支气管检查

任何可疑为肺癌的患者,只要情况允许,都需要做纤维或电子支气管镜检查,尤以早期中央型肺癌为重点。支气管镜可以仔细观察到鼻咽、会厌、声门裂、气管、隆突、左右主支气管(段)和亚段支气管情况,并可比较容易地做支气管刷片和活检。对整个气管和支气管树进行全面细致的检查是完全必要的,因为它不仅可以明确诊断,确定部位、了解癌侵及支气管树时引起的很多细微变异,而且可以发现其他病症。此方法适用于发生在次段支气管以上的中央型肺癌,可从小块支气管黏膜活检组织上确定肺癌类型,并可根据活检取材部位准确定位,故这是一种最可靠的肺癌诊断手段。其缺点是对外周型肺癌因难以达到取材部位,常无能为力。近年来,出现了电磁导航支气管镜,其能够引导穿刺针到达肺外周部位,大大提高了周围型肺癌的诊断率,但是目前,电磁导航支气管镜及价格昂贵,目前只在少数大医院开展。

超声支气管镜(EBUS)是将超声技术同支气管镜技术相结合的一项技术,其充分利用了超声的组织穿透及探测技术,能够观察到支气管壁外侧淋巴结或肿瘤的侵袭状况,并且可以引导进行细针穿刺(EBUS−TBNA),目前,超声支气管镜已经在肺癌分期、肺内结节诊断、纵膈包块活检以及部分纵膈及肺疾病治疗方面起到了越来越重要的作用。全世界范围内越来越多的胸外科及呼吸中心开始将该技术应用于临床。

肺癌支气管镜检查在镜下可以表现为:

1. 管内型癌 肿瘤限于较大支气管腔内,呈息肉状或菜花状向管腔内突起,少数有蒂,也可沿管壁蔓延,但多数无管壁外浸润。常见的组织学类型为鳞癌,也可为腺癌、未分化癌,活检阳性率可达94%以上,刷片细胞学阳性率可达80%。

2. 管壁浸润型 肿瘤侵犯较大的支气管壁,管壁黏膜皱襞消失,表现呈颗粒状或肉芽状,管壁增厚,管腔狭窄,并向管腔外肺组织内浸润,肿块的切面可见支气管壁结构仍存在。各种组织学类型均可见,活检阳性率80%左右,刷片阳性率可达68%。

3. 管壁周围型支气管癌 包括结节型、块状形、弥漫型三种类型,这些周围性癌如果浸润段支气管或亚段支气管,用支气管镜检查的方法可以发现病灶。腺癌稍多见,活检的阳性率50%左右,经支气管肺活检阳性率可达70%以上。

(九)放射性核素检查

应用放射性核素显影的方法诊断肺癌在早年应用肺血流闪烁照相,观测肺血流分布状态,分析其病理基础。现在用闪烁照相机及电子计算机数据处理装置,使核素现象能够反映出肺脏局部血流及通气等功能状态。根据核素显像方式的不同而分为两类,一类是由于肺部病变性质不同,局部肺功能受损状态也不同,可在核素显像图上呈现相应的放射性缺损区,从而做出病变性质的分析,此种肺显像称为阴性显像;另一类是根据肿瘤对某种核素的特殊亲和性而得出肿瘤部位核素聚集的显像图像,称为阳性显像。

目前对肺癌多半用半衰期短的阳性显影剂,如枸橼酸镓−67 等,公认效果准确,可补充 X 线检查不足。

(十)肿瘤标志物

某肿瘤标志物的监测可以提示肺癌的存在和复发。

(十一)淋巴结活检

肺癌较易发生区域淋巴结转移,其转移顺序一般为:肺内(N_1)→同侧纵隔(N_2)→同侧锁骨上(N_3),但由于左右纵隔淋巴结间有交通,故一侧肺癌还可转移至对侧肺门、纵隔和锁骨上淋巴结(均为 N_3)。各组淋巴结都按区域分别检查,以手触和眼观相结合,尽力找出全部淋巴结。较大的淋巴结,切去两面,留用中间厚约 0.3cm 部分,或取疑为转移瘤的部分,较小淋巴结全部送制片。

（十二）经皮肺穿刺活检（TNA）

由于它比纤支镜有更高的确诊率,经皮肺穿刺活检已是确诊周围型肺癌的一个重要手段。可以在 X 线、超声波或 CT 引导下将一小孔径置于肿块的中央部位,穿刺所得标本进行细胞学检查。约有 23%患者发生并发症,包括咯血、空气栓塞、气胸,约 5%需进行胸腔引流。TNA 在总体方面敏感性差,其敏感度为 85%,特异性为 100%。一般在电视直视下进行,适用于外周型肺癌的检查。吸取的小块组织可作细胞学及组织学检查,亦能确定肺癌的类型。

（十三）胸腔镜及纵隔镜检查

1.胸腔镜　适用于不明原因,经治疗无效,高度怀疑为恶性肿瘤,胸膜受侵的胸腔积液患者;肺部肿块经纤维支气管镜或经皮肺穿刺活检未能得到组织学诊断的患者,可术前胸腔镜探查明确组织学诊断;另外对于纵隔镜不能完全描述的纵隔淋巴结,如隆突下、主动脉窗及主动脉旁等部位淋巴结可行胸腔镜活检,进行准确客观的临床分期;考虑不能耐受开胸手术的高危肺癌患者,术前胸腔镜探查明确组织学诊断和行微创手术。

2.纵隔镜　适用于影像学诊断(X 线片、CT、MRI 等)发现肺部肿块而无细胞学诊断的中心型肿块的患者,术前纵隔镜检查可明确病理诊断和肺门、纵隔有无淋巴结转移,可帮助患者选择适当的手术方式和切除范围;对于已有明确细胞学诊断的肺癌患者,影像学发现肺门、纵隔淋巴结肿大,术前纵隔镜检查可明确肿大淋巴结是否为癌转移及侵犯纵隔、周围器官的位置和范围,可明确手术范围、提高切除率,减少不必要的开胸探查;当发现纵隔增宽,但难以区分肿块来自于纵隔或肺,纵隔镜检查可得到细胞学诊断,明确组织来源,指导进一步的后续治疗。

总之,组织病理学检查是肿瘤的最重要的诊断方法,肺癌的任何活检材料、手术切除都适合做病理学检查。临床医生得到病理学诊断结果后,应该进一步了解肿瘤的组织学类型、细胞和组织分化程度、浸润情况、淋巴结有无转移,是否有肿瘤残留等以决定进一步治疗方案和估计患者预后。病理医师对手术切除的标本应该进行仔细的检查和认真的处理,因为肿瘤的准确临床分期有赖于病理学检查结果。病理报道除了组织学诊断外,还应提供肿瘤大小、部位、范围和支气管切端情况,胸膜和淋巴结浸润、转移情况等详细资料。对有些分化较差的肺癌,在 HE 染色切片上有时难以确定其组织类型。这就需要进行具有鉴别意义的特异性标记抗体的免疫组化染色。这些标记抗体可分为两类,即鳞癌标记抗体(由高分子量细胞角蛋白、CK－LMN 及分泌成分)及神经内分泌细胞标记抗体(包括 NSE、CgA、Syn、蛙皮素、突触素、蛋白基因产物 9.5 及 Leu7)。必要时活检标本和细针穿刺吸取的标本可以作电镜诊断,胸腹水、骨髓、外周血、骨等样品经过特殊方法的制备也可用于电镜诊断。

有些肺癌患者,特别是腺癌可较早发生胸膜转移而出现胸腔积液,使原发癌由于胸腔积液在影像学上难以肯定时,亦可抽取胸水做细胞学检查,也有助于肺癌的诊断和鉴别诊断。胸水应离心做沉渣涂片检查可以提高阳性率。

五、鉴别诊断

需与肺癌鉴别的常见疾病有:

1.肺结核　肺癌和肺结核的许多临床表现相似,容易混淆。肺门淋巴结结核,锁骨下浸润病灶、肺不张、结核球、空洞形成、粟粒样病变、胸腔积液等各种结核病变,都可酷似肺癌症状。肺门淋巴结结核,易与中心型肺癌相混淆。

(1)肺门淋巴结结核:易与中央型肺癌相混淆。结核多见于儿童、青年,多有发热等中毒症状,结核菌素试验常呈强阳性,抗结核药物治疗有效。中央型肺癌多见于中年以上人群,发展快,呼吸道症状比较明显。

痰脱落细胞检查、CT/MRI 和纤支镜检查有助于鉴别。中央型肺癌以老年为多见,反复痰中带血,胸片示单侧肺门部肿块,常位于叶支气管,总支气管旁,较晚期可伴气管旁淋巴结肿大,常有管腔受压现象,伴有或不伴有阻塞性肺炎;小细胞肺癌患者往往年龄较轻,病灶常在肺门附近伴淋巴结转移并可侵犯多组淋巴结,上述表现通过痰液细胞学检查与纤支镜检查可明确诊断,活检阳性率可达 90%～100%。

(2)肺结核球:周围型肺癌应与肺结核球鉴别。肺结核球多见于年轻患者,多无症状,多位于上叶尖后段和下叶背段。直径很少超过 3cm,可有包膜,阴影密度高,有时含钙化点,周围有纤维结核灶,随访中多无明显改变。早期周围型肺癌,40 岁以上多见,常无症状,体检发现,病灶常位于上叶前段、右肺中叶及左肺舌段。随着肿瘤增大,密度增浓而不均,很少见球内有钙化,边缘分叶伴细毛刺,后期常伴淋巴结肿大,一般周围无卫星灶,无引流支气管,发展较快,抗结核药物治疗后渐增大。

(3)急性粟粒性肺结核:与细支气管肺泡上皮癌(即粟粒型肺癌)在 X 线片上极为相似。粟粒型肺结核病常累及全肺,并为双侧;患者在急性期除了有一般的结核中毒症状外,以干咳为主,痰少。无明显气短表现,经抗结核治疗症状可缓解。粟粒型肺癌常为一个肺叶或一侧全肺,累及双侧全肺者比较少见;由于癌细胞大量分泌黏液,所以有顽固性咳嗽,咳大量胶冻样或泡沫样痰,即使 X 线显示病变并不广泛,不密集,也会有严重的气短症状。细支气管肺泡上皮癌以女性发病较多,发病年龄轻、生长速度不一,有时很慢,多发生在肺周围,成单侧或双侧肺内播散。临床主要有呼吸困难、缺氧表现,X 线片示两肺弥漫细小结节分布不均,密度较高,边缘清晰,少数有融合倾向且边缘模糊,伴肺门淋巴结及胸膜转移,肺内可找到较大原发病灶。

2.肺炎　癌性阻塞性肺炎表现常与肺炎相似。但一般肺炎抗菌药物治疗多有效,病灶吸收快而完全,而癌性阻塞性肺炎吸收较缓慢,或炎症吸收后出现块状阴影,可通过纤支镜检查和痰脱落细胞学检查等加以鉴别。

3.肺脓肿　应与癌性空洞继发的感染相鉴别。原发性肺脓肿起病急,中毒症状明显,常有寒战、高热、咳嗽、咳大量脓臭痰,周围血白细胞总数和中性粒细胞比例增高。X 线胸片上空洞壁薄,厚度<3mm,空洞多呈中央性,内有液平,周围有炎症改变。在急性期也可呈厚壁空洞,内壁可不规则,与癌性空洞易发生混淆,但结合上述其他特点还是可以鉴别。肺鳞癌也可发生坏死液化,形成空洞,但一般无毒性或急性感染症状,常先有咳嗽、咯血等肿瘤症状,然后出现咳脓痰、发热等继发感染的症状。X 线胸片示空洞壁较厚,一般>3mm,如>15mm 恶性可能性大;空洞直径>3cm 肿瘤更多见;多呈偏心,内壁凹凸不平,呈结节状;周围很少伴炎症浸润,肺门淋巴结可有肿大,故不难与肺脓肿区别。

4.结核性渗出性胸膜炎　好发于中青年人群。起病时可伴发热、乏力、盗汗等毒血症状，胸片示少量或中等量积液，仔细观察胸片有时可见结核病灶，胸液增长速度较慢或不增长，结核菌素试验有时可出现强阳性，胸液多见淡黄色，胸液 ADA 水平高于界值，CEA、CA50 水平低于界值，FCM 如二倍体，则应高度疑诊结核性胸膜炎，必要时胸膜活检及诊断性抗结核药物治疗，其治疗往往有效。恶性胸腔积液往往中老年人群多见，临床表现为呼吸困难进行性加重，有时伴持续性胸痛但常无发热，结核菌素试验常阴性，胸片示大片均一性阴影，纵隔移位，胸腔穿刺常为血性胸腔积液，胸腔积液增长速度快，胸腔积液中有时可找到癌细胞，如胸腔积液癌细胞阴性，胸腔积液 ADA(腺苷脱氨酶)水平低于界值，而 CEA(癌胚抗原)和 CA50(糖链抗原 50)水平高于界值。

FCM(流式细胞术)出现 DNA 异倍体或胸液 p53 基因突变存在，则应高度怀疑恶性胸腔积液，应作进一步检查。肺癌侵犯胸膜时，在早期胸水可为草黄色，有时伴有低热，因而常被误认为胸膜炎，鉴别要点为胸水的增长与全身中毒症状不相称，肺部阴影扩展迅速，胸水逐渐变为血性，可查到癌细胞等。

肺结核患者具有以下任一情况时宜考虑与肺癌并存，绝不能满足于痰中找到结核杆菌而单纯诊断为肺结核，包括在积液抗结核药物治疗中，肺部出现新病灶，尤其出现在非结核好发部位且该病灶有逐渐增大者；随访中发现肺门部出现块影或出现发展较快的肺不张者；有空洞形成而痰检结核菌反复阴性者。

六、治疗

肺癌综合治疗包括手术、化疗、放疗和生物治疗，共 4 个方面。选择治疗方法时要具体分析患者的全身情况，肺癌病变的部位、大小、范围、病理类型、病程早晚以及癌肿是否已有转移扩散和如何预防控制可能发生转移复发等问题，制定最妥善的治疗方案。其原则为：①以患者为中心，根据患者机体状况，特别是细胞免疫功能、骨髓造血功能状况和身心情况选择合适治疗。②根据肺癌的 TAM 分期、病理类型、细胞分化程度、生物学行为确定个体化治疗方案。③局部和全身治疗的有机结合是综合治疗的核心。

综合治疗的传统模式为：①非小细胞肺癌Ⅰ、Ⅱ及部分ⅢA 期以手术为主，Ⅱ～ⅢA 期术后辅以化疗，如因切除困难而未切净者，术后酌加放疗。②小细胞肺癌Ⅰ期先作手术，术后化疗，Ⅱ～ⅢA 期以先化疗 2 周期，缓解后手术，术后再加 2 个化疗周期。③ⅢB 期和Ⅴ期肺癌，不论是非小细胞抑或小细胞肺癌均以化疗为主，可辅以放疗。随着大量新的、有效的化疗药物和方案的临床应用，化疗在肺癌治疗中的疗效、地位有了明显的提高，使用的范围也有了较明显扩大。放、化疗联合应用生物治疗药物可通过加强机体的免疫功能而提高肺癌的疗效。新辅助化疗(诱导治疗)系指对病变范围较大、估计不能手术切除的 N_1 期非小细胞肺癌患者先通过化疗，待病变缩小后放疗或手术治疗，使不能手术者变为可以手术者。放疗是一种局部治疗，是Ⅰ期肺癌的主要治疗方法。至于在化疗与放疗的综合治疗时，以序贯进行，还是同步进行、交替进行各家报道不一，但普遍认为放疗结合化疗较单纯化疗效果较好。有报道大剂量化疗联合干细胞移植能明显提高小细胞肺癌的化疗效果，并能使部分患者达到临床治愈的可能。通过综合治疗，对于早期肺癌患者可以提高完全缓解率和生活质量；对于中、晚期肺癌患者也有相当部分可得到完全缓解或部分缓解,而更重要的是延长生存期和改善了生活质量。

(一)非小细胞肺癌

Ⅰ、Ⅱ、Ⅲa期手术治疗为主;Ⅰ、Ⅱ期首先考虑根治性手术;Ⅲa期手术治疗为主－手术＋6周期化疗、化疗＋手术＋化疗、化疗－放疗－化疗;Ⅲb、Ⅳ期化疗为主,辅以姑息性放疗。

1.局限性病变

(1)手术:对于可耐受手术的Ⅰa、Ⅰb、Ⅱa和Ⅱb期MSCLC,首选手术。Ⅲa期病变若患者的年龄、心肺功能和解剖位置合适,也可考虑手术。术前化疗(新辅助化疗)可使许多原先不能手术的患者降级而能够手术,胸腔镜电视辅助胸部手术(VATS)可用于肺功能欠佳的周围型病变的患者。

(2)根治性放疗:Ⅲ期患者以及拒绝或不能耐受手术的Ⅰ、Ⅱ期患者均可考虑根治性放疗,已有远处转移、恶性胸腔积液或累及心脏者一般不考虑根治性放疗。放疗射线可损伤肺实质和胸内其他器官,如脊髓、心脏和食管,对有严重肺部基础疾病的患者也应注意。

(3)根治性综合治疗:对产生Horner综合征的肺上沟瘤可采用放疗和手术联合治疗,对于Ⅲa期患者,N$_2$期病变可选择手术加术后放化疗,新辅助化疗加手术或新辅助放化疗加手术。对Ⅲb期和肿瘤体积大的Ⅲa病变,与单纯放疗相比,新辅助化疗(含顺铂的方案2~3个周期)加放疗(60Gy)中位生存期可从10个月提高至14个月,5年生存率可从7%提高至17%。

2.播散性病变 不能手术的NSCLC患者中70%预后差。可根据行动状态评分为0(无症状)、1(有症状,完全能走动)、2(<50%的时间卧床)、3(>50%时间卧床)和4(卧床不起)选择适当应用化疗和放疗,或支持治疗。

(1)化学药物治疗(简称化疗):联合化疗可增加生存率、缓解症状以及提高生活质量,可使30%~40%的患者部分缓解,近5%的患者完全缓解,中位生存期为9~10个月,1年生存率为40%。因此,若患者行为状态评分≤2分,且主要器官功能可耐受,可给予化疗。化疗应使用标准方案,如紫杉醇＋卡铂、多西紫杉醇＋顺铂或长春瑞滨＋顺铂,吉西他滨＋顺铂以及丝裂霉素C＋长春地辛＋顺铂等以铂类为基础的化疗方案。适当的支持治疗(止吐药、用顺铂时补充体液和盐水、监测血细胞计数和血生化、监测出血或感染的征象以及在需要时给予红细胞生成素和粒细胞集落刺激因子以刺激血细胞增生)并且根据最低粒细胞计数调整化疗剂量都是必要的。

(2)放射治疗(简称放疗):如果患者的原发瘤阻塞支气管引起阻塞性肺炎、上呼吸道或上腔静脉阻塞等症状,应考虑放疗。也可对无症状的患者给予预防性治疗,防止胸内病变进展。通常一个疗程为2~4周,剂量30~40Gy。心脏填塞可予心包穿刺术和放疗,颅脑、脊髓压迫和臂丛神经受累亦可通过放疗缓解。对于颅脑转移和脊髓压迫者,可给予地塞米松25~75mg/d,分4次并迅速减至缓解症状所需的最低剂量。

(3)靶向治疗:肿瘤分子靶向治疗是以肿瘤组织或细胞中所具有的特异性(或相对特异)分子为靶点,利用分子靶向药物特异性阻断该靶点的生物学功能,选择性从分子水平来逆转肿瘤细胞的恶性生物学行为,从而达到抑制肿瘤生长甚至肿瘤消退的目的。部分药物已经在晚期 NSCLC 治疗中显示出较好的临床疗效,已经被一些指南吸收为二线治疗。其中包括以表皮生长因子受体为靶点的靶向治疗,代表药物为吉非替尼,厄洛替尼和单克隆抗体(MAb),可考虑用于化疗失败者或者无法接受化疗的患者。此外是以肿瘤血管生成为靶点的靶向治疗,其中 Bevacizumab(rhuMAb－VEGF)联合化疗能明显提高化疗治疗晚期 NSCLC 的有效率、并延长肿瘤中位进展时间。

(4)转移灶治疗:伴颅脑转移时可考虑放疗。术后或放疗后出现的气管内肿瘤复发,经纤维支气管镜给予激光治疗,可使 80%～90% 的患者缓解。

(二)小细胞肺癌(SCLC)的治疗

以化疗为基础的多学科综合治疗,化疗后容易复发所以化疗后局部治疗很重要,术后继续化疗(化疗、手术、化疗);辅以手术或放疗。推荐以化疗为主的综合治疗以延长患者生存期。

1. 化疗　常使用的联合方案是足叶乙苷加顺铂或卡铂,3 周一次,共 4～6 周期。其他常用的方案为足叶乙苷、顺铂和异环磷酰胺。初次联合化疗可能会导致中至重度的粒细胞减少(如粒细胞数 $0.5 \times 10^9/L$～$1.5 \times 10^9/L$)和血小板减少症(血小板计数$<50 \times 10^9/L$～$100 \times 10^9/L$)。初始治疗 4～6 个周期后,应重新分期以确定是否进入完全临床缓解(所有临床明显的病变和癌旁综合征完全消失)、部分缓解、无反应或进展(见于 10%～20% 的患者)。治疗后进展或无反应的患者应该调换新的化疗药物。

2. 放疗　对明确有颅脑转移者应给予全脑高剂量放疗(40Gy)。也有报道称,对完全缓解的患者可给予预防性颅脑放射(PCI),能显著地减少脑转移,未做 PCI 的患者 60%～80% 发生脑转移,但生存受益小。也有研究表明 PCI 后可发生认知力缺陷。治疗前需将放疗的利弊告知患者。对有症状、胸部或其他部位病灶进展的患者,可给予全剂量(如胸部肿瘤团块给予40Gy)放疗。

3. 综合治疗　大多数局限期的 SCLC 可考虑给予足叶乙苷加铂类药物化疗以及同步放疗的综合治疗。尽管会出现放化疗的急慢性毒性。但能降低局部治疗的失败率并提高生存期。可选择合适的患者(局限期、行动状态评分 0～1 且基础肺功能良好),给予全部剂量的放疗并尽可能减少对肺功能的损伤。

对于广泛期病变,通常不提倡初始胸部放疗。然而,对情况良好的患者(如行动状态评分0～1、肺功能好以及仅一个部位扩散者)可在化疗基础上增加放疗。对所有患者,如果化疗不足以缓解局部肿瘤症状,可增加一个疗程的放疗。

尽管常规不推荐 SCLC 手术治疗,但是,目前对于局限期早期小细胞肺癌,也有一定的研究显示,以手术为基础进行综合治疗能够获益,对于这一类患者需要更多的前瞻性随机对照临床实验进行研究。

(三)靶向治疗

多数肺癌患者就诊时已属晚期,不可能采用手术切除治疗,而化学治疗的毒副反应较大,疗效仅有 50%;因此学者们积极的研究其他的治疗方法,以延长患者的生存期,甚至希望把肿瘤变成"慢性病"。随着分子生物学技术的发展以及细胞受体和增殖调控的分子水平对肿瘤发病机制的深入认识,近十余年来专家们开始针对细胞受体、关键基因和调控分子作为靶点进行治疗,称之为分子靶向治疗(MTT)。简言之,MTT 不是以杀死肿瘤细胞作为目标而是利用肿瘤细胞与正常细胞之间的分子细胞生物学上的差异,采用封闭受体、抑制血管生长、阻断信号传导通路等方法作用于肿瘤细胞特定的靶点,特异性地抑制肿瘤细胞的生长,促使肿瘤细胞凋亡,同时还降低了对正常细胞的杀伤作用。由此可见,MTT 比传统的化疗和放疗具有更高的选择性,且毒副反应小,是今后肿瘤治疗的新趋势。目前,全球有 80 余种靶向治疗的药物正在研究,常见于文献报道的约 20 余种,其中以表面生长因子受体(EGPR)抑制药和以肿瘤血管生成抑制药为靶点的药物占 60% 以上。国内见于期刊的靶向治疗报道不过百余篇,且以北京、上海、广州的肿瘤研究中心/医院为多,药物亦以此两大种为主。

肿瘤靶向治疗虽然是目前肿瘤治疗的新希望,取了很大进步,但其疗效仍然有限,还存在许多问题。如靶向药物非常昂贵,NSCLC 的靶基因尚未完全确定,以及如何对目标人群进行靶点筛选。例如,在我国 NSCLC 患者中,到底哪些对吉非替尼敏感,哪些对厄洛替尼比较敏感,到现在仍然无法定论。

(四)联合治疗

肺癌通常使用联合治疗,也就是联合使用手术及化疗或者放疗或者手术同时进行化疗及放疗。化疗和放疗可以在术前或者术后进行。术前进行化疗和放疗,用于缩小肿瘤以便手术能够切除。当不能肯定手术已经切除全部肿瘤时,术后可以进行化疗和放疗。肿瘤的分期用于决定是否需要联合治疗。

(五)免疫疗法

癌肿患者常呈现免疫功能抑制,而且免疫功能越低,预后越差。应用免疫疗法作为治疗肺癌的一种辅助措施,可能有助于机体对癌肿的抵抗能力。非特异性免疫疗法有应用卡介苗、短小棒状杆菌、转移因子、干扰素等生物制品或左旋咪唑等药物以激发人体免疫功能。特异性免疫疗法则应用经过处理的自体肿瘤组织,提取抗原或制成疫苗,加用佐剂后作皮下接种,此外可应用各种白介素、肿瘤坏死因子、肿瘤核糖核酸等生物制品。

七、预后

肺癌的预后取决于早发现、早诊断、早治疗。由于早期诊断不足致使肺癌患者的预后差,86% 的患者在确诊后 5 年内死亡。只有 15% 的患者在确诊时病变局限,5 年生存率可达 50%。规范有序的诊断、分期以及根据肺癌临床行为制定多学科治疗(综合治疗)方案,可为患者提供可能治愈或有效缓解的最好的治疗方法。随着以手术、化疗和放疗为基础的综合治疗进展,近 30 年肺癌总体 5 年生存率几乎翻了一倍。

八、预防

避免接触与肺癌发病有关的因素,如吸烟和大气污染,加强职业接触中的劳动保护。应有助于减少肺癌发病危险。由于目前尚无有效的肺癌化学预防措施,不吸烟和及早戒烟可能是人们预防肺癌最有效的方法。

第六节　胸腺瘤

胸腺是人体重要的免疫系统,起源于胚胎时期第3(或第4)鳃弓内胚层,系原始前肠上皮细胞衍生物,随胚胎生长发育而附入前纵隔,胸腺瘤是具有独特临床病理特点和伴有多种副肿瘤症状的疾病。胸腺瘤是来源于胸腺上皮的肿瘤,约占前纵隔肿瘤的50%,临床表现各异,常伴随很多自身免疫异常。近来对伴随自身免疫性肠病的认识渐受重视,但其发病率无明确报道。

胸腺瘤是最常见的纵隔肿瘤之一,胸腺瘤是一组来源于不同胸腺上皮细胞,具有独特临床病理特点和伴有多种副肿瘤症状的疾病。各年龄段均可发生胸腺瘤,但绝大多数是在50～60岁的人群,儿童胸腺瘤非常少见。胸腺瘤的发生率男女之间的差别不明显。大约50%胸腺瘤患者无明显临床症状,多是在胸部X线体检时被查出肿瘤。

胸腺瘤分四种类型:上皮细胞型、皮、淋巴细胞混合型、淋巴细胞型、梭形细胞型。胸腺瘤的各种组织中,淋巴细胞型约占22%,上皮细胞型约占27%,上皮、淋巴细胞混合型约占50%,梭形细胞型所占比例最少。

一、病因

起源于胸腺上皮细胞或淋巴细胞的胸腺肿瘤最为常见,占胸腺肿瘤的95%,在整个纵隔肿瘤中排次第1～3位。绝大多数胸腺瘤在组织细胞学上呈良性表现,但其中一部分在生物学行为上呈侵袭性生长,属于恶性胸腺瘤。恶性胸腺瘤还包括胸腺癌,即组织细胞学表现呈典型的恶性特征。

二、发病机制

多数胸腺瘤呈膨胀性生长,有完整包膜,即使瘤体较大,也容易完整切除。30%～60%的胸腺瘤呈浸润性生长。可直接侵犯周围组织和器官,如纵隔胸膜、心包、肺、大血管及神经,向颈部延伸侵及甲状腺,向下通过主动脉裂孔播散到膈下肝、肾及腹腔血管周围。胸腺瘤的淋巴道转移相对较少,可能受累的淋巴结依次是纵隔淋巴结、肺门淋巴结、颈部淋巴结、锁骨上淋巴结、腋窝淋巴结、肝门和肠系膜淋巴结等。血行转移更为少见,转移的靶器官和组织依次为肺、肝、骨、肾、脑、脾、肾上腺、乳腺和卵巢等。

三、病理

所有胸腺瘤均起源于胸腺上皮细胞。仅有4%的胸腺瘤是由单一的胸腺上皮细胞组成,96%的数胸腺瘤是胸腺上皮细胞和淋巴细胞混合组成的。

1.肉眼检查　胸腺瘤的体积变化不一,可1.5～25cm,以5～8cm多见。重量为10～1750g,通常在20～200g为多。颜色为深褐色或灰红色,外形多呈圆形、椭圆形或不规则形,表面常为结节状,良性者包膜完整,与周围无粘连。恶性者浸润性生长,包膜不完整,表面粗糙,可累及胸膜、心包、大血管。肿瘤质地软,半数以上包膜外附有残存退化胸腺脂肪组织。

肿瘤肿瘤多数为实质性,切面为分叶状,有明显的灰白色纤维组织间隔。切面灰红色或灰白色,呈粗或细颗粒状,常伴有出血或囊性变。囊的大小不等,由 0.2cm 之微囊到直径 10cm 左右的大囊,甚至瘤体的大部分为囊变者也不少见。一般囊壁薄而光滑,内含清液或血性液。可经常见到各种退行性变。如出血、钙化和囊性变等。除了整个胸腺组织已被胸腺瘤组织所取代外,绝大多数胸腺瘤与正常胸腺组织相接壤。

2.镜下结构 Victor 和 ThoMas 研究证明,所有胸腺瘤均衍生于胸腺上皮细胞,其上皮成分可用免疫组织化学技术来确认。

Lewis 等建议对胸腺瘤作如下划分:①上皮细胞型胸腺瘤即上皮细胞占肿瘤细胞总数的 66% 以上。②淋巴细胞型胸腺瘤即淋巴细胞占肿瘤细胞总数的 66% 以上。③均不符合上述两种类型肿瘤时划归混合型胸腺瘤。④肿瘤由变异的上皮细胞构成的划归纺锤形细胞型胸腺瘤。因此也有人称之为上皮细胞型的一个亚型。

3.分类 国内多倾向于根据细胞形态的特点与相对数量比例分型,未作明确数量概念的划分,为下述 4 种类型。

(1)上皮细胞型:占胸腺瘤的 27%～34%。以上皮细胞为主组成。上皮细胞大小不一,形态变化较复杂。有圆形、卵圆形或梭形,胞质淡而透亮为嗜伊红染色或嗜双色染色,细胞边界多不清楚。细胞核染色质均匀,核仁明显,其形态较为规则,核膜清晰。细胞有成群聚集的习性,排列呈片状、巢状、条索状、线网状、裂隙状或假菊形团等多种形态。血管较丰富,瘤细胞团被纤维组织所包绕,内有分散、数量不等的淋巴细胞。电镜下可见上皮细胞的张力原纤维和桥粒等特征。上皮细胞型胸腺瘤无恶性肿瘤的细胞学特性,仅有 2% 的上皮细胞型胸腺瘤发生非典型改变,呈多形性,核与胞质比例增加,核染色质深密,核仁可见少量分裂象,此型常见浸润性生长并偶见瘤内坏死区。

(2)淋巴细胞型:占 20%～27%。主要成分为淋巴细胞,淋巴细胞的体积较小,圆形,细胞核较大呈网状,核仁不清,发育成熟且没有非典型性表现。呈弥漫性增生或结节状增生,时见淋巴生发中心。小叶间隔多少不一,其中有散在或灶性、巢状的上皮细胞。常见哈氏小体和微小钙化。血管较丰富,瘤内有时可见毛细血管内皮细胞的明显增生。胸腺瘤中的淋巴细胞对单克隆和多克隆抗血清标记物的反应与正常胸腺组织中的淋巴细胞是一致的,没有恶变的征象。

(3)混合型:占 40%～55%。上皮细胞和淋巴细胞数量大致相等,呈弥漫性混合或结节状混合,或两种细胞成分呈区域性分布,分界明显。常常在一个肿瘤的不同切面可见其细胞形态成分很不一致。间质中结缔组织可明显增生。

(4)梭形细胞型:占 2%～4%。不少学者认为其为上皮细胞的变异型。细胞和细胞核均呈梭形,排列紧密,有时呈漩涡状或栅栏状。血管较丰富。常与上皮细胞混杂存在,两者有移行关系。电镜下可见桥粒连接。

胸腺瘤的病理组织类型与分期无直接关系。然而,梭形细胞型大多数包膜内生长,而上皮细胞型易包膜外浸润生长,上皮细胞型胸腺瘤以Ⅱ、Ⅲ期多见。胸腺瘤在各分期中所占的比例,据多数文献报道:2/3 的胸腺瘤为Ⅰ期,不到 1/3 的胸腺瘤为Ⅱ～Ⅲ期。

4.恶性胸腺瘤胸廓内扩散途径 恶性胸腺瘤局部外侵只能限于其周围最近的器官与组

织,但临床观察到其也向胸廓内各结构扩散。Scatarige 等(1985)记录了 19 例患有晚期恶性胸腺瘤中有 6 例经膈肌直接向腹腔外侵。Zerhouni(1982)提出了恶性胸腺瘤胸廓内扩散的路线:前侧位扩散在胸膜壁层内产生远侧植入物;局部直接经胸膜侵犯肺部;后侧位可直接侵入主动脉壁,以及通过纵隔腔的后部扩散。

四、临床表现

虽然各年龄段人群均可发生胸腺瘤,但绝大多数是在 50～60 岁,儿童胸腺瘤非常少见。胸腺瘤的发生率男女之间的差别不明显。大约 50%胸腺瘤患者无明显临床症状,多是在胸部 X 线体检时被查出肿瘤。随着肿瘤增大或肿瘤的外侵,患者表现为局部压迫症状、全身反应及伴发疾病症状。胸壁受累患者可陆续出现程度不等胸背钝痛、肩胛间区或胸骨后疼痛;气管受压出现咳嗽、气促、胸闷、心悸等呼吸困难症状;喉返神经受侵可出现声音嘶哑,膈神经受压可出现膈肌麻痹;上腔静脉梗阻表现为面部青紫、颈静脉怒张。如出现乏力、盗汗、低热、消瘦、贫血、严重的胸痛以及心包积液、胸腔积液等体征常提示为恶性病变或伴有局部转移。其中 1/3 有两种或更多胸腺伴随病。这些伴发疾病的绝大多数是自身免疫紊乱引起,也可能有某些巧合。

1.重症肌无力　重症肌无力是胸腺瘤患者最常伴随的疾病。30%～70%的患者伴有重症肌无力。而重症肌无力患者中有 10%～30%合并有胸腺瘤。发病年龄一般比单纯肌无力患者大 10～15 岁,比单纯胸腺瘤的平均发病年龄年轻一点。重症肌无力和胸腺瘤常同时出现,偶尔重症肌无力可在发现胸腺瘤以后若干年才出现,或者胸腺瘤切除术后数天或数年才出现。合并重症肌无力的胸腺瘤以混合型多见,其次为淋巴细胞型与上皮细胞型,梭形细胞型最少见。胸腺瘤可能有两种作用,一种是产生自家免疫反应,另一种是作为自身抗体能抑制自家免疫反应,如果切除了第一种反应的胸腺,有助于治疗重症肌无力,而切除了抑制自身免疫反应的胸腺瘤后,则产生或加重重症肌无力,KiMura 报道了 27 例切除胸腺瘤后出现了重症肌无力。胸腺瘤伴重症肌无力的预后较单纯胸腺瘤为好。其可能原因在于胸腺瘤伴重症肌无力易早期发现。

2.红细胞再生不良症　红细胞再生不良症是指贫血合并骨髓成红细胞减少及血中网织红细胞缺乏,约占 30%的患者同时合并血小板及白细胞减少,骨髓细胞和巨核细胞生成正常。文献报道 5%～7%的胸腺瘤可合并红细胞再生不良症,有红细胞再生不良症的患者却有近半数合并胸腺瘤。合并红细胞再生不良症的机制尚不完全清楚。可能与免疫抑制有关,Jepson 和 Vas(1974)提出证据表明:胸腺瘤患者血清中发现 IgG 抗体,IgG 抗体抑制红细胞生成素和抑制血红蛋白合成。Beard(1978)报道:这类胸腺瘤患者的病理类型约 70%为非浸润型的梭形上皮细胞型。切除肿瘤后,贫血症状可明显改善,但是比单纯的胸腺瘤预后差。

3.低丙种球蛋白血症　临床表现为反复感染、腹泻、肺炎、淋巴结炎、过敏反应延迟等。Good(1954)首先报道胸腺瘤合并低丙种球蛋白血症,其发现约 10%患有丙种球蛋白不足的患者常合并胸腺瘤(特别是梭形上皮细胞型胸腺瘤)。Wald－Man(1975)报道此类患者多见于老年人,主要是因为胸腺瘤患者中存在抑制丙种球蛋白合成的抑制因子 T 细胞。但是大多数此类患者循环血中 T 细胞数测定仍在正常范围,体外免疫学试验也在正常范围。并通过临床观察,认为切除胸腺瘤对改善低丙种球蛋白血症并不起作用,预后较差。

4.系统性红斑狼疮 胸腺瘤伴发系统性红斑狼疮较为少见,Maggi(1991)报道214例胸腺瘤患者中,有2.5%的患者伴发系统性红斑狼疮,胸腺瘤切除对系统性红斑狼疮亦无明显改善。Ver—ley(1985)报道的200病例中发现1.5%胸腺瘤患者合并系统性红斑狼疮。临床观察认为胸腺瘤切除对其没有影响。此类患者的预后差。

5.库欣综合征 除胸腺瘤外还见于肺燕麦细胞癌、支气管和胃的类癌、胰腺癌和甲状腺样癌等。它们的提取液中,都证实含有促肾上腺皮质激素(ACTH)。有人用放射性免疫测定法证实,上皮细胞型胸腺瘤 ACTH 的含量颇高,电子显微镜下也证实瘤细胞内含有分泌颗粒。

6.伴发其他器官的肿瘤 胸腺瘤患者较正常人易发生其他脏器的肿瘤,其中的机制尚不清楚。Lewis(1987年)总结了 Mayo 医学中心胸腺瘤患者的复诊资料,发现17%的胸腺瘤患者又发生了其他器官的肿瘤。肿瘤的发生一般在术后,但也有在发现胸腺瘤之前。提示早期行胸腺切除术,可能有助于预防胸腺以外的肿瘤发生。

五、临床分期

根据1993年山川洋石建议,胸腺瘤上皮细胞型的 TNM 分期为:

T 肿瘤及外侵情况:

T_1:肉眼包膜完整,镜检无包膜浸润。

T_2:肉眼肿瘤粘连或侵犯周围脂肪组织或纵隔胸膜,镜检侵犯包膜。

T_3:肿瘤侵犯周围器官,如心包、大血管和肺等。

T_4:胸膜和心包扩散。

N 淋巴结转移情况:

N_0:无淋巴结转移。

N_1:纵隔淋巴结转移。

N_2:前纵隔与胸内淋巴结同时转移。

N_3:锁骨上淋巴结转移。

M 远处转移情况:

M_0:无血行转移。

M_1:血行转移,胸外淋巴结转移。

Ⅰ期:$T_1 N_0 M_0$

Ⅱ期:$T_2 N_0 M_0$

Ⅲ期:$T_3 N_0 M_0$

Ⅳa 期:任何 $TN_{1\sim3}M_0$

Ⅳb 期:任何 TM_1

六、诊断

胸腺瘤通常表现为前上纵隔肿块,它可在患者常规体检拍 X 线胸片时发现或因它们引起

73

胸廓结构移位而出现症状时被发现,如咳嗽、呼吸困难、心悸及胸骨下和肩胛间剧痛。伴瘤症状的多样性(如重症肌无力、单纯红细胞系发育不全、低丙种球蛋白血症等)可预示胸腺瘤的存在。胸腺瘤极少发生在异常部位,如后纵隔、肺实质及颈部。异位现象与胸腺胚胎期发育缺陷有关。重症肌无力对诊断胸腺瘤有决定性的意义。血液系统检查也能帮助查明前纵隔肿瘤的性质。某些胸腺瘤,由于组织学表现不是特别典型,必须与前纵隔的其他肿瘤相鉴别,如血管外皮细胞瘤、纤维组织细胞瘤和纵隔内转移性腺瘤。免疫组化组织染色技术可以帮助鉴别,因为胸腺瘤上皮细胞有特殊的标记物,其阳性发生率为:细胞角蛋白 100%,胸腺素 β-3 为 89%,胸腺素 α-1 为 80%,Th-3 小鼠胸腺营养细胞 78%,Leu-7 为 67%,人胸腺皮质上皮细胞(UH-1)60%。

(一)胸腺瘤良恶性的判断标准

关于胸腺瘤良恶性的判断标准,历来学者说法不一。其原因:①胸腺瘤即使为良性,其包膜完整,但手术切除后仍有复发。因此,部分学者认为所有胸腺瘤均应作为潜在恶性或低度恶性来处理。②手术时明确发现胸腺瘤包膜被浸润或部分浸润至肺及心包,但术后病理检查仍有 $5.5\%\sim16\%$ 的病例在光镜下未见肿瘤包膜浸润,且有 $4\%\sim8\%$ 的病例仍有长期生存的报道。因此说明浸润与非浸润的界限在某些情况下不易准确判断。

因此,目前大多数学者的观点认为胸腺瘤的良恶性诊断无法单纯依靠病理组织学诊断来确定,须结合术中肿瘤包膜有无浸润、邻近器官及胸膜有无被侵犯、淋巴结有无转移来综合判断。胸腺瘤的大体形态特征中,最重要是肿瘤的包膜是否完整以及肿瘤是否侵及邻近的正常器官。许多文献报道,在所有胸腺瘤中,良性胸腺瘤(包膜完整的非浸润型胸腺瘤)所占的比例是 $40\%\sim70\%$。偶尔,这些包膜完整的非浸润型胸腺瘤,显微镜下却发现肿瘤细胞已经浸润到包膜或包膜外,这类胸腺瘤应归为恶性浸润型胸腺瘤。包膜完整的胸腺瘤,甚至显微镜下包膜无肿瘤细胞浸润的胸腺瘤也有较低的术后肿瘤局部复发率。因此,即使是非浸润型的良性胸腺瘤也具有潜在的恶性特征。胸腺瘤周围浸润生长的比率为 $30\%\sim60\%$。不管瘤组织在显微镜下表现如何或细胞结构如何,只要肿瘤出现浸润性生长,就应归为恶性肿瘤。事实上,在浸润型胸腺瘤中,除个别病例胸腺上皮细胞非典型外,绝大多数肿瘤细胞均为良性表现。胸腺瘤浸润到纵隔胸膜、心包、肺、淋巴结、大血管、神经以及胸壁中,必须在显微镜下得到证实,才能肯定为恶性。

少数胸腺瘤肉眼看与邻近器官发生粘连,但显微镜下却没有恶性浸润表现。这种情况,应归为良性非浸润型胸腺瘤。然而,这类胸腺瘤同包膜完整而与邻近器官无粘连的胸腺瘤相比较,其长期生存率要差。绝大多数胸腺瘤都是向邻近器官浸润,但也有胸腔内远处转移者。浸润到膈肌的胸腺瘤也可以穿透膈肌到更远的区域,上腹部 CT 扫描,可帮助诊断。胸腔以外的远处转移,如骨骼、肝脏、中枢神经系统、腋窝和锁骨上淋巴结,其发生率为 $3\%\sim7\%$。

林震琼(1992)提出:须特别警惕肿瘤因炎症粘连而错判为浸润性表现,认为其发生率可高达 21.5%,因而提醒临床医师需十分重视术中冷冻切片检查及术后病理组织学报道,以便对胸腺瘤的良恶性质及患者术后综合治疗与预后作出较为准确的判断。

Maggi(1991)和 Kornstein(1988)也强调指出:$30\%\sim60\%$ 的胸腺瘤的病例中,尽管其肿瘤病灶大小不一,尽管肿瘤瘤体镜下细胞结构无法找到恶性依据,但只要在显微镜检下找到肿瘤对邻近结构肿瘤外侵的依据,则其胸腺瘤应明确诊断为恶性。若外科医师在手术中认为肿瘤外侵,但在显微镜下找不到外侵的依据,此种损害仍应视为良性。其预后虽不及真正术中及镜下均未见肿瘤外侵的良性胸腺瘤(即ⅠA期胸腺瘤),但与恶性胸腺瘤相比预后要相对乐观得多。

（二）实验室检查

血清乙酰胆碱酯酶抗体、甲胎蛋白(AFP)和β－绒毛膜促性腺激素(β－hCG)检查对于胸腺瘤鉴别判断有一定价值,特异性不高。

（三）其他辅助检查

1.胸部X线检查　标准的后前位与侧位胸片是诊断大多数胸腺瘤的是简单有效的检查方法。肿块阴影主要位于前纵隔或前上纵隔,可以位于胸廓的正中间,但大多数情况下是偏向一侧的。后前位胸片常显示为圆形、卵圆形或浅分叶状,位于心影的上部,靠近心脏与大血管连接处。

约10％可出现钙化影,常为散在或无定形钙化表现。若为周边曲线钙化影,提示肿瘤为良性;不规则的散在钙化,则可能为良性,也可能为恶性。胸片中一般无气管移位,除非大的浸润性胸腺瘤可造成气管移位。

侧位胸片肿瘤多位于前纵隔。常显示上宽下窄的舌状阴影,这一实质性阴影使得前心窗变得不透明,块影边缘常模糊而不清晰。在患有小型胸腺瘤的患者中侧位胸片常常是显示损害存在的唯一角度。

2.胸部CT　有助于确定胸腺瘤的范围,不仅可以检出体积微小(5mm以上病灶)、X线检查不易发现的胸腺瘤体的存在;同时通过增强CT显示肿块是否侵犯或压迫上腔静脉、升主动脉、气管,显示心包、胸腔有无少量积液,以纵隔及肺内有无微小转移灶等X线胸片无法显示的情况。一般情况下,胸腺瘤为软组织密度,CT值在40HU以上。静脉注射造影剂后,可见中度或均匀增强。肿瘤呈囊性变时,CT值为15HU左右。胸部CT可清晰地显示瘤体有无钙化及钙化程度与范围。所有侵入性胸腺瘤的患者应进行上腹部CT扫描,以检测有无膈下转移性扩散。

3.磁共振成像(MRI)　对于了解大血管受累与否价值较大。通常的MRI检查,胸腺瘤常显示为位于前纵隔或前上纵隔的圆形、卵圆形或分叶状肿块表现,MRI为均匀性,中等强度MR信号区。当瘤体出现液化坏死时,可表现为不规则的高低MR信号区。Sakai(1992)报告MRI显示不纯的高强度表像和分叶状的内部结构的发现表明存在一种浸润性的恶性胸腺瘤。

4.活组织检查　包括细针穿刺、纵隔镜、前纵隔切开术、电视胸腔镜手术等,因该检查创伤较大,且破坏肿瘤包膜完整性,影响手术效果,故单纯为明确诊断时很少采用。适应证为:①前纵隔的实质性肿块与前纵隔内其他恶性肿瘤无法鉴别(如恶性淋巴细胞瘤、恶性生殖细胞肿瘤、转移性肺癌等)。②术前判断已无法完整切除肿瘤,须通过活组织检查做出非手术的完整的治疗方案。

七、鉴别诊断

1.胸内甲状腺肿　除少数先天性迷走甲状腺外,一般是指后天性胸骨后甲状腺肿,是由颈部甲状腺肿向下延伸至前上纵隔所致。胸内甲状腺肿的特点是：

(1)患者年龄常为中年女性居多。

(2)颈部可扪及肿大的甲状腺,随吞咽而活动。但由于其下极进入胸内,常不能被扪及。

(3)除个别伴甲亢症状外,多无临床症状。若胸内甲状腺肿的明显增大,则可出现程度不等的胸骨后不适、呼吸困难、呼气时喘鸣等。若一侧明显肿大,则可造成气管向对侧移位表现。

(4)X线表现为卵圆形或梭形块影,一般较致密而均匀,边界清晰,偶可见钙化影。块影常位于前上纵隔部位,较一般的胸腺瘤位置略高。

(5)核素^{131}I扫描可清晰显示其胸内之位置。

(6)颈胸部CT片示颈部甲状腺阴影与胸内肿块阴影相连成一体,无中断现象。

2.纵隔霍奇金淋巴瘤 发生在纵隔的霍奇金淋巴瘤几乎均为结节硬化型,过去称之为"肉芽肿性胸腺瘤"。目前,多数学者认为是发生在胸腺的霍奇金病。大约90%病例存在有前纵隔淋巴结受累,胸部X线片显示"前上纵隔块影"以及"上纵隔阴影明显增宽"。纵隔霍奇金淋巴瘤的特点是：

(1)发病年龄有2个高峰现象即10～20岁与50～70岁,但在我国、日本等地区以中年以上妇女多见。

(2)虽有近50%的患者仅有纵隔占位的症状与表现,但较多数患者常常伴有全身淋巴结肿大,以颈部、腋下、腹股沟等处多见。有文献报道,约70%的患者有颈部淋巴结被侵犯的表现。

(3)25%的患者常伴有临床症状,如发热、盗汗、体重下降、皮肤疼痛。

(4)17%～20%的患者在饮酒后20min,出现病变局部疼痛(又称"酒精瘙痒")。其症状可早于其他症状及X线表现。

(5)早期常可伴有轻度或中度贫血,少数患者可有轻度中性粒细胞增加。

(6)CT及X线检查常显示肿块边缘不规则,密度不均。70%患者在CT检查中可发现气管旁、肺门、隆突下等区域淋巴结被侵犯的表现。

(7)经皮颈部、腋下淋巴结活检是其确诊的常用方法。必要时,可行经颈部切口前纵隔切开活检。

(8)一旦确诊,放疗加化疗对该病的疗效十分乐观。

3.畸胎瘤 除发生在性腺外,纵隔也是其多发部位。绝大多数位于前纵隔,尤其是前下纵隔。位于后纵隔者仅为3%～8%。X线检查多为胸骨后方单发的块状阴影。畸胎瘤的特点是：

(1)常见于青壮年。

(2)良性畸胎瘤一般无明显症状,常在胸部X线检查时被发现。恶性者则可出现胸痛、刺激性咳嗽、呼吸困难等不适。

(3)若肿瘤破裂穿入气管或支气管,则可咳出囊内容物(豆渣样皮脂、毛发、牙齿等),若穿破纵隔胸膜则出现胸腔积液,若穿破心包则可造成心脏压塞。

(4)若肿瘤巨大并突入一侧胸腔,则会造成肺不张、上腔静脉综合征等。

（5）X线检查表现为块影密度均匀不一,含脂肪组织部位密度明显降低,部分囊壁可出现钙化,甚至可出现骨或牙齿之阴影。

（6）良性者肿瘤标志物检测为阴性,恶性者则可出现不同的阳性表现,如 AFP、LDH、CAH－S 等,若含神经成分,则 S－100 蛋白阳性,若含平滑肌肉瘤成分则肌球蛋白阳性,若含鳞、腺癌成分,则角蛋白染色阳性。

4.胸腺组织增生　可以认为是胸腺的瘤样改变,较为少见。主要发生在青少年,甚至婴幼儿。其特点是:

（1）胸腺增生随着其增生性改变形态与位置都可发生显著改变,一般常可突至一侧胸腔或下纵隔,而误认为纵隔畸胎瘤,若向两侧胸腔突入则常被误诊为纵隔淋巴结核。

（2）增生的胸腺压迫气管、支气管可引起肺不张、肺炎等,引发发热、贫血等,常可被误诊为恶性淋巴瘤。

（3）当临床诊断怀疑为胸腺增生时,可行"激素试验"（口服泼尼松,每天 1.5mg,连续 1～2 周）。大多数病例给药 1 周后,增生的胸腺开始缩小。复查胸片,阴影明显缩小则可诊断为胸腺增生。从而避免不必要的手术探查。初向阳（1992）报道有 4 例小儿胸腺增生,其中 3 例术前误诊为纵隔肿瘤或纵隔淋巴结核而行手术治疗。

常见的需要与胸腺瘤鉴别的病变包括畸胎瘤和升主动脉瘤。畸胎瘤常发生在中青年,人群可无症状,或有反复发作的肺部感染,有时有咳出毛发或油脂样物的病史,X线检查肿块内可有牙齿或骨骼钙化影,囊性畸胎瘤经超声波检查予以确定。将升主动脉瘤误诊断为胸腺瘤常有发生。在胸部侧位相升主动脉瘤呈梭形成圆形阴影,沿自左心室,胸透可见肿块呈膨胀性搏动,听诊可闻及杂音,二维超声检查可发现升主动脉扩张,彩色多普照勒检查可见湍流频谱,胸部 CT 像可显示升主动脉局限性瘤样扩张,诊断有困难时可行升主动脉造影。

5.良性的胸腺瘤跟恶性的胸腺瘤　在胸腺瘤中 70%～80% 的是良性的,其包膜完整,对周围组织不具侵袭性。恶性胸腺瘤分为侵袭性胸腺瘤和胸腺癌两种类型。胸腺瘤生物学特征对疾病的治疗方案及疾病预后有重大意义,然而胸腺瘤的良、恶性在病理组织切片上很难区分,但 CT 在观察胸腺的生长方式及其累及区域均可达到满意效果。

（1）非侵袭性胸腺瘤 CT 表现:胸腺瘤 CT 表现为肿瘤边缘清晰,平扫、增强扫描可见完整的包膜,周围脂肪无浸润索条影,无远处器官转移。部分病例因瘤体较大而导致气管、食管受压移位。

（2）侵袭性胸腺瘤 CT 表现:侵袭性胸腺瘤除均表现为纵隔肿块外,还合并有其他侵袭征象:

①纵隔胸膜受累:在 CT 表现上为瘤体邻近胸膜不规则增厚,呈凸凹不平状。据报道,有 2 例术中所见及术后病理均有胸膜受累表现的病例在 CT 上未见明显征象。

②瘤体邻近心包受累和通过种植播散而致心包积液。

③胸膜种植:可表现为胸膜有小结节状软组织密度影,同时还可以合并有不等量的胸腔积液。

④肿瘤侵及大血管:可表现为肿瘤邻近血管如肺动脉、上腔静脉、升主动脉形态受压变形,增强扫描时见血管壁有受侵征象。

⑤胸腔受侵表现为胸腔积液。

八、治疗

胸腺瘤的治疗方法包括手术切除,放疗和化学药物治疗。预测胸腺瘤的变化行为最重要的因素是肿瘤有无包膜。具备完整被膜且尚未密集地粘连于纵隔结构的异常新生物中有85%～90%的病例可通过外科手术切除而得到治疗。相反,那些侵入相邻软组织、肺部、大动脉外膜或心包的胸腺瘤在术后若不进行辅助性治疗则很有可能复发。目前倾向采用以手术切除为主的综合治疗方案。

(一)外科手术治疗

胸腺瘤应争取手术治疗,外科手术切除尤其是扩大胸腺切除术是目前国内外学者公认的治疗胸腺瘤之首选治疗方法。也是胸腺瘤综合治疗的关键。

1.手术指征

(1)包膜完整的胸腺瘤。

(2)肿瘤外侵及周围组织(纵隔、胸膜、心包)但能整块切除者。

(3)肿瘤侵及部分肺叶、左无名静脉、部分主动脉外膜,部分上腔静脉壁及一侧膈神经等周围器官者,尚能完整或姑息性切除者。

(4)肿瘤明显外侵伴上腔静脉综合征,在肿瘤切除同时能行上腔静脉人造血管移植者。

(5)胸腺瘤伴重症肌无力者。

(6)巨大肿瘤化疗或放疗后相对缩小,术前判断尚能完整切除者。

(7)肿瘤巨大及压迫症状严重,术前判断虽不能完整切除肿瘤,但行姑息性切除尚能明显缓解压迫症状者。

2.手术切口选择

(1)胸骨正中切口:由于胸腺瘤绝大多数位于前上纵隔,因此该切口是手术治疗胸腺瘤的切口,其优点在于:①充分暴露整个前纵隔,便于施行扩大胸腺切除术。②便于大血管的显露,尤其是对胸腺后方的左无名静脉、右侧后方的上腔静脉的解剖分离。一旦术中大血管意外损伤,在此切口暴露下,便于迅速控制处理,使手术安全可靠。③便于前肺门的显露。在肿瘤外侵前肺门的情况下,便于解剖分离肺动静脉,从而避免不必要的肺叶切除。

(2)胸骨正中切口联合单侧胸前外侧切口(即侧T形切口):肿瘤体积巨大,且同时侵犯肺、上腔静脉等重要器官,需要手术切除肿瘤同时切除一叶或一侧肺,或同时行上腔静脉切除、人造血管重建术时,此切口有其明显的优点:①使一侧肺更清晰暴露在术野中,便于全肺或肺叶切除,有效避免术中肺动、静脉的意外损伤。②便于上腔静脉整体显露,从而使上腔静脉切除、人造血管移植术在充分暴露的术野内顺利进行。③巨大肿瘤若同时伴壁胸膜转移,此切口便于同时行胸膜剥离术。

(3)胸后外侧切口:对于肿瘤偏向一侧中纵隔且瘤体较大的胸腺瘤可考虑选择胸后外侧切口。但术中须特别注意无名静脉的保护,切忌误伤。另此切口也不利于前纵隔脂肪组织(即内含散在的胸腺集合组织)的清扫。

(4)双胸横切口:Patterson(1992)建议对瘤体巨大的中线位胸腺瘤采用双侧第4前肋间

隙切开,胸骨横断的切开术。使得整个前纵隔和两个胸腔间隙都充分得以暴露。但由于此切口创伤较大,一般不要轻易使用。

3.手术切除原则

(1)不论肿瘤瘤体大小及外侵的程度,原则上都要行扩大胸腺切除术,以最大限度地减少肿瘤复发。

扩大切除的范围一般是指将肿瘤、胸腺和前纵隔的脂肪组织一并整块切除。通常手术操作从膈肌水平由下而上沿心包和纵隔胸膜面解剖清扫所有的前纵隔脂肪组织,两侧达膈神经,上达甲状腺下极。尤其注意清扫左右无名静脉、主动脉、上腔静脉周围的软组织。从而有效保证所有可能存在于脂肪组织的胸腺集合组织或异位胸腺一并清除。

(2)当肿瘤侵犯心包或与心包粘连紧密时,应及时打开心包腔,切除所有受累及的心包。使手术操作既方便快捷又使病灶的清扫彻底可靠。

(3)当肿瘤外侵至无名静脉或与其紧密粘连时,左无名静脉可以结扎切断,术后一般无明显影响。

(4)当肿瘤侵及部分上腔静脉时,在肿瘤切除的同时可行上腔静脉部分侧壁切除修补术,通常修补材料为心包、自体大隐静脉、聚四氟乙烯血管补片、Teflon血管补片等。当上腔静脉被肿瘤完全包绕,可同时行肿瘤及受侵上腔静脉切除,并行上腔静脉人造血管搭桥重建术(无名静脉与右心房搭桥术,无名静脉与心包内上腔静脉搭桥术等多种术式)。

(5)当肿瘤直接外侵,累及一侧肺时,在患者心肺功能允许的情况下,可在肿瘤切除的同时行肺叶或全肺切除。以达到最大限度地完整切除病灶的手术目的。

(6)若肿瘤明确侵犯主动脉壁时,则可行肿瘤姑息性切除术。在主动脉壁的残留病灶可行局部处理(电灼、氩气烧灼、苯酚烧灼),然后放置金属夹标记物,待术后加行局部治疗。

(7)若肿瘤巨大,外侵严重,根本无法完整切除时,可考虑行姑息性减状手术。即最大限度地切除病灶,残留病灶在局部处理后放置金属夹标记物待术后局部放疗。但有的学者认为此种情况只需行活检以确定病理类型,其治疗只能依靠术后的放疗与化疗。若放疗或化疗肿瘤显著缩小,则可考虑再次手术切除。

(二)放射治疗

由于胸腺肿瘤的细胞对放射线较为敏感,因此放射治疗在胸腺瘤的治疗中占有相当重要的地位。

1.放疗指征

(1)对浸润型胸腺瘤,无论手术切除是否完整,术后一律应给予放疗。

(2)对于非浸润型胸腺瘤(即Ⅰ期良性胸腺瘤)多数学者主张术后不需给予放疗,仅须密切观察随访。但也有学者认为即使Ⅰ期胸腺瘤,术后也应补加放疗。

(3)晚期胸腺瘤即包括胸内转移、心包内转移、胸膜肺转移等。只要患者状况尚可,均应积极地给予局部放疗。包括对已有转移存在的锁骨上淋巴结区域的放疗。

(4)对肿瘤体积大或合并上腔静脉梗阻患者可行术前放疗。当瘤体缩小后再选择手术切除。并有防止术中胸膜转移的作用。

(5)在有条件的医疗单位,提倡对手术残留病灶或术中无法切除的巨大病灶行术中放疗。

2.放疗的范围及剂量

(1)恶性胸腺瘤即使完整切除,术后也须行纵隔和全术野辅助放疗,剂量约 40Gy/4 周。但有学者主张:对淋巴细胞型给予 50Gy/5 周;上皮细胞型或混合型则给予每 6～7 周 60～70Gy;胸腺瘤伴重症肌无力则 1 次 200cGy,每周 5 次,总量达 30～40Gy 时,须及时缩小肺野,避免放射性肺炎发生。

(2)术中残留病灶,其放射范围要超过病灶 1cm(包括胸腺肿瘤和可能被浸润的组织和器官)。对已明确为心包内转移,应先给予全纵隔、全心包放疗(30～35Gy/3～3.5 周),局部瘤床加量。对胸膜或肺转移灶也局部加量。

(3)术中放疗,对手术已完整切除的瘤床一次性放疗 20Gy;对手术有残留病灶,则一次性剂量为 25Gy;对巨大病灶无法切除者,一次剂量可达 25～30Gy。

上述后两种病情者,术后休息 3～4 周后再行术后纵隔区放疗,剂量为 30～40Gy。个别者也可追加剂量至 60～70Gy。

加用核素治疗以补足放射剂量,又不加重正常组织的照射量。其中有^{125}I 在术中置于残瘤病灶区域行组织间放疗;^{32}P 治疗转移性胸腔积液(即^{32}P 15ml 稀释于 150ml 生理盐水中,注入胸腔)。

(三)化学药物治疗

随着以顺铂为主的化疗方案不断发展,不少学者陆续报道了化疗Ⅲ期、Ⅳ期胸腺瘤的个案报告,取得一定疗效。

1.化疗适应证

(1)ⅡB 及Ⅲ期恶性胸腺瘤姑息性切除,其残瘤病灶在局部放疗后应加用全身化疗。

(2)ⅣB 期恶性胸腺瘤因心包内、壁层胸膜广泛转移或远处器官转移,首选治疗只能是全身化疗加局部肿瘤病灶放疗。

(3)恶性胸腺瘤在分别进行手术切除及术野放疗后,若再次出现胸膜或远处器官转移者。

(4)Ⅲ、ⅣA 期浸润型胸腺瘤先行全身化疗,待部分缓解后,再行手术治疗和术后放疗。

2.常用化疗方案的选择

(1)DDP 方案:①DDP 120mg/m²,每 3 周 1 次为 1 疗程,连续 6～8 疗程。②DDP 4～10mg/m²,用 5d,4 周 1 次为 1 疗程,连续 4～6 疗程。

(2)DDP＋Pred 方案:DDP 100mg/m²,第 1 天;Pred 40mg/m²,第 1～5 天。3 周 1 次为 1 疗程,连续 4～6 疗程。

(3)CAOP 方案:Rea 等(1993)报道,对 16 例Ⅲ期和ⅣB 期浸润型胸腺瘤首先给予 4 天疗程化疗(CAOP 方案),EP:DDP 50mg/m²,第 1 天;羟基红霉素 40mg/m²,第 1 天;长春新碱(VCR)0.6mg/m²,第 3 天;环磷酰胺(CTX)700mg/m²,第 4 天。3 周重复 1 疗程,共 4～6 疗程。

第三章　乳腺肿瘤

第一节　乳腺纤维腺瘤

乳腺纤维腺瘤(fibroadenoma of breast)是由纤维组织和上皮组织异常增生所致的良性肿瘤。是青年女性中最常见的乳腺良性肿瘤,约占乳腺良性肿瘤的3/4,多发生在卵巢处于功能活跃时期的20~35岁青年女性,绝经后女性少见。

一、病因及病理

乳腺纤维腺瘤的发生与机体雌激素水平过高及局部乳腺组织对内分泌激素(雌激素)反应过于敏感有关,故常伴有乳腺小叶的其他增生性变化。大体观察:肿瘤多呈圆形或椭圆形,有完整包膜。直径约1~3cm,也可大于10cm。表面光滑、结节状、中等硬度、质韧、与周围乳腺组织分界清楚。切面质地均匀,灰白或淡粉色,稍外突。当其上皮成分丰富时,切面呈淡粉红色,质地偏软。镜下观察:根据肿瘤中纤维组织和腺管结构之间的关系,一般将乳腺纤维腺瘤病理类型分为以下五型:①向管型(管内型):主要为腺管上皮下结缔组织增生形成的肿瘤,上皮下平滑肌组织也参与肿瘤的形成,但无弹性纤维成分。②围管型(管周型):病变主要为腺管周围弹力纤维层外的管周结缔组织增生,弹力纤维参与肿瘤形成,但无平滑肌成分,亦不成黏液变性。③混合型:同时存在向管型及围管型两种病变者。④囊性增生型:腺管上皮和上皮下或弹力层外结缔组织增生而形成。⑤分叶型:基本结构似向管型纤维腺瘤,上皮下纤维组织从多点突入高度扩张的管腔,但不完全充满,因此无论用肉眼观察及镜下检查均呈明显分叶状。

二、临床表现

患者常无意中发现乳房肿块,无疼痛、压痛及乳头异常分泌物。肿块好发于乳腺外上象限。常为单发,亦有多发者。肿块多成圆形、卵圆形或扁形,表面光滑,质地坚韧,边界清楚,与表皮或胸肌无粘连,活动度大,触之有滑动感。腋下淋巴结无肿大。肿瘤增长速度很慢,数年或数十余年无变化。如果静止多年后肿瘤突然迅速增大,出现疼痛及腋窝淋巴结肿大,要高度怀疑恶变。根据肿瘤临床表现又可分为:①普通型纤维腺瘤:此型最多见,瘤体小,生长缓慢,一般在3cm以下。可发生于乳腺各个部位,以外上象限为主。大多为单发,也可多发。②巨纤维腺瘤:此型多见于青春期和40岁以上女性。特点是生长迅速,短时间可占据整个乳房。肿块直径一般超过 5cm,最大可达 20cm,边界清,表面光滑,活动度良好,与表皮无粘连。乳房皮肤紧张,发红。③青春型纤维腺瘤:临床上较少见。发病于月经初潮前,在初潮后数月及 1～2 年瘤体迅速增大,病程约 1 年瘤体即可占满全乳房,肿块最大径为 1～13cm。由于瘤体快速膨胀生长,使乳房皮肤高度紧张,致使乳房表浅静脉曲张,此体征易被误诊为恶性肿瘤。

三、诊断

有典型的临床表现,并结合辅助检查即可作出诊断。辅助检查主要为:①乳腺彩超:瘤体多为圆形或卵圆形暗区,边界清晰,形态规则,包膜回声完整,呈均匀的中低回升。彩色多普勒表现为以周边性为主的血流信号,体积较大者,血流信号较丰富。频谱多普勒表现为 RI≤0.7 作为纤维腺瘤的诊断标准(见图 3－1)。②乳腺钼靶 X 线摄影:X 线下肿块表现为等密度,边缘光滑,边界清楚的肿块,有时伴有良性钙化灶,但比较少见。③针吸细胞学检测:针感介于韧与脆之间,针吸细胞量较多。涂片常见三种成分:导管上皮细胞片段、裸核细胞和间质细胞片段,诊断符合率达 90%以上。

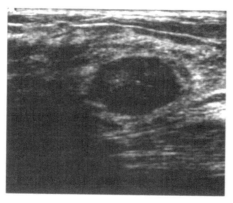

图 3－1 纤维腺瘤超声影像

四、鉴别诊断

1.乳腺囊性增生病 好发于 30～50 岁的女性。表现为单侧或双侧乳腺腺体增厚,肿块以双侧多发者较为常见,可呈结节状、片块状或颗粒状。肿块常有明显压痛,双侧或单侧乳房疼痛,且与月经有明显关系。经前整个乳房常有胀感,经后可缓解。必要时可行有关辅助检查予以鉴别,如钼靶 X 线摄片等。病理检查可确诊。

2.乳腺癌 乳癌肿块可呈圆形、卵圆形或不规则形,质地较硬,表面欠光滑,活动度差,易与皮肤及周围组织发生粘连,肿块生长迅速,同侧腋窝淋巴结常有肿大。乳癌肿块介于 0.5～1.0cm 时,临床酷似纤维腺瘤。如发现肿瘤与表皮或深部组织有部分粘连者,应首先考虑乳腺癌。必要时行针吸细胞学检查及病理检查可提供组织学证据进行鉴别。

3.乳腺囊肿 多见于绝经前后的中老年女性。乳腺囊肿的肿块较纤维腺瘤有囊性感,活动度不似纤维腺瘤那样大。此外,可行肿块穿刺予以鉴别,腺瘤为实性肿块,无液体,而囊肿则可抽出乳汁样或浆液性的液体。

五、治疗

1. 药物治疗 药物治疗纤维腺瘤效果不好。因此临床主张:"一旦确诊,均应手术"的治疗原则。未婚女性一旦发现此病,应在婚前,至少妊娠前切除肿瘤。孕后发现肿瘤,可在妊娠3~4月时切除肿瘤。乳腺纤维腺瘤虽属良性肿瘤,但少数也有恶变可能,因此术后均应将切除的组织标本送病理检查,以明确肿块性质。

2. 开放手术 多采用以乳头为中心的放射状切口,不致损伤乳管;切口应尽量小而美观,使愈合后的瘢痕能缩小到最小程度。当肿瘤位于乳晕旁时,可在乳晕边缘作一弧形切口。当肿瘤位置较深、较大或多发时,可在乳腺下方作弧形切口,经乳腺后间隙切除肿瘤。由于该病有时包膜不完整,应作包括肿瘤及其周围至少0.5cm正常组织在内的局部切除术。

3. 超声引导下Mammotome微创旋切术 适用于小于2.5cm的乳腺良性肿物以及病理性质不明、需要进行切除活检的乳房肿物。对可疑乳腺癌患者可进行活检,但应避免行肿块旋切手术。有出血倾向、血管瘤及糖尿病患者为手术的禁忌证。对于肿块较大且血流丰富以及肿块位于乳晕且直径>2.5cm的患者,仍然选择外科手术传统切除。与传统手术相比,超声引导下的Mammotome微创旋切术的优点有:①精确定位,准确切除病灶:传统手术方式为凭手感盲切,Mammotome微创旋切术在高频B超精确定位下完整切除病灶,其过程为实时监控,因此其精确度较高。②切口微小,美容效果好:传统开放手术,切口较多、术后瘢痕明显。Mammotome微创旋切术手术切口只有3~5mm,无须缝合、不留瘢痕。而且同一侧乳房多个病灶,可以通过一个切口切除,避免了切开皮肤、皮下组织和正常腺体。机体组织损伤小,恢复快。

六、预后

纤维腺瘤经手术切除,多可治愈。但由于致病的内分泌因素(雌激素)持续存在,少数患者在术后可在同侧或对侧乳房中复发。极个别患者可在原肿瘤切除的瘢痕处发生复发。如有多次复发者,应提高警惕,以免发生恶变。

第二节 乳腺导管内乳头状瘤

乳腺导管内乳头状瘤(breast intraductal papilloma)是发生于乳腺导管上皮的良性肿瘤,大多发生在乳晕下方的输乳管内,肉眼可见导管内壁有米粒大小的乳头状结节突入管腔。其瘤体较小,直径仅数毫米,带蒂及绒毛,瘤体血管丰富,易出血。根据其病灶的多少及发生部位可将其分为单发性、大导管内乳头状瘤和多发性、中小导管内乳头状瘤,共两种类型。前者源于输乳管的壶腹部内,多为单发,位于乳晕下区,恶变者较少见;后者源于乳腺的末梢导管,常为多发,位于乳腺的周边区,此类较易发生恶变。此病发生于青春期后任何年龄的女性,以经产妇多见,尤其多发于40~50岁女性。本病有一定的恶变率。一般认为本病与雌激素的过度刺激有关。

一、病理改变

1. 大体形态　大导管内乳头状瘤类型的瘤体位于乳头或乳晕下的大导管内,肿瘤直径一般为 0.5~1.0cm,边界清楚,无纤维性包膜,多数为单发,少数可同时在几个大乳腺导管内发生,瘤体自导管腔内突出,由许多细小的树枝状或乳头状突起粘连在一起而形成"杨梅样"结节。结节常有粗细、长短不同的蒂,亦可无蒂。一般粗短的乳头状瘤纤维成分较多,切面呈灰白色,质韧。细长且顶端呈颗粒状鲜红的乳头状瘤,质脆,容易出血,易恶变。瘤体所在的部位导管扩张,内有浅黄色或咖啡的液体残留,有时可伴有黏液或血性液体。中小导管内乳头状瘤类型位于中小乳腺导管内,瘤体呈白色半透明小颗粒状,无蒂,附着于管壁上,质韧,上皮生长旺盛,属癌前病变,癌变率达 5%~10%。

2. 组织形态　由导管上皮细胞及间质增生形成的乳头状肿物突入由扩张导管围成的腔内,在以纤维组织和血管构成乳头的轴心外覆盖 1~2 层柱状上皮细胞。根据乳头状瘤细胞分化的程度及间质细胞的多少,可将其分为 3 种类型:①纤维型管内乳头状瘤:其特点为乳头粗短,间质内纤维组织层丰富,乳头的表面被覆的多为立方上皮或柱状上皮,也可为上皮与肌上皮双层细胞。细胞排列整齐,分化良好,无异形性。由于瘤体内纤维组织成分较多,故称纤维型管内乳头状瘤,是临床上较为常见的一种。②腺型管内乳头状瘤:导管增生的上皮细胞构成细小的乳头,反复分支,相互吻合形成不规则的腺样结构,间质内纤维组织较少,常呈细条索状夹杂在上皮细胞之间。③移行型管内乳头瘤:其特点为导管上皮高度增生,形成乳头,突入管腔。增生的上皮为立方或低柱状上皮细胞,细胞排列均匀一致,无异形性,排列类似移行上皮。

二、临床表现

乳腺导管内乳头状瘤以间歇性、自主性乳头溢液为主要临床表现,溢液可为黄色、暗棕色或血性液体。也可在挤压乳晕区或乳头时,从乳头溢出液体。部分患者在乳晕下方可触及小结节,质地较软,可推动。绝大多数为单侧乳房发病。①单发性大导管内乳头状瘤:该类型肿瘤组织比较脆弱,血管丰富,导管内积血积液,轻微的挤压即可引起出血或分泌铁锈色液体,这是本病呈血性溢液的最常见的原因。在乳晕下或乳晕边缘部位能触及到长约 1cm 的索状肿块,或扪及枣核大小结节,本病常为间歇性自发溢液,或挤压、碰撞后溢液。多数患者以发现内衣上留下棕黄色的污迹而就诊。当肿瘤阻塞大导管时,可有乳头、乳晕区胀痛,并发现乳晕下或乳晕附近小肿块,一旦积血、积液排出后,肿块即变小或消失,疼痛缓解,该症状可反复出现,此类型恶变较少见。②多发性、中小导管内乳头状瘤:此类型源于末梢乳腺导管,是由于中小导管内的腺上皮增生而形成。乳头溢液较少见。此时患者多无特殊不适感。体检时,约 2/3 的患者不能触及肿块,仅在压迫乳晕区附近某处时,可见血液或浆液血性液从乳头相应乳管溢出。1/3 的患者可扪及乳晕区小肿块,约 1~2cm 大小,圆形、质韧、光滑、活动度好,压迫该肿块时上述液体可溢出,随即肿块变小或消失。腋窝淋巴结通常不肿大。部分有溢液症状,溢液呈血样、黄色水样、咖啡样。本病恶变率可达 5%~10%,为癌前病变,诊断时应予以高度重视。

三、诊断

在乳晕下方或周边扪及一小肿块或结节,轻压时有血性或浆液性液体溢出,即可作出诊断。如未能扪及肿块,以示指尖围绕乳头按压乳晕区,如见到乳头乳腺导管口有溢液,也可作出诊断。部分病例虽可触及结节,但按压时乳头无溢液。乳腺 X 线钼靶摄影检查、乳腺导管造影可显示肿瘤所在部位及大小(见图 3-2)。乳腺导管内镜检查可以对乳管内乳头状病变作出明确诊断和定位,是乳头溢液病因诊断的有效方法。乳头溢液细胞学检查亦可明确诊断。凡发现乳头有血性溢液者,应先明确出血导管的部位和性质,再根据具体情况确定手术方案。术前准确定位是手术成功的关键。

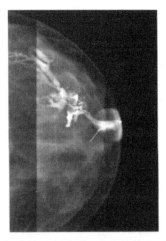

图 3-2　乳腺导管造影:乳晕后方导管呈囊柱状扩张,其内见充盈缺损(箭头)

四、鉴别诊断

1. 乳腺导管内乳头状癌　本病与乳腺导管内乳头状癌均可见到自发的、无痛性乳头血性溢液,均可扪及乳晕部肿块,且按压该肿块时可自乳管开口处溢出血性液体。由于两者的临床表现及形态学特征都非常相似,故两者的鉴别诊断十分困难。一般认为,乳腺导管内乳头状瘤的溢液可为血性,亦可为浆液血性或浆液性。而乳头状癌的溢液则以血性者为多见,且多为单侧单孔。乳头状瘤的肿块多位于乳晕区,质地较软,肿块一般不大于1cm,同侧腋窝淋巴结无肿大。而乳头状癌的肿块多位于乳晕区以外,质地硬,表面不光滑,活动度差,易与皮肤粘连,肿块一般大于1cm,同侧腋窝可见肿大的淋巴结。乳腺导管造影显示导管突然中断,断端呈光滑杯口状,近侧导管显示明显扩张,有时为圆形或卵圆形充盈缺损,导管柔软、光整者,多为导管内乳头状瘤;若发现断端不整齐,近侧导管轻度扩张、扭曲、排列紊乱、充盈缺损或完全性阻塞、导管失去自然柔软度而变得僵硬等情况时,则多为导管内癌。溢液涂片细胞学检查乳头状癌可找到癌细胞。最终确立诊断则以病理诊断为准,而且应做石蜡切片,避免因冰冻切片的局限性造成假阴性或假阳性结果。

2.乳腺导管扩张综合征　两者在溢液期均可以乳头溢液为主要症状,但导管扩张综合征常伴有先天性乳头凹陷,溢液多为双侧多孔,性状可呈水样、乳汁样、浆液样、脓血性或血性。乳头状瘤与导管扩张综合征在肿块期均可见到乳晕下肿块,但后者的肿块常较前者为大,且肿块形状不规则,质地硬韧,可与皮肤粘连,常发生红肿疼痛,后期可发生溃破和流脓。导管扩张综合征还可见患侧腋窝淋巴结肿大、压痛。乳腺导管造影显示导管突然中断,有规则的充盈缺损者,多为乳头状瘤。若较大导管呈明显扩张,导管粗细不均匀,失去正常规则的树枝状外形者,则多为导管扩张综合征。必要时可行肿块针吸细胞学检查或活组织病理检查。

五、治疗

手术治疗是本病的首选治疗方法。通常认为乳管内乳头状瘤属良性,但6%～8%的病例可发生恶变,尤其对起源于小乳管的乳头状瘤应警惕其恶变的可能。故患者应在早期手术治疗。对单发的乳管内乳头状瘤应切除病变的乳管系统。术前需正确定位,可先循乳头溢血口插入细探针,尔后沿探针切开乳管,寻找肿瘤,予以切除;或可经探针注入少许亚甲蓝注射液,然后依染色所示的乳管分布范围和方向作腺体的楔形切除,切除部位包括病变乳管及其周围组织。年龄较大的患者,可考虑行患乳单纯切除。切除标本应送常规病理检查,如有恶变应施行乳腺癌根治术。对年龄较大、乳管上皮增生活跃或渐变的患者,可行单纯乳房切除术。

六、预后

虽然导管内乳头状瘤是一种良性疾病,是否会发生恶变尚有争议,但在临床上确有发现,管内乳头状瘤无论发生于大、中、小导管内,都有一定的恶变几率。一般认为多发性导管乳头状瘤病理生物学特性倾向恶变,故称癌前病变。乳头状瘤癌变一般恶性度较低,生长缓慢,但因处理不当而致复发或转移,造成不良后果并不少见。因此,及早就诊、慎重采取治疗措施甚为重要。有少数患者,由于致病内环境存在,手术后仍可在其他导管内新生导管内乳头状瘤,应视为多发性而非原肿瘤复发。

第三节　乳腺其他良性肿瘤

一、乳腺脂肪瘤

乳腺脂肪瘤同身体其他部位脂肪瘤一样,其肿块较软,边界清楚,生长缓慢无特殊不适,极少恶变。

(一)临床表现

本病可发生于任何年龄,多见于40～60岁的女性,好发于脂肪丰富的肥大乳房内。本病发病率低,多为圆形、椭圆形,质地柔软,有分叶,直径多在5cm以下,也有达10cm者。根据肿瘤在乳房内位置不同分为:①乳房皮下脂肪瘤。②乳房内脂肪瘤。③乳腺外脂肪瘤。

（二）病理改变

1.大体所见　肿物质地软,有完整包膜,呈结节状或分叶状,形态不规则,多为圆形或椭圆形,瘤组织与正常乳腺内脂肪极为相似。其颜色较正常脂肪色偏黄。脂肪瘤组织有包膜与乳房皮下脂肪组织及乳房脂肪小叶不同。

2.镜下　瘤体由分化良好的成熟脂肪组织所构成。有时混有少许幼稚的脂肪细胞,细胞核小且位于细胞中央,细胞质内充有丰富的脂滴,瘤细胞间有少许纤维组织及小血管。根据肿瘤组织的所含成分,乳房脂肪瘤可分为:乳腺单纯性脂肪瘤、乳腺内血管型脂肪瘤、乳腺纤维型脂肪瘤、乳腺腺脂肪瘤,共五种。

（三）X线表现

可行X光照片鉴别肿瘤的性质。恶性者,在肿块周围有毛刷状阴影出现,良性则无此现象。脂肪瘤的X射线表现为边界清楚、密度较低的肿块阴影,呈圆形或卵圆形,也有呈分叶状的。有时病变位居皮下,其密度与脂肪组织相似,因此往往不能在X片上显示。位居乳房内的脂肪瘤,可显示乳腺内占位性病变。边缘呈现薄层纤维脂肪包膜的透亮带,将邻近的乳腺条索状结缔组织推开,以此作为诊断参考。

（四）治疗

乳房的脂肪瘤,与其他部位的脂肪瘤一样,为良性肿瘤,很少发生恶变,且生长缓慢,对机体的危害不大。若瘤体不大,无须处理。对于乳腺间脂肪瘤,因手术探查遇到本病可随即摘除。位于乳房后的脂肪瘤,如诊断清楚,瘤体又不大,不影响其乳房功能者,不必手术。而对瘤体较大,明显压迫周围组织,甚至影响乳腺功能者,或继发癌变者,以手术切除为原则。

二、乳房血管瘤

乳房血管瘤发生在乳腺的很少,主要见于乳房皮肤或皮下,病变处皮肤呈青紫色,或皮肤正常少有隆起,以及皮肤的毛细血管样红色小结节。可单发也可多发,肿物大小、深浅不定,没有包膜,质地柔软有弹性可以压平。无明显症状。血管瘤大多数为先天性,生长缓慢,很少有恶变。病因与雌激素增高有关。发生在乳腺上的血管瘤,依其组织结构、形态特点可分为:毛细血管瘤和海绵状血管瘤。根据临床症状和体征诊断本病不难。

（一）乳房毛细血管型血管瘤

1.临床表现　毛细血管型血管瘤又称莓状痣。是一种良性自限性病变,可发展为海绵状血管瘤。呈鲜红色,高出皮表,也可为紫红色或青紫色,界限清楚,表面为细颗粒状或皱襞状,压迫退色,生长缓慢。有报道称,发病率为乳房疾病的1.2%左右。

2.病理改变

（1）大体所见:血管瘤多发生在乳腺的真皮内,大小不定,表皮隆起,质地柔软无包膜,呈暗紫红色,切面暗红有血液渗出。

（2）镜下所见:镜下见大量排列方向不一的细胞,在血管之间有少量的疏松纤维组织增生。

3.治疗　毛细血管瘤是一种自限性病变,一般不需治疗,但要密切观察。如病变小还是以手术切除为最好,但幼儿时不宜手术。也可用X射线或低电压X射线超短距离照射,一般

一次 2.58×10^{-2} C/kg,每周 2 次,$0.2 \sim 0.26$ C/kg 为一疗程。放射性 ^{32} P 贴敷,一疗程成人可 0.9C/kg,必要时间隔 3 个月后再贴敷 1 次,均可收到明显效果。

(二)乳房海绵状血管瘤

本病除在体表及四肢多见外,肝脏也可见到,乳房内则少见,常与乳房毛细血管瘤混合存在。

1.临床表现 乳房海绵状血管瘤位于皮下,瘤组织软,多为稍隆起的圆形,边界不太清楚,状如海绵有压缩性。病变处表皮正常,对于表浅的海绵状血管瘤,可以透过皮肤看到蓝色团块状瘤,亦可呈青紫色,常与毛细血管瘤并存,构成混合性血管瘤。穿刺有血抽出,最大者可达 6cm×8cm,X 线偶尔见成人血管瘤内血管腔钙化。

2.病理改变

(1)大体所见:海绵状血管瘤可见于乳腺皮下或深层组织。瘤组织大小不一,质地柔软。切面紫红色可见有大小不等的血管腔,管壁厚薄不均,内含较多的血液。

(2)镜下特点:瘤组织由大小不等、形态不规则的血管构成。管腔内有较多的血液,管壁仅有一层内皮细胞,无平滑肌,血管间可见不等量的纤维间隔。

3.治疗

(1)治疗原则

①因乳房血管瘤为良性肿瘤,可呈浸润性生长,但有的可停止生长或缩小,一些幼儿的血管瘤经过一段时间可以自行消退。故对婴幼儿,此病可以观察,不宜过早处理。

②血管瘤对放疗也很敏感,有些可以完全治愈,但对婴幼儿身体及乳腺都有损害,甚至乳腺终生不发育,故应慎重应用或不过早使用。

③海绵状血管瘤手术切除时,须小心谨慎逐一结扎外围血管以防出血过多。

④海绵状血管瘤须硬化治疗者,也宜在少年时为宜,但必须根据肿瘤生长状况而定。

⑤对生长迅速的血管瘤以尽早处理为宜,以手术切除为主。

(2)具体方法

①X 射线放射治疗:海绵状血管瘤对 X 射线颇为敏感,一般常用浅层 X 射线治疗机,每周照射 $1 \sim 2$ 次,每次 $(1.29 \sim 2.58) \times 10^{-2}$ C/kg,总量可达 $0.2 \sim 0.26$ C/kg,有条件者可用镭盒接触治疗。

②硬化剂:硬化剂注射,可用 5%～10%高渗盐水或 5%色肝油酸钠等,注入肿瘤下方及周围。切勿注入瘤内或上方,否则可引起破溃。剂量一般不超过 $0.5 \sim 1.0$ ml,每周 1 次,数次后可见效果。

③手术切除:手术治疗时要注意止血,术后效果良好,但能在硬化后尽量少切乳房或部分切除乳房,也不作乳房全切以作整形基础。

三、乳房皮脂腺囊肿

乳腺皮脂腺囊肿是由于某些原因造成皮脂腺管闭塞,使皮脂不能泌出而淤积在皮脂腺内,并使其扩张成囊。皮脂腺囊肿可单发也可多发。常见于成人头面部、肩颈部,偶尔见于乳腺乳晕部皮内。临床上将本病和表皮囊肿统称皮脂腺囊肿,或称粉瘤。

1.临床表现 在乳房的乳晕皮内可见 1 个或数个高出皮面约 1cm 左右、直径 2cm 大小的微隆起结节,一般呈圆形或椭圆形,与皮肤粘连甚紧,与皮下组织不粘连。肿物中等硬度,推之可动,边界清楚,有柔软感,无压痛,有时有感染症状。

2.病理改变

(1)大体所见:囊肿为灰白色圆形或椭圆形,表面光滑,包膜完整,切面为实性,内容物为油脂状,囊壁菲薄。

(2)镜下特点:囊肿壁由鳞状上皮细胞组成,没有细胞间桥,也没有角化,不分层。囊壁周围可见发育成熟的皮脂腺,囊内可见破碎的皮脂腺细胞。

3.治疗 包括囊壁在内的完整切除是其根治方法。如有感染,可在感染控制后再行切除,如囊壁残留还会复发。

四、乳房表皮囊肿

乳房表皮囊肿常见,与乳房皮脂腺囊肿不易区分,无明显的临床症状和体征。

1.病因

(1)外伤时,将表皮种植于真皮内。

(2)皮脂腺囊肿的鳞状上皮过度增生形成,及皮脂腺细胞萎缩后而形成。

(3)皮肤附件中较为原始的上皮细胞长出。

2.临床表现 在乳房皮肤表面可见隆起皮肤的肿物,多呈椭圆形,界限明显,不与深层组织粘连,一般情况下无明显临床症状。触诊时,可于皮下或皮内触及 1 个或数个较硬的,明显隆起的肿物,表皮无改变。如合并感染,局部皮肤红肿甚至化脓。

3.病理改变

(1)大体所见:囊肿为圆形或椭圆形肿物,灰白色,表面光滑,包膜完整。切面可见囊内充满灰色或灰白色豆腐渣样物,或银灰色鳞片状物,有时可见钙盐沉着。

(2)镜下所见:囊壁由鳞状上皮所组成,最外层为基底层,依次向内,最内层为角化细胞层。囊内角化物 HE 染色为一致性粉红色物,有时可伴有异物巨细胞和胆固醇结晶。

4.治疗和预后 治疗原则同皮脂腺囊肿。手术切除后可获痊愈。手术时未能将囊壁完整切除,术后有复发的可能。

五、乳房平滑肌瘤

乳腺的平滑肌瘤来源于乳腺的平滑肌组织。可见于乳头、乳晕区内的平滑肌及腺内血管平滑肌组织。乳腺平滑肌瘤生长缓慢,可对瘤周围组织产生压迫,阻碍乳腺的正常功能。如果生长迅速者,应考虑平滑肌瘤恶变或是平滑肌肉瘤。发生于乳腺上的平滑肌瘤可分为乳头平滑肌瘤和乳腺平滑肌瘤。乳腺平滑肌瘤又可分为 3 型:即浅表型、血管型和腺型。浅表型平滑肌瘤来自乳腺区真皮内的平滑肌;血管型平滑肌瘤来源于乳腺本身血管壁上的平滑肌;腺型平滑肌瘤来自深层血管的平滑肌,也可能来源于管周平滑肌。

(一)乳头平滑肌瘤

源自乳头的平滑肌细胞(乳头及乳晕处无皮下组织,而主要是平滑肌构成)。一般肿物不超过 1cm。发病年龄为 20～40 岁的女性,多数单发,偶尔见多发者。

1.临床表现　肿物位于乳头内,直径一般不大于 1cm。触之较硬,富于弹性,活动性差,时而疼痛,生长缓慢,可有局部压迫症状,如在哺乳期可影响哺乳,肿瘤压迫乳管使乳汁流出不畅。可继发乳腺炎,使乳腺出现红肿、疼痛等炎性表现。

2.病理改变

(1)大体所见:乳头内有平滑肌瘤生长,使其肿胀增粗,触之呈结节状,质地坚实,体积不大,直径一般均小于 1.0cm,切面隆起,呈灰红色。如果瘤内含纤维成分增多则呈乳白色,包膜可有可无。

(2)镜下所见:平滑肌瘤由分化比较成熟的平滑肌细胞所构成。瘤细胞呈长梭形、胞浆丰富,红染,边界清楚。细胞核呈杆状,两端钝圆,位于细胞中央,少见或不见核分裂。瘤细胞排列成束状或编织状,有时可见瘤细胞呈栅栏状排列,间质为少量的纤维组织。

(二)乳腺内平滑肌瘤

1.临床表现　乳腺内平滑肌瘤罕见,有些特点与乳头平滑肌瘤相似,不同的是它可以发生在乳头以外的乳腺任何部位,呈圆形或椭圆形,有时扁平,直径为 0.5～2.5cm,生长缓慢,无疼痛。由于生长部位及来源和结构不同,可分为三型:①浅表型平滑肌瘤:本瘤发生于乳晕区真皮内,与皮下组织无关,皮肤包膜隆起呈结节状,大量分化良好的平滑肌细胞呈编织状排列。②血管型平滑肌瘤:起源于乳腺血管平滑肌细胞,肿瘤边界清楚,有完整包膜,间质略软,大小不超过 2.5cm。③腺样型平滑肌瘤:此型肿瘤由平滑肌细胞和上皮细胞构成,肿瘤大小不定,一般直径在 3cm 以下。

2.诊断　乳腺内平滑肌瘤少见,早期患者无症状,瘤组织生长缓慢,多见于乳头、乳晕区。1 个或数个 1～3cm 大小的圆形或椭圆形肿块,质地硬韧,有弹性,周界清楚。由于肿瘤呈膨胀性生长,压迫乳腺导管,使乳汁潴留可继发乳腺炎。少数患者主诉乳腺有阵痛。

(1)表浅型平滑肌瘤

①肿瘤生长在乳头内,使乳头变粗变硬。

②瘤细胞呈梭形,胞浆丰富而红染,核呈杆棒状,平直而两端钝圆,位于细胞中央。

(2)血管型平滑肌瘤

①瘤组织由平滑肌和厚壁的血管构成。

②血管大小不等。

(3)腺型平滑肌瘤

①肿瘤较大,直径可达 3cm,在乳腺皮下较深处。

②肿瘤由平滑肌和腺胞或腺上皮细胞所构成。

3.X 射线摄片　可见有边界清楚、整齐、锐利、瘤体直径 1～3cm 的高密度阴影区。

4.鉴别诊断

(1)平滑肌瘤与平滑肌肉瘤相鉴别:①平滑肌肉瘤一般体积较大,无完整包膜,侵犯周围组织,切面呈鱼肉状。②平滑肌肉瘤的瘤细胞间变明显,每高倍视野可见 1 个以上核分裂。平滑肌瘤几乎不见核分裂现象。③平滑肌肉瘤可发生转移,术后易复发。

(2)平滑肌瘤与皮肤纤维瘤相鉴别:①皮肤纤维瘤细胞界限不清,常见胶原成纤维细胞。

②皮肤纤维瘤细胞核两端尖锐呈枣核状。③Masson 染色,胶原纤维染成绿色,平滑肌细胞呈红色。vangison 染色,纤维组织呈红色,而平滑肌细胞呈黄色。

5. 治疗 乳腺的平滑肌瘤是良性肿瘤,手术切除预后良好。如果瘤体较大,生长迅速,疼痛加剧,说明有恶变的可能,则应及早做乳腺单纯切除或区段切除。平滑肌瘤恶变最重要的指征是瘤细胞的核分裂数量,对决定其良、恶性有极为重要的意义。一般认为高倍视野(×400)能找到一个肯定的病理性核分裂,即可作出低度恶性的诊断;如果查到 5~25 个核分裂,可以认为是中度恶性平滑肌瘤;若 25 个以上核分裂,可定为高度恶性肿瘤。

六、乳房神经纤维瘤

乳腺神经纤维瘤是周围神经发生的一种良性肿瘤,发生在乳腺组织不常见。发生在乳腺皮肤或皮下的神经纤维瘤,有一大部分是神经纤维瘤病。

1. 临床表现 任何年龄均可发生,乳腺的神经纤维瘤常位于乳晕区附近的皮下组织中,呈圆形或椭圆形结节状。境界清楚,活动性好,一般仅 1~2cm。可有压痛,偶尔有放射样痛,很少恶变。常为多发,也可单发。

2. 病理改变

(1)大体所见:①神经纤维瘤一般坚实,富有弹性。切面观:灰白色,细嫩,实性,肿瘤血管丰富。②神经鞘瘤呈球形或圆形,表面光滑,包膜完整,切面为灰黄色、黄白色或灰褐色、半透明、细嫩脆弱的质块。

(2)镜下特点:①神经纤维瘤的瘤细胞呈长棱形,细胞核细长或椭圆,胞浆呈丝状伸出,相互连接成疏松旋涡状或波浪状或细网状无核分裂象。②神经鞘瘤:瘤细胞呈长横形,细胞质浅染边缘不清,瘤细胞往往呈行排列,似波浪状、旋涡状、细胞核呈棱形或椭圆形,有些核在同一水平线上,排列呈栅栏状。

3. 诊断 乳腺神经纤维瘤多见于女性,生长缓慢,早期无自觉症状,肿瘤常位于乳晕区或附近的皮下组织中。触诊时可触及一个或数个直径不大于 3cm 质稍软的肿块。边界清楚,可有压痛或阵发性疼痛,偶尔也会有放射样疼痛。而神经纤维瘤病可在表皮出现大小不一的咖啡牛奶斑,也可出现神经纤维瘤结节隆起于皮肤,质较硬,直径 1~2cm,可单发也可多发,后期可有疼痛。

4. 鉴别诊断

(1)与神经纤维肉瘤相鉴别:如果切除后复发,肿瘤细胞丰富,有明显间变,核分裂多见,则是神经纤维肉瘤。

(2)与神经鞘瘤相鉴别:神经纤维瘤无包膜、神经鞘瘤可有完整的包膜。神经鞘瘤内血管扩张,管壁增厚,可放射透明变性,而神经纤维瘤内血管很少。

5. 治疗 对肿瘤体积较小者可作完整切除,一次治愈。如果肿瘤体积较大,与周围组织粘连,特别是神经纤维瘤无完整包膜,与周围组织的界限不清,连同肿物周围的部分乳腺组织一并切除是主要治疗原则,术后很少复发。

七、乳腺错构瘤

乳腺错构瘤是一种由乳腺组织、脂肪组织、纤维组织混合在一起的乳房良性肿瘤。以乳房肿块为临床特点,多见于 35~45 岁的女性,很少恶变。手术切除可达治疗目的。

1.病因及病理改变　有学者认为本病的发生与妊娠和哺乳等激素变化有一定关系,且认为是发生本病的主要因素。从发病机制上看,是由于乳腺内的正常组织错乱组合,即由残留的乳腺管胚芽及纤维脂肪组织异常发育而构成瘤样畸形生长。

病理可分 3 个类型:①以乳腺的小叶为主者:腺性错构瘤。②以脂肪组织成分为主者:脂肪性结构瘤。③以纤维组织为主者:纤维性错构瘤。

(1)大体所见:首先乳腺错构瘤具有包膜,切面见脂肪和纤维成分混合存在的病灶脂肪组织特别丰富,肉眼观察类似脂肪瘤。

(2)镜下所见:显微镜下根据见到发育良好的乳腺小叶或有异常增生的乳腺组织病灶,导管和小叶结构常有不同程度的改变,但仍清晰可见。另外,同时又有成熟的脂肪组织和纤维组织,3 种成分不同比例混合存在,即是确诊本病的组织学依据。如缺乏对该病的认识,未重视观察包膜或因取材不当,在切片上仅看到类似增生的乳腺小叶,可伴导管扩张,易误诊为小叶增生性腺病;仅看到脂肪组织时,易误诊为脂肪瘤;看到小叶增生紊乱伴固有纤维组织增生未注意其他成分时,易误诊为纤维腺瘤。乳腺错构瘤以脂肪组织为主时,要注意从切面呈星芒状灰白色区取材,找到少量腺体方可确诊。以腺纤维组织为主时,虽然乳腺小叶增生紊乱,与纤维瘤相似,但仔细观察其仍具有小叶结构并有少量脂肪成分时,即可确诊。该瘤中导管上皮可有增生,或伴导管扩张,长期带瘤者,腺导管上皮增生能否癌变有待进一步观察。

2.临床表现

(1)发病年龄:本病多发生在中青年女性,目前未见有男性发病的报道。多发生在 25~35 岁之间,也有文献报道在 32~42 岁之间多发病,另有文献报道在绝经后妇性常见。

(2)临床特点:本病最突出表现为,乳房无任何不适的、圆形或椭圆形、质地柔软、边界清楚、活动度大的肿物。常在无意中发现,直径多在 2~8cm 之间。

3.辅助检查　X 线检查:在 X 线片上可见肿物处乳腺组织密度增高,瘤体的结构和形态清晰,呈圆形或椭圆形,边缘光滑。界限清晰,肿物密度不均,外有紧密的包裹,乳腺组织失去指向乳头的三角形结构,瘤体将正常的乳腺组织推向一边。X 线片呈现密度不均的低密度区是本病的特点。

4.临床诊断

(1)无明显症状:无明显症状的乳房肿块,圆形或椭圆形,软硬不均,活动度大,无粘连,同时也可触及表面凸凹不平、软硬不均的肿块,乳头无溢液,腋下无肿大的淋巴结。

(2)X 射线特点:瘤体结构和形状清晰,呈圆形或椭圆形,边缘光滑,界限清楚,肿物密度不均是其特点。

5.治疗　本病是良性肿瘤,药物治疗及放疗无效。手术切除肿物是该病治疗的首选方法。切除肿物应严格止血,术后可不放引流条,均可一期缝合。需注意,应根据肿瘤位置及患者年龄选择不同的既能方便切除肿块又能使乳房外形不破坏的切口。切口可为放射状或弧形状。

6.预后　乳腺错构瘤为良性肿瘤,手术后无复发也不影响乳房的功能。

八、乳房汗腺肌上皮瘤

本病为皮内孤立性肿瘤,偶尔为多发。可发生在乳房任何部位的皮肤上,瘤体质坚硬,表面皮肤正常,或轻微发红,直径多为0.5～2cm,往往易误诊为乳腺癌。该病的组织学检查,可见肿瘤为包膜完整的界限清楚的实体瘤,其肿瘤的大多数细胞为肌上皮细胞,排列成带状或团块状,多位于边缘部分,可呈现不规则增生,向周围基质突入。其次为分泌细胞,位居中央,排列成团,细胞团块中间出现小管腔,有时肿瘤呈小叶结构。小叶中间有管腔,腔壁为分泌细胞,其余多为肌上皮细胞,此瘤位于皮内,易与癌区别。该病行局部病变切除,即可达治疗目的。

九、乳头的乳头状瘤

乳头的乳头状瘤很少见。是乳头表皮鳞状上皮细胞呈乳头样增生,多个增生的乳头状物聚积在一起,看起来似菜花状,与乳腺鳞状细胞癌相似。

1.临床表现　成年女性的乳头表面,可见凸凹不平的暗棕色状或菜花状肿物,单个或多个,呈丛状,长期存在,生长缓慢,无特殊不适。

2.病理改变

(1)大体所见:鳞状细胞增生成乳头状,构成本病的主体。

(2)镜下所见:由纤维和脉管所组成的中轴,外被鳞状上皮细胞,可发生过度角化,胞浆略呈碱性,细胞核深染。瘤体的基底部几乎在一个平面上,不向深层发展。

3.鉴别诊断　与乳头的鳞状细胞癌鉴别,见表3-1。

表3-1　乳头状瘤与鳞状细胞癌的鉴别要点

鉴别点	乳头状瘤	鳞状细胞癌
上皮角化	无	不全角化
细胞间变	似正常鳞状上皮细胞	明显
上皮顶突	顶突平,不成杆状	成杆状,伸入生长密集不规则
核分裂	无或少	棘细胞层核分裂多
间质	无上皮细胞	鳞状癌细胞散入间质
脉管侵犯	无	有

4.治疗　本病的根治性措施是手术,非手术治疗不能彻底治愈,术后预后好,不复发。

十、乳房淋巴管瘤

发生于乳房的淋巴管瘤甚为少见,大多数为先天性。胚胎时遗留下来的淋巴管组织,后天生长成良性肿瘤。初期淋巴管可以发生扩张,一段为1～3cm大小,念珠状小球囊内含淋巴液。生长在乳腺真皮内的淋巴管瘤与周围组织边界不清、大小不定、质地柔软、无包膜、生长缓慢或停止生长。

根据淋巴管瘤的特征可分为:单纯性淋巴管瘤(又称毛细淋巴管瘤)、海绵状淋巴管瘤、囊性淋巴管瘤(又称囊性水瘤)、混合型淋巴管瘤,共四种。

1.病理改变

(1)大体所见:①单纯性淋巴管瘤发生在真皮表面,呈疣状小颗粒。②海绵状淋巴管瘤可隆出于皮肤表面形成畸形,切面见有许多小囊腔状似海绵。③囊状淋巴管瘤,由多房性的囊腔构成,体积较大,不能压缩。

(2)镜下所见:①淋巴管瘤组织由许多管腔大小不等、管壁薄厚不一的淋巴管构成,其腔内含有淋巴液。②毛细淋巴管瘤,腔隙小,肿瘤位于真皮的上部。③海绵状淋巴管瘤,由大而薄的淋巴管及丰富的纤维间质构成。④囊性淋巴管瘤,多位于真皮的深部,可有大的囊腔,囊壁较厚,含有胶原,有时还可见断续的平滑肌。

2.治疗 淋巴管瘤并非无害,可以生长很大,造成畸形。也可发生感染、破溃、肿胀等。单纯性淋巴管瘤,可用冷冻疗法(液氮)或用激光治疗。对X射线也比较敏感。其余2型对射线不敏感,应进行手术治疗。海绵状淋巴管瘤切除范围应大(包括一部分正常组织在内),否则易于复发。

十一、乳房骨瘤

骨瘤是骨组织常发生的一种良性肿瘤,发生于乳腺内罕见。一般患者于无意中发现乳房内有坚硬的肿块,体积不大。可以活动,界限清楚,表面光滑,不痛,生长缓慢。X射线检查显示乳内肿块为不与骨连接的骨组织。

1.病理改变

(1)大体所见:瘤组织为椭圆形或结节状、包灰白、质坚硬、表面光滑如骨组织。

(2)镜下所见:骨外膜可分为2层,外层为致密的胶原纤维,内层纤维少,细胞多。在骨膜小梁周围可见少数成骨细胞和小血管。在骨松质内有数量不等、粗细不均、排列紊乱的成熟板状骨小梁,但无哈氏系统。

2.治疗及预后 乳腺骨瘤是良性肿瘤。由于生长缓慢或停止生长,对身体无明显危害。对体积小或对乳腺功能无影响者,可以不必治疗。

十二、乳腺颗粒细胞瘤

乳腺颗粒细胞瘤又称作颗粒细胞肌母细胞瘤。多发全身各部位,尤其舌部居多,占全部病例的1/3,发生在乳房者占全部病例的5%。其他部位如皮下、软组织、子宫、胃肠道等多处都有不同程度的发生。有文献报道至今不足1000例。发病年龄为20~50岁,女性多于男性。近年来经过组织培养、组织化学和电子显微镜观察研究证明,是来自神经鞘的施万细胞。乳腺的颗粒细胞瘤是源自乳腺区的软组织,而不是来自乳腺本身。

1.临床表现 临床症状不明显,多在无意中发现乳腺皮下肿物。多见于乳腺的内上象限。触诊时可触及到0.5~2.0cm质硬、圆形、较固定的无痛性结节。受累皮肤下陷,易与乳腺癌相混淆。

2.病理改变

(1)大体所见:乳腺部的颗粒细胞瘤,直径一般不超过2cm,无包膜或有假包膜,与周围组织界限不清。切面观为均质,呈浅黄色或灰白色,分叶状,中心有条索状结构,质地较硬,有时可见受累区皮肤凹陷,常误诊为癌。

(2)镜下特点:瘤细胞体积较大,呈多边形、椭圆形或圆形。通常边界清楚,胞浆丰富,并有均匀分布的嗜伊红颗粒。PAS 染色颗粒呈阳性反应。细胞核较小呈圆形或椭圆形,较一致。着色或深或浅,可有 1～2 个核仁,核分裂象很少。常见瘤细胞与外围神经密切相关,常围绕神经鞘或在神经鞘内生长。排列紧密的瘤细胞,被结缔组织分割成大小不一的巢状、条索状。受累皮肤出现鳞状上皮假瘤样增生,并伴在角化过度及角珠形成。易诊为高分化鳞状细胞癌。尤其冰冻切片时要注意与浸润性乳癌鉴别,此两点应引起注意。

(3)电镜所见:肿瘤细胞内有丰富颗粒,表现为界膜状的自噬空泡,空泡内充满颗粒,同时可见髓质样物质及线粒体、粗面内质网及微丝,胞浆内颗粒 PAS 阳性。免疫组化:S－100 阳性。

3. 诊断与鉴别诊断　无任何症状的乳腺上出现的质地坚实,呈结节状或分叶状肿物。一般不超过 2cm 的肿块,界限不清,较为固定。大多为孤立性结节。组织学所见:瘤细胞较大,呈多边形或椭圆形,胞浆内均匀分布着 PAS 染色阳性颗粒。瘤细胞与外围神经密切相关。

本病应与恶性颗粒细胞瘤相鉴别。恶性颗粒细胞瘤,尤其临床表现为恶性,组织学所见似良性者,与本瘤很相似。只是细胞核略有增大,核分裂偶见。瘤体积较大,可超过 5cm。鉴别诊断对本瘤来说更要密切结合临床,以免作出错误诊断。

4. 治疗　乳腺颗粒细胞瘤为良性肿瘤,仅行肿块切除或乳房区段切除后不复发不转移,可一次性治愈。对临床上有转移、浸润生长怀疑恶性者,可根据具体情况按恶性肿瘤处理。

①乳腺颗粒细胞瘤,不是发生于乳腺本身,而是发生于乳腺邻近的软组织。

②乳腺颗粒细胞瘤良、恶性有时不易鉴别。病理改变呈良性肿瘤特性,而临床上有侵犯、转移等恶性肿瘤的特征,应按恶性肿瘤处理。

③良性乳腺颗粒细胞瘤,只做肿物切除或区段切除即达目的,术后不复发不转移。

第四节　乳腺癌

一、概述

乳腺癌是女性最常见的恶性肿瘤之一。全世界每年死于乳腺癌的病例为 41.1 万人,占女性全部癌症死亡病例的 14%,居女性癌症死因的第 1 位,男女合计占全部癌症死亡的第 5 位。

(一)病因

乳腺癌的病因尚不清楚。乳腺是多种内分泌激素的靶器官,如雌激素、孕激素及泌乳素等。20 岁以前本病很少见,20 岁以后发病率迅速上升,45～50 岁较高,绝经后发病率迅速上升,可能与雌酮含量升高有关。良性乳腺疾病史、生活精神刺激、不哺乳、肿瘤家族史、月经周期长、初潮年龄早、初胎活产年龄大、足月产次少、未生育、营养过剩、肥胖及脂肪饮食等与乳腺癌发病均有关。北美、北欧地区乳腺癌发病率为亚、非、拉美地区的 4 倍,低发地区居民移居至高发地区后,第二、三代移民的乳腺癌发病率逐渐升高,提示环境因素及生活方式与乳腺癌的发病有一定关系。

（二）病理类型

乳腺癌有多种分型方法，目前国内多采用以下病理分型。

1.非浸润性乳腺癌 包括小叶原位癌、导管原位癌。

2.浸润性乳腺癌 包括浸润性导管癌、乳头状癌、髓样癌、小管癌、腺样囊性癌、黏液腺癌、大汗腺样癌和鳞状细胞癌等。

3.特殊类型癌 包括分叶状肿瘤、Paget病、炎性乳腺癌。

（三）转移途径

1.局部扩散 癌细胞沿导管或筋膜间隙蔓延，继而侵及Cooper韧带和皮肤。

2.淋巴转移 乳腺淋巴回流第一站为腋窝和胸骨旁淋巴结，第二站为锁骨上和纵隔淋巴结，乳腺癌细胞常可随淋巴回流转移到该淋巴结。临床上腋窝淋巴结转移率约为50％～60％，胸骨旁淋巴结转移率约为20％～30％，后者原发灶躲在乳房内侧和中央区。癌细胞也可通过逆行途径转移到对侧腋窝或腹股沟淋巴结。

3.血运转移 癌细胞可经淋巴途径进入静脉，也可直接侵入血液循环而致远处转移。最常见的远处转移依次为肺、骨和肝。

（四）临床表现

1.乳房肿块 患乳出现无痛性并呈进行性生长的肿块是最常见首发症状。多数患者以乳房无痛性肿块就诊。一般单侧乳房的单发肿块较常见，肿块绝大多数位于乳房外上象限。肿块大小形态不一，一般为不规则形，亦可见圆形、卵圆形等。肿块质地大多为实性，较硬，甚至为石样硬。但富含细胞的髓样癌及小叶癌常较软，黏液癌质地韧，囊性乳头状癌则呈囊状有波动感。肿块可活动，较晚期时活动度较差。

2.乳头改变

（1）乳头溢液：乳头溢液可为乳汁样，水样，血性，50岁以上患者的乳头血性溢液，乳腺癌可达64％。但乳腺癌以乳头溢液为唯一症状者少见，多数伴有乳腺肿块。

（2）乳头和乳晕改变：正常乳头双侧对称。癌灶侵及乳头或乳晕时，牵拉乳头，使乳头偏向肿瘤一侧，病变进一步发展可使乳头扁平、回缩，凹陷，直至完全回缩到乳晕下。Paget病的典型症状是乳头糜烂、结痂等湿疹样改变。

3.乳房皮肤改变 根据乳腺癌病期的早晚可出现不同的皮肤改变。肿瘤侵犯乳房悬韧带，或与皮肤粘连使皮肤外观凹陷，出现"酒窝征"、癌细胞堵塞皮下淋巴管，出现皮肤水肿，呈"橘皮样变"。肿瘤侵入皮内淋巴管，可在肿瘤周围形成卫星结节，如多数小结节成片分布，则出现"铠甲样变"。晚期癌患者皮肤与肿瘤粘连可出现完全固定甚至破溃，呈"菜花样"改变。局部皮肤颜色由淡红到深红，同时伴有皮肤水肿，触之感皮肤增厚、粗糙、皮温增高，则是炎性乳腺癌特征表现。

4.乳房轮廓改变 由于肿瘤浸润，可使乳房弧度发生变化，出现轻微外凸或凹陷。亦可见乳房抬高，令两侧乳头不在同一水平面上。

5.乳房疼痛 当乳腺癌发展到一定阶段时，可有不同程度的疼痛，表现为持续性或阵发性乳房刺痛、钝痛、或隐痛不适。

6.区域淋巴结肿大　乳腺癌细胞常可随淋巴回流转移到该引流区域淋巴结。临床上腋窝淋巴结转移最常见,肿大淋巴结质硬、无痛、可被推动,随着病情进展数目增多,并融合成团,甚至与皮肤或深部组织粘着,值得注意的是,隐匿性乳腺癌往往以腋下或锁骨上淋巴结肿大为首发症状,而乳房内原发病灶很小,临床难以扪及。

(五)诊断与鉴别诊断

1.诊断　详细询问患者的病史及临床检查后,大多数可以得出正确诊断。但乳腺组织在不同年龄及月经周期中可出现多种变化,因而应注意体检方法及时机。另外不能忽视一些早期乳腺癌的体征,如局部乳腺腺体增厚、乳头溢液、乳头糜烂和局部皮肤内陷等。乳腺 X 线检查、超声显像检查、磁共振检查和 CT 检查均有助于乳腺癌的诊断,ECT 有助于骨转移的诊断,正电子发射计算机体层成像(PET)检查:是全身扫描能早期发现淋巴结、骨和肺转移的重要方法。有助于乳腺癌的术前分期,制订治疗计划。对隐匿性乳腺癌病灶定位和良恶性鉴别有重要价值。细胞病理学诊断是乳腺癌的最终确诊手段。

2.鉴别诊断

(1)乳腺腺病:也就是乳腺增生从肿块的特点来看,乳腺腺病常同时或相继在两侧乳腺发现多个大小不等,界限不清的结节,可被推动。

(2)乳腺纤维腺瘤:多为单发,摸起来境界清楚,边缘整齐,表面光滑,且可活动。

(3)乳腺囊肿:是乳腺组织老化时形成的肿大的小叶,肿块是光滑的且可移动。

(4)导管内乳头状瘤:常在乳晕下或乳晕边缘摸到一圆形质地较软的肿物,直径一般在0.3~1cm,多数伴有乳头溢液。

(5)乳腺导管扩张症:又名浆细胞性乳腺炎,常以肿块为首发症状,边缘不整,表面欠光滑,多位于乳晕深处,大小常在 3cm 以内。

(6)乳腺结核:初起时多为孤立结节,逐渐形成一个至数个肿块,边界不甚清楚,易与皮肤粘连。乳腺肿块中仅少数为癌,乳腺癌的肿块多为单发结节,边缘不规则,多数质地较硬,常与皮肤粘连。

(7)乳房恶性淋巴瘤:较少见,分为原发性和继发性。原发性属结外淋巴瘤,继发性为全身疾病的一部分。乳腺淋巴瘤好发在年轻女性,25%的病变表现为双侧乳房弥漫性肿大。年老者,以单侧乳房受累多见,表现为边界清楚,质软的多个或单个肿块。X 线不能确定性质,最终确诊以病理为准。

3.分期　完善的诊断除确定乳腺癌的病理类型外,还需记录疾病发展程度及范围,以便制定术后辅助治疗方案,比较治疗效果以及判断预后,因此需有统一的分期方法。分期方法很多,现多采用美国癌症联合委员会(AJCC)建议的乳腺癌 TNM 分期。

(六)治疗

手术治疗是乳腺癌的主要治疗方法之一,放疗、化疗、内分泌治疗及生物治疗等在乳腺癌治疗中也占有相当的地位。经典的乳腺癌 Halsted 根治术为癌瘤根治术概念的产生与发展奠定了基础;乳腺癌改良根治术的产生为癌瘤治疗的功能保存提供了新的研究思路;保留乳房的乳腺癌治疗使癌瘤治疗发生了划时代的革命,使癌瘤治疗从单一的解剖生物学模式向社会—心理生物学模式转化,充分体现了医疗实践的人性化。乳腺癌外科治疗历经了根治术、扩大根治术、改良根治术、保留乳房手术四大历程,形成了当今扩大与缩小手术并存、治愈与生活质量兼顾的个体化规范。但合理的乳腺癌综合治疗策略并不是所有治疗方法简单的叠加。乳腺癌治疗策略的合理选择,除患者因素外,必须避免医者"各自为政"的陈旧观念。即外科、放疗科或内科医生各自仅注意自己治疗手段的适应证,而忽略治疗总体计划的合理设计及各疗法间的有机结合。作为一名乳腺肿瘤的临床工作者,无论身为肿瘤外科,放疗科或内科医生,在对每一例初治乳腺癌患者的治疗时,不仅能实施自己所掌握治疗手段,更重要的是能对其制订出合理的总体治疗策略。

二、乳腺癌的诊断及鉴别诊断

乳腺癌的发生有逐年上升的趋势,因此对于乳腺肿块需作出明确诊断。在乳房肿块中良性肿块有可能发生恶变。因此对女性乳房肿块,应详细询问病史,仔细体格检查,防止漏诊和误诊。如果临床表现典型,诊断大多并不困难。对于那些表现不典型,特别是早期病,例如及时做出诊断,将有助于提高疗效,改善预后。随着科学技术的发展,肿瘤检测设备不断更新,突出地表现在影像学检查在肿瘤诊断中的应用越来越多,临床医生对其依赖性也越来越大。但在乳腺癌的早期诊断中,详细了解患者的病史及认真细致的乳房检查仍具有十分重要的临床意义。

(一)病史

系统、详细地询问患者的病史并加以记录,不仅对临床工作有重要意义,而且能为科研积累重要的资料。

1. 现病史

(1)乳房肿块:发现乳房肿块为乳腺疾病患者最常见的主诉。询问病史时要了解肿块存在的时间、生长速度以及与月经周期的关系,是否伴有周期性疼痛等症状;另也需要了解肿块与全身情况的关系,如有无发热等症状,以了解有无感染;肿块发生的年龄,发生在青春期、哺乳期或更年期,均有诊断参考意义。

(2)乳房疼痛:疼痛部位、性质、程度、持续时间以及与月经周期的关系,是否伴有局部红肿或全身症状,注意与炎症性疼痛相鉴别。

(3)乳头溢液:溢液性状(如为血性,需了解是如鲜血还是陈旧性血,前者为鲜红,后者为暗红、棕色或黑色),如为浆液性则为无色或淡黄色,如为乳汁样则为白色,如为脓性则为黄色黏稠液体。是单个乳管开口溢液还是多管溢液;是一侧还是双侧。是自溢液还是按压时才出现溢液。此外乳头溢液是否伴有肿块,肿块位居乳晕区或乳晕外区,肿块与溢液的关系,压挤肿块是否可出现乳头溢液。如伴有头痛、复视、视力减退、闭经等症状,需考虑脑垂体病变引起的乳头溢液。

(4)皮肤改变:皮肤红肿、糜烂及脱屑,是否伴有疼痛或瘙痒;局部皮肤有无结节,有无溃烂、有无水肿和橘皮样改变;是否有瘘管存在,应注意的是需将炎性乳癌的皮肤改变与急性乳腺炎症区别开,湿疹样癌与乳头湿疹区别开。详细了解以上病史后是不难鉴别的。

(5)乳头外观:乳头是否有肿块,乳头有无、偏斜、回缩或抬高,乳头是否有渗液,乳管口有无血迹,乳头有无瘙痒及上述症状出现的时间,乳头的回缩是先天性还是后天生长发育过程中逐渐出现。先天性乳头内陷均为乳头根部的大导管发育异常所致,后天性可能由于肿瘤、炎症等疾病引起。

(6)腋窝情况:腋下有无肿块及其出现时间,是否伴有疼痛,腋窝有无异常隆起,经期或妊娠哺乳期有无局部增大,注意腋窝肿块或淋巴结与乳房肿块的关系。腋窝淋巴结的肿大,主要为肿瘤转移或炎症引起。

(7)诊疗经过患者:曾接受何种辅助检查,包括活检及活检方式,上述检查是否已有明确的结论。曾经采用过何种治疗及治疗效果。应引起注意的是,对乳房肿块的穿刺活检结果为良性,并不能否定恶性病的可能。必要时再次进行活检,对有乳腺癌可能的乳头溢液的涂片细胞学等检查,未发现恶性细胞,并不能排除恶性病变的存在,应进一步检查,且不可按良性疾病长期观察,以防误诊。

2.既征史

(1)乳腺发育:有无异常,两侧是否对称,乳头发育有无异常,是否有副乳腺存在。是否并有内分泌疾病。

(2)乳腺疾病:包括乳房外伤、炎症以及肿瘤病史,乳房纤维性囊肿病史及其治疗经过。以上疾病都有可能存在乳房肿块,详细准确的病史对乳腺疾病的诊断有重要的参考价值。

(3)内分泌史:主要了解垂体、肾上腺、子宫、卵巢和甲状腺等病史。少部分患者有卵巢、肾上腺及垂体肿瘤会出现乳房肥大,此为患者的治疗应根据病因处理。

(4)其他病史:了解有无其他部位肿瘤病史,有否服用镇静剂、雌激素类药物史和其他内分泌疾病的治疗史,这些都可能与乳房疾病有关。

3.月经史与婚育史 初潮年龄、月经周期、行经时间、末次月经日期、闭经年龄及方式,是否有痛经及其他经前综合征。生育史应包括初次妊娠年龄、妊娠次数、有无早产、自然流产或人工流产、初次分娩年龄及方式,是否哺乳及哺乳时间,产后有无避孕及避孕方式。30岁后未生育或生育未哺乳者,30岁后结婚或结婚未曾怀孕或生育者等,均是乳腺癌高发人群,此类患者患乳房疾病时应引起重视。

4.个人史 有无吸烟、饮酒及其他嗜好;吸烟与肺癌有较明确的关系,但与乳腺癌的关系尚无定论,有研究认为月经初潮后吸烟量每增加20包/年,乳腺癌的发病率就会略有增加。有无放射线接触史,电离辐射可能与是乳腺癌的患病因素之一,而高剂量的放射暴露对乳房实质具有致癌作用。因此接触过较高剂量的放射线或长时间在高辐射环境中工作的人员应引起重视。

5.家族史 是否有乳腺癌家族史或其家族中是否曾有过乳腺癌患者。家族性乳腺癌是指一级或二级亲属中有2个以上的乳腺癌患者,家族性乳腺癌占所有乳腺癌比例的3%～6%,家族性乳腺癌中有80%的患者能检测出肿瘤易感基因(breast cancer susceptibility gene,BRCA)。对直系亲属中有1人发生乳腺癌的妇女而言;确诊患此疾病的终生危险8%,直系亲属中有2人患乳腺癌的妇女其危险性为13%,而那些有3位直系亲属患乳腺癌的妇女的这种危险性则为21%。有无其他恶性肿瘤家族史。因此必须详细向有阳性家族史的乳腺增生病患者严格随访。

(二)乳房的临床检查

专科体检早期发现乳腺癌的首要措施。检查应在光线明亮处,患者端坐,两臂自然下垂,充分显露双侧乳房,对肥大乳房,应采取平卧检查,对乳房不同部位的肿瘤采取不同部位的检查方法以显露肿块。

1.视诊

(1)外形:下述改变提示有乳腺癌的可能。

①两侧乳房明显不对称,尤其是一侧乳房抬高,乳头内陷时。

②局限性隆起或失去乳房轮廓的正常弧形外观或明显向外突出,可能是出现了较大的乳房肿块。

③皮肤出现大范围的发红、水肿,呈"橘皮样"改变,或出现酒窝征。

④一侧乳房浅表静脉曲张,皮肤张力大、发亮或皮肤溃破伴恶臭,常是肉瘤或晚期乳腺癌的表现。

(2)乳头:乳腺癌时患乳乳头常出现下列改变。

①一侧乳头近期出现抬高、凹陷或朝向改变。

②久治不愈的乳头表皮湿疹、糜烂或脱屑等不伴瘙痒者。

2.触诊　认真细致的乳房检查,是最直接简单的单乳房疾病诊断方法。

(1)乳腺癌肿块的特点

①60%发生在乳房的外上象限。

②最早表现是无痛、单发的小结节。

③质硬、表面不光滑、形状不规则、与周围组织分界不十分清楚。

④活动度相比良性肿瘤差。但早期癌性肿块活动度也可与良性肿瘤无差别。

⑤按压肿块表面或乳晕周围时可能会有乳头溢液或溢血。

在检查肿块时,注意将乳腺恶性肿瘤的肿块与慢性炎性(化脓性、结核性、寄生虫以及外伤性肿块)区别开来。

(2)腋窝淋巴结:腋窝淋巴结转移的初期特点为散在、孤立、质硬、无痛、可被推动,较晚期时可出现数目增多、融合成团或与皮肤或深部组织固定,并可出现同侧上肢淋巴水肿。乳房的淋巴引流中75%通过腋窝淋巴结引流至下一站,因此腋窝是乳腺癌最常见的区域淋巴结转移部位。

(3)锁骨上淋巴结:锁骨上淋巴结肿大甚至变硬常提示有此处淋巴结转移,虽分期较晚,但仍属于局部区域淋巴结转移。

(三)乳腺癌影像学诊断

乳腺的影像学检查主要包括 X 线乳房摄片(钼靶摄片)、彩超、磁共振乳腺成像(MRI)、乳房 CT 检查、红外线检查等。其中乳房 CT 检查应用较少,红外线检查由于价值有限,已渐被淘汰。

1.乳腺钼靶 X 线摄影

(1)直接征象:①单纯钙化:单纯钙化最易出现在导管原位癌和导管原位癌伴微浸润中。钙化的形成是瘤细胞坏死、脱屑和钙盐沉着所致。X 线片上钙化灶一般表现为 3 种:线状、短杆状,泥沙样钙化,成丛、成簇样钙化。线状或泥沙样钙化的密度、形态和大小多不均质,丛状及簇状钙化多呈圆形、不规则形或从乳头向深部走向的 V 形,多不伴有肿块、结构扭曲、局限性致密影等改变。②单纯肿块:单纯肿块改变最常见。大多见于黏液腺癌、髓样癌和浸润性导管癌。肿块多为不规则形。分析肿块,主要从大小、密度、形态及边缘等因素考虑,其中边缘征象是最重要的,浸润边缘、星芒状边缘(见图3－3)及小分叶状边缘被认为是恶性征象。X线片上所测量的肿块小于临床上扪及的肿块,是诊断乳腺癌的有力依据。同体积的乳腺癌密度一般高于良性肿瘤。③肿块伴钙化:钙化常位于肿块中、边缘或周围,钙化灶多为泥沙样或针尖大小,当肿块伴钙化中的钙化颗粒数大于10枚,或1cm×1cm范围内大于5枚,或钙化灶直径≥3cm时,浸润性导管癌的比例明显增高。④结构扭曲:指正常乳腺结构被扭曲,但无明确的肿块可见,包括从一点发出的放射状影和局灶性收缩,或者在实质的边缘扭曲。多数情况下,此征象约2/3为良性病变,如增生、手术后的瘢痕、放射性瘢痕、损伤后囊肿等病变。约1/3系乳腺癌所致,特别是浸润性小叶癌多见。

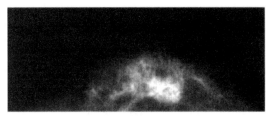

图3－3 X线钼靶轴位显示乳房上象限有高密度肿块影,其边缘呈现为星芒状或毛刺样改变,为乳腺癌的典型改变之一

(2)间接X线征象:间接征象是指乳腺癌周围组织继发性改变所形成的影像。常见的间接征象如下:

①血管异常:表现为血管影增粗、增多、扭曲,大多位于肿块附近,也可广泛分布于乳腺皮下脂肪层;局限性皮肤增厚或凹陷。

②漏斗征:是由于乳头陷入乳晕内形成外宽内窄三角形的致密影,而恶性漏斗征表现为乳头和乳晕变形明显,组织破坏形成边缘不整的三角形致密影,乳晕附近皮肤增厚,出现橘皮样改变;非对称性导管影增粗。

③Cooper韧带牛角征:表现为Cooper韧带增生、扭曲并向上翻起,形状如牛角等。

④塔尖征:由于癌细胞沿淋巴结扩散形成癌栓,淋巴管扩张在肿块周围产生细条状致密影,这种征象发生在顶尖部的粗大淋巴管时会形成塔尖状。

⑤大导管相X线显示为管径>0.5mm,癌症引起的大导管相有两种:导管原发癌所致导管扩张和癌浸润导管形成"癌桥"而组成X线所见大导管相。

一般认为,同时出现2个以上直接征象,或1个直接征象加2个间接征象时均可诊断为乳腺癌。

2.超声波检查

(1)B超检查:典型的乳腺癌声像图表现有:肿块为明显的低回声,形态多不规则,"恶性晕"征,肿块纵横比>1,内见微小钙化,后方回声衰减等征象(见图3－4)。

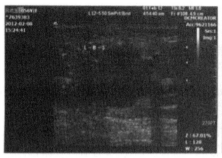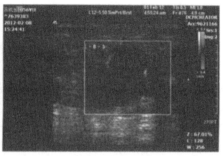

图3-4　左侧乳房内低回声肿块,边界不规则呈锯齿状,内部沙砾样钙化,后方回声有一定程度衰减,彩色多普勒示血流丰富,可见搏动血流频谱,血流阻力指数(RI)为0.71,考虑为左侧乳腺癌

①肿块的边界及内部回声:肿块形态多不规则,轮廓呈锯齿状、分叶状、毛刺状或蟹足样;内部多为低回声,回声不均匀,常伴有后方回声衰减用前后径大于横径作为恶性诊断指标,敏感性为41.6%,特异性为98.1%,准确性88.7%。

②肿块的微小钙化:乳房内的钙化分为良性、恶性两种。良性钙化灶与乳腺导管扩张等分泌性疾病有关,多较恶性钙化灶大,超声表现为短线状、弧形状或块状的粗大钙化灶。恶性肿瘤钙化为组织异常而产生的钙盐沉积,超声表现多为"砂粒样"微小钙化点,形态多样,可以呈杆状、棒状、针尖样或泥沙状等,且密度不均匀。微小钙化是乳腺癌的重要特征之一,其颗粒细小,直径多小于0.5mm。

③肿块的"恶性晕"征:乳腺癌肿块无真正的包膜,部分肿块边缘可出现"恶性晕"征,表现为肿块前、侧壁为不规则、厚薄不均的强回声带包绕,厚度约0.1~0.3cm。其病理机制主要为癌细胞向周围组织直接浸润所致。乳腺癌各声像图特征中可靠的征象是低回声肿块周围有不规则强回声晕,往往合并毛刺状边缘及内部微小钙化灶,强回声晕、毛刺是浸润性癌的特征性表现,对应的病理学改变均为乳腺癌的实质向周围组织浸润,并伴有不同程度的间质反应。

④腋窝淋巴结转移:腋窝淋巴是乳腺癌发生转移的最早受累部位,癌细胞经胸大肌外侧缘淋巴管侵入同侧腋窝淋巴结,滞留于淋巴窦,继续生长,形成转移癌灶,转移率约60%。淋巴结皮质的最大厚度是预示淋巴结转移最有意义的指标,正常淋巴结的皮质厚度为1~2mm。当淋巴结长径≥0.6cm,尤其是长径与宽径之比在1.5以下时更有诊断价值。淋巴结形态的改变,内部回声非均质减低,多发性或融合成团状的淋巴结中心区回声不清。

(2)彩色多普勒超声:恶性肿瘤能释放一种血管生长因子,刺激血管不规则生长,这是彩超应用于肿瘤诊断的病理学基础,乳腺癌的多普勒血流信号明显不同于正常乳腺组织,有学者采用半定量法对肿块的血供丰富程度分级:0级为无血流;Ⅰ级为点状、短棒状血流;Ⅱ级为一个断面上1~2条血管,其长度<病灶直径的1/2;Ⅲ级为三条以上血管或弥漫性网状血流。恶性肿瘤多为2级以上。用脉冲多普勒观察其流速曲线,测量收缩期最高流速(V_{max})、舒张期最低流速(V_{min})、阻力指数($RI=V_{max}-V_{min}/V_{max}$)等,如以RI>0.7为诊断恶性病变标准,其敏感度可达到85%。乳腺癌的多普勒频谱形态常表现为收缩期峰值前移、频谱形态呈"匕首形",其诊断乳腺癌的敏感性、特异性分别为83%、96%。

(3)超声造影:超声造影被称为继B型超声和多普勒超声之后超声影像技术的又一次革命,超声造影剂的发展已经克服了传统超声和彩色或能量多普勒超声的局限性,结合超声造影技术能实时显示组织的微血管结构,超声造影剂(Ultrasound contrast agent,UCA),是一类能显著增强超声背向散射强度的化学制剂。其主要成分是微气泡,一般直径为 $2\sim10\mu m$,可以通过肺循环,对人体的伤害微乎其微。超声造影对肿瘤新生血管功能的监测有其独特的优势,它可以无创、重复地评价乳腺癌新生血管,突出癌血管的特征,同样可以很好地预测肿瘤新生血管生成及血流灌注情况,为乳腺癌患者的临床病理评估提供辅助参照,并为预测乳腺癌治疗与预后提供重要信息。超声造影对乳腺癌诊断敏感性可达 100%,特异性 87.5%,明显高于普通超声检查。乳腺肿块的超声造影影像根据增强形态分为无增强、外周增强、同质增强、局部增强、异质增强。恶性多表现为外周增强,敏感性和特异性分别为 39.5%、98.3%。造影对于淋巴结的研究也有开展,根据造影增强表现类型分为 4 型:Ⅰ型(均匀增强型)、Ⅱ型(淋巴门不均匀增强型)、Ⅲ型(实质不均匀增强型)、Ⅳ型(微弱增强型)。将造影表现为Ⅰ、Ⅱ型的淋巴结判定为良性,Ⅲ、Ⅳ型的淋巴结判定为恶性,则灰阶超声造影诊断良恶性淋巴结的敏感性为 87%,特异性为 93%,准确性 89%。

3.磁共振检查 自从 1982 年磁共振应用于乳腺检查以来,磁共振已成为乳腺影像学综合诊断的必要手段之一,可显著提高早期乳腺癌和多源性乳腺癌的检出率。单纯乳腺磁共振平扫检查除能对囊、实性病变作出可靠诊断外,加脂肪抑制后可显示 90%以上的病变,但单纯的平扫检查在定性诊断方面与 X 线检查相比并无显著优势。磁共振动态增强检查对乳腺病变诊断敏感性最高,是乳腺磁共振检查中最成熟和最重要的方法,在乳腺癌分期、制订治疗方案和治疗后随访中也可发挥作用。

(1)磁共振平扫检查:多数浸润癌 MRI 平扫表现为形状不规则的星芒状、蟹足样 T_1 低、T_2 高信号影,个别可呈圆形、卵圆形或分叶状(见图 3-5)。因周围组织反应(充血、水肿、渗出等)或浸润,致病变与周围组织结构分辨不清,甚至粘连,其边界多不规则。或无清晰界限,少数病变可边界清晰,或呈边界部分清晰,部分模糊不清,边缘多具毛刺。内部信号不均匀,有液化、坏死、囊变时,多呈明显的 T_1 低、T_2 高信号,如囊液蛋白含量较高或有血性成分则可表现为 T_1 高或中等信号;纤维化、钙化多表现为 T_1、T_2 低信号。病变在 T_2WI 上的信号强度依赖于肿瘤内部的细胞、水和纤维成分组成比例的多少。纤维所占比例越大,T_2 信号强度越低,细胞和水所占比例越大,T_2 信号强度越高。总体上,多数乳腺癌 T_2WI 呈高信号,但某些特殊类型的乳腺癌 T_2WI 信号可明显不同。

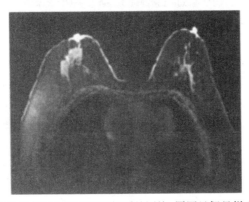

图 3-5 MRI 平扫示右乳可见不规则的团块,周围呈蟹足样 T_2 高信号影

（2）增强 MRI 表现：乳腺癌因血运丰富，在注入造影剂后，多数病变呈典型的"快进快出"表现，选用快速扫描技术进行动态增强扫描，获得时间－信号强度曲线进行定性诊断，在 MRI 增强扫描中已普遍应用。目前认为早期迅速强化（1min 内）和强化迅速消失是乳腺癌的典型表现之一，约占 50％左右；而 3 分钟内明显强化也是乳腺癌的重要表现。但也有相当部分良性病变在 3min 内明显强化，极少数乳腺癌可呈延迟强化（强化高峰在 4～6min 内）。大多数乳腺癌在静脉快速注入造影剂（Gd－DTPA）后呈中等度以上强化，信号明显高于周围正常腺组织，内部信号不均匀；病灶轮廓不规则，呈星芒状或蟹足样（见图 3－6）；出现坏死、囊性变时，则呈不规则环状或周边强化；病灶边缘毛刺更加明显，有时可见触角征，甚至可见索条状强化影伸入病灶或与皮肤及胸肌筋膜相连，累及乳头及输乳管时可出现乳头凹陷征或桥征。Gd－DTPA 增强扫描，98％的浸润癌和 80％的原位癌均有不同程度的强化，病变强化的程度及其动态表现与肿瘤的组织学类型有一定关系，黏液腺癌显示最快和最明显的强化，导管癌、小叶癌、髓样癌和硬癌的强化程度和速度呈逐渐递减的趋势。少数纤维成分含量较高的小叶癌和浸润程度较低的导管癌，可呈轻或中度延迟强化，或不强化。多数导管癌和小叶癌表现为轮廓清晰的星芒状，但少数弥漫性浸润癌，特别是在肿瘤周围伴有乳腺实质增生或炎性病变时，可表现为肿瘤与周围组织弥漫性强化，另有 3％的癌呈局灶性生长，边界清楚，可呈局灶性结节样强化。

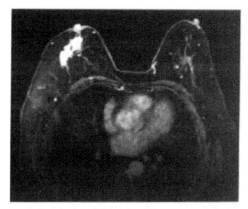

图 3－6　注射造影剂后病灶迅速强化，病灶轮廓不规则，边缘呈星芒状或蟹足样改变

（3）磁共振扩散加权成像：磁共振扩散加权成像（diffusion weighted imaging，DWI）是目前唯一能观察活体水分子微观运动的成像方法，DWI 不需要增强，检查时间短，能够检测出与组织含水量改变有关的形态学和病理学的早期改变。水分子扩散主要受两个因素即生物膜结构的限制和大分子物质（如蛋白质）对水分子的吸附作用的影响，细胞繁殖越旺盛，密度越高，生物膜结构对水分子扩散的限制越明显，因而表观扩散系数（apparent diffusion coefficient，ADC）值越小。乳腺肿瘤 ADC 值与细胞密度的相关性很好，恶性肿瘤生长活跃、细胞密度高、ADC 值小。良性肿瘤细胞密度低、ADC 值大。

（4）磁共振灌注成像：磁共振灌注成像是利用对比剂首次通过组织毛细血管床时，组织信号的动态变化来反映组织微循环灌注情况的磁共振检查方法,能够量化评估肿瘤组织微血管生成情况。它是应用了 T_2 加权对磁场微变化的敏感性原理,当顺磁性对比剂首次进入毛细血管床时,充满对比剂的毛细血管与周围组织之间的磁场发生变化,破坏了自旋相位的一致性,出现信号强度值的改变,从而得到对比剂通过组织时的时间－信号强度曲线。而顺磁性对比剂钆喷替酸葡甲胺本身对乳腺肿瘤无生物学特异性,它的分布取决于血供丰富程度及和血管的通透性。因此,灌注效应的病理基础是肿瘤血管的数量和血管的通透性以及必要的细胞外间隙,也就是说磁共振灌注成像上的信号强度变化主要取决于病变组织内的血管密度和对比剂进入组织细胞外间隙的多少。对于组织内部的血流灌注状态和组织血管化程度的综合评价可间接反映肿瘤血管的功能状态,为进一步诊断和治疗提供可靠依据。已有研究表明, T_2 加权首过灌注成像在区别良恶性乳腺病变方面具有较高特异度,良、恶性病变的最大信号强度丢失率之间差异有显著性意义,而且良、恶性病变最大信号强度丢失率之间重叠很少。有学者对灌注方法进行了创新,即先在较短的时间内作灌注成像,紧接着再作 T_1 加权动态增强。该方法缩短了检查时间,减少了造影剂用量,保留了完整的灌注信息,无残留造影剂之干扰,同时又兼顾了 T_1 加权动态增强,在实践上有很强的可操作性及联合使用价值。

(5)磁共振波谱成像:磁共振波谱(magnetic resonance spectroscopy,MRS)成像是检测活体内代谢和生化信息的一种无创伤性技术,能从分子水平上反映组织的病理生理变化,提供先于形态学改变的代谢改变信息,显示良、恶性肿瘤之间代谢的不同。目前常用 ^1H、^{31}P 原子核对乳腺进行波谱测定,由于 ^1H-MRS 磁敏感性较高。所以 ^1H-MRS 最常用于磁共振波谱分析。胆碱复合物信号被认为是乳腺恶性病变特异度较高的标志物,定量测量胆碱水平可用于乳腺病变的辅助诊断和乳癌治疗后的动态观察。在乳腺组织中, ^1H-MRS 主要检测胆碱及代谢物含量,其峰值位置在 $3.2×10^{-6}$。乳腺中的胆碱及其代谢产物的含量主要取决于乳腺上皮细胞的代谢水平,由于癌细胞的生长及增殖速度较正常组织迅速,因此,其胆碱含量可较正常组织高出 10 余倍。故可将 ^1H-MRS 用于乳腺良恶性肿瘤的鉴别。

目前认为 MRI 结合对比增强剂的应用诊断乳腺癌的敏感度较高,约为 91%～100%。① MRI 的空间分辨率高,对病变组织学特点显示较好,特别是对多中心、多灶性病变的敏感度较高。②应用造影剂进行增强扫描,可了解病变血流灌往的情况,有助于对病变良、恶性的鉴别。③对胸壁浸润,胸骨后、纵隔及腋淋巴结转移显示良好,因此用 MRI 对乳腺癌进行分期,可为治疗提供直可靠的依据。但特异度尚欠佳,除外乳腺癌的特异度为 37～97%,对良、恶性病变的鉴别有一定帮助,但也有一定局限性。①良、恶性病变的 MRI 表现有许多重叠之处,如;有些恶性肿瘤不表现为"快进快出"的典型征象,有的良性病变可迅速强化;局灶性不规则强化结节可以是癌,也可是局灶性乳腺增生、腺病等,因此对不典型 MRI 表现的病变不能取代活检。②对微钙化的显示不如 X 线钼靶和 CT 等检查方法敏感,而微钙化在乳腺良、恶性病变的鉴别中仍占重要作用,因此,乳腺 MRI 仍应结合 X 线钼靶进行诊断。③因 MRI 设备复杂,检查费用较高,在一定程度上限制其推广和应用。

因此,目前 MRI 主要应用于:①对常规检查难以定性的病变。②Ⅰ/Ⅱ期乳腺癌拟行局部肿物切除加根治性放疗,需要了解是否有多中心、多灶性病灶的患者。③植入人工乳房假体的患者的病灶检查。④多次手术有瘢痕的乳腺检查。

（四）乳腺导管镜检查

影像学检查未发现有明确肿块,有明显乳头溢液尤其是血性溢液的患者可采有乳腺导管镜(简称乳管镜)检查以了解病变部位和性质。乳管镜检查可探知导管内病变的准确部位,创伤小,准确率高,对导管内病变其诊断价值优于细胞涂片和导管造影检查。正常乳腺导管管壁光滑,略显粉红色,毛细血管清晰,管腔通畅。导管内癌表现为沿管壁纵向蔓延的灰白色病灶,呈不规则隆起状,触之易出血,管壁僵硬,病灶处取液涂片可见癌细胞。配合乳管镜下的活检装置还可对可疑病变处进行活检。

（五）乳腺导管造影检查

经溢液导管注入造影剂,在 X 线下可显示导管内病变的部位及病变范围,对无明显肿块的乳头溢液患者有一定的诊断价值。乳腺癌可表现为导管树状结构受压或牵拉移位,结构紊乱,导管内充盈缺损或导管中断,远端扩张,管壁不规则浸润,毛糙、僵硬、狭窄等改变。由于乳管镜检查应用的增加,乳腺导管造影检查应用有减少的趋势。

（六）针吸细胞学检查

细针吸取细胞学检查(fine needle aspiration cytology,FNAC)主要原理是利用癌细胞黏着力低,易脱落被吸出的特征,采用细针刺入肿瘤组织中通过注射器的负压吸出少量细胞,涂片后染色在显微镜下确定病变性质,从而达到诊断目的。细针穿刺细胞学检查是接近于病理切片检查的一种方法,可以直观检查细胞的情况。阳性率大于 90%。FNCA 与粗针穿刺活检和手术活检相比,对组织的创伤小,无需麻醉,痛苦小,操作简便,费用低廉。但由于其假阴性率可达到 2%～20%,而且单纯的细胞学检查无法确定组织学类型,也无法进行分子分型和受体检测,使其诊断价值受到影响,不能替代新辅助化疗之前的病理诊断。

（七）病理学检查

1.穿刺活检　空芯针穿刺活检(core needle biopsy,CNB)是早期明确乳腺肿块性质的有效方法。CNB 对可触及的乳房肿块可以直接在触诊引导下或在超声引导下进行。对于临床上疑有癌变的乳腺肿块采用 CNB 进行明确诊断,与切除活检相比,操作简单,创伤小;与针吸细胞学检查相比准确性高,可进行组织学诊断,而且还可进行免疫组织化学检测,从而对乳腺癌进行分型。对于不能手术的患者还可为新辅助治疗提供依据。因此对于临床上疑有恶性可能的病例为明确诊断应首选 CNB 检查。Mammotome 真空辅助微创旋切活检系统是比 CNB 更为优秀的活检设备,可在超声或 X 线引导下进行。在活检过程中有真空辅助吸出切取的组织,可降低反复穿刺引起肿瘤种植和转移的机会;其提供的组织量比 CNB 更大,因而诊断准确率更高,几乎等同于切除活检,但创伤明显小于切除活检。

2.切除活检　对于临床上高度怀疑有恶变可能的乳腺肿块,在穿刺活检未能明确诊断时可进行切除活检,在切除肿块的同时需包括周围一部分正常组织,避免切开或过度挤压肿瘤组织。切除的肿块在有条件的医院可进行术中冰冻切片检查,但冰冻切片检查有一定的误诊断,应以最后石蜡切片结果为准。一般情况下应避免切取部分肿瘤组织进行病理检查,但当肿瘤过大直接进行完整切除较难或有风险,或肿瘤有破溃,不适合进行切除活检时可在破溃边缘切取小块组织进行活检。

一般情况下,对于乳腺癌的高危人群或 40 岁以上女性发现的乳房肿块应进行病理学检查以明确诊断,以免漏诊或误诊。

(八)乳腺癌的鉴别诊断

1.乳腺导管扩张症(mammary duct ectasia,MDE) 又称浆细胞性乳腺炎(plasma cell mastitis,PCM)。乳房内有边界不清,质地较硬的肿块,活动度差,多位于乳头、乳晕区,与皮肤粘连,致乳头内陷,甚至有皮肤溃疡,常可触及腋窝肿大淋巴结,临床上需与乳腺癌相鉴别。追问患者的病史,乳头内陷常为乳头发育不良所致,常有反复发作的乳晕周围脓肿,脓液培养常无阳性发现,穿刺活检或经破溃边缘取组织活检可见有大量的浆细胞浸润。

2.乳腺增生症(hyperplasia of the breast) 乳腺增生症常表现为片状或结节状,表面有颗粒感的乳房肿块,与周围组织界限不清,可伴有乳头溢液,尤其是腺病瘤样改变及硬化性腺病时,临床往往难与乳腺癌鉴别。鉴别要点为:乳腺增生者乳房内肿块常随月经周期变化而增大或缩小,且质地较韧,无论肿块大小均不会出现与皮肤或胸壁粘连,活动度大,细胞学或穿刺活检可协助诊断。但需要注意的是,孤立的增生性肿块经药物治疗或较长时间的观察后无缩小甚至有增大趋势者,需要切除活检,一是可明确诊断,二是防止其向不典型增生甚至乳腺癌方向发生演变。

3.导管内乳头状瘤(intraductal papilloma) 表现为无痛性、间隙性乳头溢液,血性为主。大导管内乳头状瘤常可在乳晕区触及直径约0.5～1.0cm的结节样肿块,挤压肿块可见相应的乳管开口有液体溢出,并可见肿块缩小,与导管内乳头状癌症状极为相似。但导管内乳头状瘤直径通常在3cm以下,大于3cm者恶变可能性较大。大多数导管内乳头状瘤难以触及肿块,常须行导管造影或导管镜检查进行诊断,但最好的方法是将病变的导管及所属腺体切除,进行病理活检。如病变广泛多为导管内乳头瘤病(intraductal papillomatosis),一般认为此病为癌前病变,需进行较为广泛的腺体切除。导管内乳头瘤与乳头状癌在细胞学上难以鉴别,有时冰冻切片检查也较难鉴别。

4.乳腺结核(breast tuberculosis) 乳腺结核为肺结核病灶穿透胸壁进入乳房所致,原发的乳腺结核少见。乳腺结核表现为乳房内边界不清、无痛的肿块,常与皮肤粘连,可造成乳房部位硬化变形,乳头内陷,可伴腋窝淋巴结肿大,需与乳腺癌影像鉴别。此病病程较长,进展缓慢,部分可问及结核病史;乳腺有脓肿形成,可见干酪样坏死物。脓液涂片检查可见坏死组织中有成团的类上皮细胞、散在的朗格汉斯细胞和淋巴细胞;抗酸细胞染色可找到抗酸杆菌可协助诊断;脓液培养结核杆菌阳性可确诊。

5.乳腺脂肪坏死(fat necrosis of the breast) 表现为界限不清的乳腺肿块,质中偏硬,与皮肤粘连,表皮增厚、皱缩,位于乳头乳晕区者,可致乳头内陷;有时可触及同侧腋窝肿大淋巴结。常有乳房外伤或手术史,X线检查对诊断无明显帮助,常因表现为密度增高、边界不清、有毛刺的块影甚至出现微小钙化而误诊为乳腺癌。穿刺活检或切除活检可明确诊断。

6.乳腺纤维腺瘤(fibroadenoma of the breast) 多见于青年女性,往往无意中发现肿块,生长缓慢,触诊肿块多为圆形,少数呈结节性,质地较韧,与周围组织界限清楚,活动度大,触之有"滚珠感"。多数与乳腺癌容易鉴别。但少数情况下与乳腺癌不易鉴别,尤其是40岁以上的女性新出现的肿块,即使临床诊断为纤维腺瘤也应积极行手术切除或穿刺活检。

7.急性乳腺炎(acute mastitis) 常见于产后哺乳哺乳期的女性,初产妇多见。可发生于乳房的任何象限。多为葡萄球菌染。临床表现为乳房红、肿、热、痛,局部可触及肿块,压痛明显,腋窝可触及肿大淋巴结。急性炎症治疗及时或治疗不当可形成乳房脓肿,乳房脓肿引流不畅可导致慢性乳腺炎,乳腺内形成硬结,边界不清,活动度不大,须与炎性乳腺癌相鉴别。但前者病情严重时常伴寒战、高热、白细胞升高等全身感染征象;脓肿形成时可触及波动感,穿刺可吸出脓液。炎性乳腺癌皮肤增厚,常伴有橘皮样改变,而无明显疼痛及发热、白细胞增高等全身感染表现,抗感染治疗无效。

8.乳房湿疹　发生于乳头乳晕处的乳房湿疹应与乳房 Paget 病相鉴别,乳房湿疹也表现为皮肤瘙痒、脱屑、糜烂和皲裂,但多为双侧性且无溃疡形成,外用皮质激素类药物治疗有效。Paget 病病程长,皮肤增厚,可见橘皮样改变,有溃疡形成,重者可使乳头变平或消失,药物治疗无效;部分患者可触及乳晕下肿块。细胞学刮片检查或切取活检可明确诊断,有肿块者多为伴发浸润性癌,需进行穿刺活检以确诊。

三、乳腺癌的分期及风险评估

恶性肿瘤分期指将患者按照疾病病程进行分组。有助于确定患者治疗策略、评估患者疾病预后,同时可以评价治疗效果。分期包括临床分期和病理学分期,具体根据美国癌症联合委员会(American Joint Committee on Cancer,AJCC)所指定的分期原则,基于肿瘤 TNM 分期系统,即"T"—肿瘤分期、"N"—淋巴结分期及"M"—远处转移分期。2009 年,美国癌症联合委员会在 2002 年第六版的基础上推出第七版癌症分期手册(Cancer Staging Manual),对乳腺、结肠、前列腺和肾脏等各部位的肿瘤分期进行更新,癌症分期手册的每一次更新都反映了人们对癌症认识的深入,并且更加适于临床应用及癌症研究统计。

(一)乳腺癌的临床分期

第七版癌症分期手册中乳腺癌这部分的主要变化包括:对乳腺癌 T 分期的测量和记录更为详细和具体;并明确推荐对所有浸润性癌进行 Nottingham 联合组织学分级;对同侧多原发肿瘤不再要求必须肿瘤存在于不同象限;增加了 $cM_0(i+)$ 标示虽无明显临床转移证据但在骨髓中或外周血中发现肿瘤细胞的患者等;在已有的 TNM 分期原则上选择性引入了某些分子标记。

1.分期系统介绍　该乳腺癌分期系统适用于浸润性癌(包括微浸润癌)和原位癌,以镜下病理诊断为主,同时记录肿瘤组织学类型和分级。第七版癌症分期手册中对乳腺癌 TNM 的界定及乳腺癌解剖分期/预后组别的划分上变动较小,而对新辅助后的分期给予加强。

(1)解剖

①原发部位:乳腺位于前胸壁,由腺体组织和纤维脂肪组织构成,包括 15～25 个乳腺小叶,各乳腺小叶由乳腺导管系统相连。乳腺癌最常见的发生位置位于乳腺终末导管小叶单元。

②胸壁:胸壁包括肋骨、肋间肌和前锯肌,但不包括胸肌。

③区域淋巴结:乳腺淋巴引流系统主要包括引流腋窝、胸壁及内乳区域的淋巴结及淋巴管。分期时乳腺内部淋巴结算作腋窝淋巴结,锁骨上淋巴结算作区域淋巴结。除此之外,其他淋巴结的转移,包括颈部淋巴结或对侧内乳区淋巴结,算作远处转移(M_1)。

区域淋巴结包括：a.腋窝(同侧)胸肌间(Rotter)淋巴结和沿腋静脉及其属支分布的淋巴结可以(但并非必须)分为以下水平：Level Ⅰ(腋下群)：胸小肌外侧缘以外的淋巴结。Level Ⅱ(腋中群)胸小肌内外侧缘之间的淋巴结和胸肌间淋巴结(Rotter)淋巴结。Level Ⅲ(腋尖群)：胸小肌内侧缘以内淋巴结，包括尖群淋巴结。b.同侧内乳区在胸膜内沿胸骨旁分布的肋间淋巴结。c.锁骨上位于锁骨上筋膜，并在肩胛舌骨肌腱膜(外缘和上缘)、颈内静脉(内侧缘)以及锁骨和锁骨上静脉所组成的三角内的淋巴结。该三角区以外的临近的淋巴结算作下颈部淋巴结(M_1)。

④转移部位：肿瘤细胞可通过淋巴循环及血液循环系统播散，最常见的远处转移部位分别是骨、肺、脑和肝脏，同时也可以转移到身体其他部位。

(2)分期原则

①临床分期：临床分期包括体格检查即对皮肤、乳房和淋巴结(腋窝、锁骨上和颈部淋巴结)的视诊、触诊，影像学检查以及乳房和其他有助于确诊乳腺癌的相关组织病理检查。临床分期所需要检查的组织范围并不同于病理学分期。在未出现疾病进展的确诊4个月内或直至手术完成期间进行的影像学检查，可作为分期要素。这些影像学检查结果包括原发肿瘤大小以及是否存在胸壁浸润和区域或远处转移。在患者接受新辅助化疗、内分泌治疗、免疫治疗或放疗后得到的影像学结果和手术所见不能作为原始分期要素。

②病理学分期：病理学分期除了包括临床分期所需要的全部资料外，还包括外科探查和切除组织的资料，以及原发肿瘤、区域淋巴结和转移灶(若存在)的病理检查资料，其中原发灶的切除至少应达到大体病理切缘阴性。如果大体病理检查未发现切缘阳性，仅镜下检查发现切缘阳性，该肿瘤可以进行病理学分期。如果大体病理检查发现切缘阳性，因为无法评价原发肿瘤的范围，该肿瘤被标记为pT_X。如果原发肿瘤是浸润性癌，而不仅仅是微小浸润，则病理学分期(pN)要求至少切除腋下群淋巴结(Level Ⅰ)，即胸小肌外侧缘以外的淋巴结。这种切除通常至少包括6个淋巴结。也可以切除1～2个前哨淋巴结进行病理学分期。有些特殊组织学类型(如<1cm的纯导管癌、<1cm的纯黏液癌和微小浸润癌)腋窝淋巴结转移率很低，通常不需要切除腋窝淋巴结。乳腺旁腋窝脂肪组织内的癌性结节，没有组织学证实为残留淋巴结组织的也算作区域淋巴结转移(N)。病理学分期分组包括以下病理和临床分期组合：pTpNpM、pTpNcM和cTcNpM。如果患者术前曾接受新辅助化疗、内分泌治疗、免疫治疗或放疗，TNM分期前须加前缀"y"(如ypTNM)。

2.TNM分期

(1)原发肿瘤分期：用于原发肿瘤分期的临床检测技术是在特定的情况下被认为是最准确的方法(即体格检查或钼靶摄片、超声等影像学检查)。T分期的病理肿瘤大小仅检测浸润性癌成分。原发肿瘤大小的检测应先于该肿瘤的任何成分被切除之前。无浸润成分的原位癌为T_{is}，加上指示其类型的亚分期，如T_{is}[LCIS]。不伴肿块(临床)或浸润性癌(病理)的乳头派杰氏病(Paget)被分为T_{is}(Paget)。不论肿块在乳房的哪个部位。伴有肿块(临床)的派杰氏病以及伴有浸润性癌成分(病理)的派杰氏病分期以肿瘤的大小或浸润成分的大小为准。新版分期指南中要求肿瘤大小的测量应精确到毫米，用于分期的肿瘤最大径的单位随之由cm改为mm。T分期添加"c"或"p"修饰下标以显示其测量方法使基于临床(体格检查、乳腺钼靶摄片、超声或MRI)还是病理检查。一般而言,病理检查确定的原发肿瘤大小较临床测量准确。在确定"PT"分期时,如果浸润性癌可以用一个石蜡块全部包埋,镜下测量是最佳选择;如果浸润性癌需要多个石蜡块才能包埋,标本的大体测量更为准确。乳腺癌微浸润指癌细胞的范围超出基底膜进入邻近组织,病灶最大径不大于0.1cm。当存在多个微浸润病灶时,仅按照最大的微浸润病灶进行分期(而非所有单病灶的总和)。当与多个更大的浸润癌一起时。应当记录或定量多个微浸润病灶。当同侧乳房同时存在多发性原发癌时(非指一个大体可测量癌伴有多个孤立镜下病灶),使用最大的原发肿瘤T分期。在记录中标明该肿瘤为同侧多发性原发癌,该部分患者的预后应当独立分析。双侧乳腺癌的每一例病变按照单独器官的单独原发癌进行分期。炎性乳腺癌的分期记为T_{4d}。需要明确的是,炎性乳癌为临床诊断,没有临床表现的皮肤淋巴受累不算为炎性乳腺癌。但仍有必要行皮肤活检明确癌存在于皮肤淋巴还是乳房实质本身。皮肤酒窝征、乳头凹陷或其他除了在T_{4b}和T_{4d}中所描述的皮肤改变可以发生于T_1、T_2或T_3,不改变分期。

(2)区域淋巴结分期:区域淋巴结无法评估的病例记为N_x或pN_x。未发现淋巴结转移记为N_0或pN_0。对淋巴结阳性患者而言,N_1指一个或多个同侧腋窝淋巴结转移,N_{2a}指转移淋巴结彼此固定(成团)或与其他结构固定,N_{3a}指同侧锁骨下淋巴结转移。影像学(包括CT和超声,不包括同位素显像)或临床检查发现内乳区淋巴结转移,但不伴同侧腋窝淋巴结转移者,记为N_{2b}。影像学或临床检查发现内乳区淋巴结转移,同时伴同侧腋窝淋巴结转移者记为N_{3b}。不论是否伴腋窝淋巴结或内乳区淋巴结转移,锁骨上淋巴结转移记为N_{3c}。病理检查发现淋巴结内存在一个以上大于2mm肿瘤病灶的患者中,1~3个腋窝淋巴结转移记为pN_{1a},4~9个淋巴结转移记为pN_{2a},10个以上淋巴结转移记为pN_{3a}。由前哨淋巴结活检而非影像学(除外同位素)检查或临床检查发现的内乳区淋巴结转移,如果不伴有腋窝淋巴结转移记为pN_1,如果伴有1~3个淋巴结转移记为PN_{1c}(4个或4个以上的腋窝淋巴结转移记为pN_{1b})。临床以及影像学检查(不包括同位素检查)发现,组织学证实的内乳区淋巴结转移,在伴有以及不伴有腋窝淋巴结转移的情况下分别记为PN_{2b}和pN_{3b}。组织学证实的同侧锁骨上淋巴结转移记为pN_{3c}。不论原发肿瘤大小以及分级,pN_{3c}的肿瘤分期记为ⅢC期。仅依据前哨淋巴结活检的临床分期,另外加标记(sn)指代"前哨淋巴结",例如,pN_1(sn)。对于开始依据前哨淋巴结活检分期,但之后又进行了腋窝淋巴结清扫术的患者,分期依据总的腋窝淋巴结清扫结果(同时包括前哨淋巴结)。淋巴结的肿瘤大小测量:取决于融合肿瘤细胞团的最大径。当多灶肿瘤细胞出现在一个淋巴结中时,仅最大融合病灶的大小被用于淋巴结分期,而不是计算所有病灶大小总和。当肿瘤细胞伴纤维间质反应时,肿瘤细胞和纤维化的总体直径即转移灶的大小。另外,腋窝顶部淋巴结,即"LevelⅢ"淋巴结,是指胸小肌内侧缘以内、锁骨以下的淋巴结,第七版中也称之为"锁骨下淋巴结"。这组淋巴结转移提示预后更差,因此AJCC第七版直接使用了"锁骨下淋巴结"的名称,以示与其他两组腋窝淋巴结(LevelⅠ、Ⅱ)的区别,并在区域淋巴结临床和病理各类别的定义中也做了相应标注。

(3)孤立肿瘤细胞:孤立性肿瘤细胞(isolated tumor cell ITC):第七版中ITC包括:①最大径不超过0.2mm的肿瘤细胞团簇。②单个肿瘤细胞。③淋巴结一个组织学切面上非融合

(可见于浸润性小叶癌)或近乎融合的肿瘤细胞团巢含有的细胞总量不超过 200 个(否则诊断微转移)。AJCC 新设立的第三项标准使得 ITC 的诊断更为严格。仅含有 ITC 的淋巴结不计入用于 N 分期的阳性淋巴结数目中。不管含有 ITC 的淋巴结的数量,只要单个转移灶不超过 0.2mm,区域淋巴结均被记为 $pN_0(i+)$,但需注明被 ITC 累及的淋巴结数目。ITC 可被常规 HE 切片或免疫组织化学染色检测到。组织学上 ITC 通常缺乏间质反应和增殖活性,然而这些转移特性的判定较为主观且重复性差。AJCC 乳腺癌工作组认为目前没有必要更改 ITC 和微转移的诊断分界值,并且这些分界值在诊断中并非绝对标准。

(4)远处转移分期:在第七版 TNM 分期指南中,在保留 M_0 和 M_1 的基础上增加了"cM_0(i+)",废弃了 M_x。各 M 分期的定义更为细化。M_0 是指肿瘤患者缺乏远处转移的临床或影像学证据。如果缺乏远处转移的临床或影像学证据,但通过分子方法或镜检在循环血液、骨髓或其他非区域淋巴结组织中发现不超过 0.2mm 的肿瘤细胞时即为 $cM_0(i+)$。$M_0(i+)$ 属于 M_0,肿瘤的解剖分期/预后组别不会因此发生变化。M_1 是指通过传统的临床或影像学方法发现的远处转移,和(或)组织学证实超过 0.2mm 的远处转移。M 分期主要是基于临床和影像学检查,但推荐进行病理学确认,尽管后者可能因安全性等原因而无法获得。AJCC 生命没有"pM_0"的命名,M_0 只能是临床的概念。以上变化也显示了乳腺癌工作组对播散肿瘤细胞(disseminated tumor cells,DTC)相关研究的总结和评价。

(5)新辅助治疗后的分期:新辅助(术前)化疗、内分泌治疗甚至靶向治疗的应用促成乳腺癌工作组在新版分期指南中增强了新辅助治疗后的分期系统,用于评估该组患者的预后,该系统的表达方式是在 TNM 前添加"yc"或"yp"等前缀,即 ycTNM 或 ypTNM。其中,ypT 是测量浸润性肿瘤中最大的一个病灶(尚存争议),而添加"m"表示多病灶肿瘤。ypN 的分期与 pN 相同。新辅助治疗后淋巴结的转移灶不超过 0.2mm 者归入 $ypN_0(i+)$,但该不能被认为获得了病理完全缓解(pathologic complete response,PCR)。新辅助治疗后的 ypM 取决于患者接受治疗前的临床 M。如果患者在新辅助治疗前已经发现远处转移灶(M_1),无论其新辅助治疗的反应如何,仍被划分为 M_1。需要注意的是,新辅助治疗并没有改变患者治疗前的临床分期(见表 3-2,见表 3-3)。

表 3-2　第七版美国癌症联合会(AJCC)乳腺癌分期

原发肿瘤(T)

无论使用哪种标准,原发肿瘤的临床分期和病理 T 分期是相同的;肿瘤大小的测量应精确到毫米,如果肿瘤大小稍小于或大于特定 T 分期的分解值,建议将该数值修约以便更接近分解值,例如:大小为 1.1mm,报告为 1mm,大小为 2.01mm,报告为 2.0mm。添加修饰下标"c"或"p"以表明 T 分期是基于临床(体格检查或影像学)还是病理检查结果;一般而言,病理检查确定的原发肿瘤大小较临床测量准确。

T_x	原发肿瘤无法评估
T_0	无原发肿瘤的证据
T_{is}	原位癌
$T_{is}(DCIS)$	导管原位癌

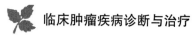

(续表)

T_{is}(LCIS)	小叶原位癌
T_{is}(Paget)	乳头 Paget 病,乳腺实质内无浸润性癌和(或)原位癌[导管原位癌和(或)小叶原位癌];与 Paget 病相关的乳腺实质内的癌应根据实质内肿瘤的大小和特征进行分类,Paget 病仍需要记录
T_1	肿瘤最大径≤20mm
T_{1mi}	肿瘤最大径≤1mm
T_{1a}	肿瘤最大径>1mm,而≤5mm
T_{1b}	肿瘤最大径>5mm,而≤10mm
T_{1c}	肿瘤最大径>10mm,而≤20mm
T_2	肿瘤最大径>20mm,而≤50mm
T_3	肿瘤最大径>50mm
T_4	无论肿瘤大小,直接侵犯胸壁和(或)皮肤(溃疡或皮肤结节),仅仅真皮浸润不纳入 T_4 范畴
T_{4a}	侵犯胸壁,仅仅胸肌粘连/浸润不包括在内
T_{4b}	乳房皮肤溃疡和(或)同侧皮肤卫星结节和(或)皮肤水肿(包括橘皮样变),但不符合炎性乳腺癌标准
T_{4c}	包括 T_{4a} 和 T_{4b}
T_{4d}	炎性乳腺癌

区域淋巴结(N)

临床分期

N_X	区域淋巴结无法评估(如已被切除)
N_0	无区域淋巴结转移
N_1	同侧Ⅰ、Ⅱ水平腋窝淋巴结转移,可活动
N_2	同侧Ⅰ、Ⅱ水平腋窝淋巴结转移,固定或融合;或有同侧内乳淋巴结转移临床征象 a,无腋窝淋巴结转移临床征象
N_{2a}	同侧Ⅰ、Ⅱ水平腋窝淋巴结转移,淋巴结彼此间或与其他结构固定、融合
N_{2b}	仅有同侧内乳淋巴结转移临床征象 a,而没有Ⅰ、Ⅱ水平腋窝淋巴结转移临床征象
N_3	同侧锁骨下淋巴结(Ⅲ水平腋窝淋巴结)转移,伴或不伴有Ⅰ、Ⅱ水平腋窝淋巴结转移受累;或有同侧内乳淋巴结转移临床征象 a,并伴有Ⅰ、Ⅱ水平腋窝淋巴结转移;或伴有同侧锁骨上淋巴结转移,伴或不伴有腋窝或内乳淋巴结受累
N_{3a}	同侧锁骨下淋巴结转移
N_{3b}	同侧内乳淋巴结和腋窝淋巴结转移
N_{3c}	同侧锁骨上淋巴结转移

病理分期(pN)b

pN_X	区域淋巴结无法评估(如已被切除,或因病理研究未被切除)
pN_0	组织学检查无区域淋巴结转移
pN_0(i−)	组织学检查无区域淋巴结转移,免疫组织化学染色阴性
pN_0(i+)	区域淋巴结内的恶性细胞不超过 0.2mm(通过 HE 或免疫组织化学染色检测到,包括 ITCc)
pN_0(mol−)	组织学检查无区域淋巴结转移,分子学检测阴性(RT−PCR)

(续表)

pN$_0$(mol+)	分子生物学检测阳性(RT−PCR)d,但组织学检查或免疫组织化学染色无区域淋巴转移
pN$_1$	微转移;或1~3个腋窝淋巴结转移;和(或)前哨淋巴结活检发现内乳淋巴转移,但无临床征象 e
pN$_{1mi}$	微转移(>0.2mm 和(或)超过 200 个细胞,但≤2.0mm)
pN$_{1a}$	1~3 个腋窝淋巴结转移,至少一处转移灶>2.0mm
pN$_{1b}$	前哨淋巴结活检发现内乳淋巴结微转移或宏转移,但无临床征象 e
pN$_{1c}$	1~3 个腋窝淋巴结转移,并且前哨淋巴结活检发现内乳淋巴结微转移或宏转移,但无临床征象
pN$_2$	4~9 个腋窝淋巴结转移;或无腋窝淋巴结转移,但内乳淋巴结转移(有临床征象 f)
pN$_{2a}$	4~9 个腋窝淋巴结转移(至少一处转移灶>2.0mm)
pN$_{2b}$	无腋窝淋巴结转移,但内乳淋巴结转移(有临床征象 f)
pN$_3$	≥10 个腋窝淋巴结转移;或锁骨下淋巴结(Ⅲ水平腋窝淋巴结)转移;或同侧内乳淋巴结转移(有临床征象 f),并有≥1 个 Ⅰ、Ⅱ 水平腋窝淋巴结转移;或>3 个腋窝淋巴结转移,且前哨淋巴结活检发现内乳微转移或宏转移,但无临床征象 f;或同侧锁骨上淋巴结活检
pN$_{3a}$	≥10 个腋窝淋巴结转移(至少一处转移灶>2.0mm);或锁骨下淋巴结(Ⅲ水平腋窝淋巴结)转移
pN$_{3b}$	同侧内乳淋巴结转移(有临床征象 f),并有个腋窝淋巴结转移;或>3 个腋窝淋巴结转移,且前哨淋巴结活检发现内乳微转移或宏转移,但无临床征象 e
pN$_{3c}$	同侧锁骨上淋巴结活检

远处转移(M)

M$_0$	无远处转移的临床或影像学证据
cM$_0$(i+)	无远处转移的临床或影像学证据,但通过分子方法或镜检在循环血液、骨髓或其他非区域淋巴结组织中发现不超过 0.2mm 的肿瘤细胞
M$_1$	通过传统的临床和影像学方法发现的远处转移,和(或)组织学证实超过 0.2mm 的远处转移

注:a:临床征象:通过影像学检查(不包括淋巴闪烁造影术)或临床检查而发现的高度怀疑有恶性肿瘤的特征,或者在针吸活检细胞学检查基础上推测有病理性宏转移;通过针吸活检而非切除活检证实的有临床征象的转移,要求添加后缀"f",如 cN$_{3a}$(f);在缺乏"pT"时,淋巴结切除活检或前哨淋巴结活检的结果归入临床 N,如 cN$_1$;确认淋巴结状态的方法需要加以注明,如临床检查、针吸活检、核芯针穿刺活检或前哨淋巴结活检;只有具有 pT 信息时,才将 pT 分期用于淋巴结切除活检或前哨淋巴结活检;b:病理分期是基于腋窝淋巴结切除的检查结果,伴或不伴有前哨淋巴结活检,若分期仅依据前哨淋巴结活检,而无进一步腋窝淋巴结切除的检查结果,应添加(sn)指代前哨淋巴结活检,如 pN$_0$(sn);c:孤立性肿瘤细胞,定义是不超过 0.2mm 的小团肿瘤细胞,或单个肿瘤细胞,或单个组织学切面上肿瘤细胞团巢含有的细胞数量不超过 200 个;ITC 可被常规组织学或免疫组织化学染色检测到,仅含有 ITC 的淋巴结不计入用于 N 分期的阳性淋巴结数目中,但应包括在被检测的淋巴结总数中;d:RT−PCR:逆转录酶−聚合酶链式反应;e:无临床征象的定义是通过影像学检查(不包括淋巴闪烁造影术)或临床检查未发现肿瘤;f:有临床征象的定义是通过影像学检查(不包括淋巴闪烁造影术)或临床检查而发现,具有高度疑为恶性肿瘤的特征,或在针吸细胞学检基础上推测有病理性宏转移

表3−3 AJCC 第七版乳腺癌 TNM 解剖分期/预后组别

0 期	T$_{is}$	N$_0$	M$_{0a}$
ⅠA 期	T$_{1b}$	N$_0$	M$_0$
ⅠB 期	T$_0$	N$_{1mi}$	M$_0$

（续表）

	T_1	N_{1mi}	M_0
ⅡA期	T_0	N_{1c}	M_0
	T_1	N_1	M_0
	T_2	N_0	M_0
ⅡB期	T_2	N_1	M_0
	T_3	N_0	M_0
ⅢA期	T_0	N_2	M_0
	T_1	N_2	M_0
	T_2	N_2	M_0
	T_3	N_1	M_0
	T_3	N_2	M_0
ⅢB期	T_4	N_0	M_0
	T_4	N_1	M_0
	T_4	N_2	M_0
ⅢC期	任何T	N_3	M_0
Ⅳ期	任何T	任何N	M_1

注：a：M_0 包括 $M_0(i+)$，不存在 pM_0 的命名；M_0 应该是临床概念，如果手术后的影像学检查显示存在远处转移，分期可以改变，前提是检查在诊断后4个月内进行，患者无疾病进展且未接受新辅助治疗；b：T_1 包括 T_{1mi}；c：有淋巴结微转移的 T_0 和 T_1 肿瘤不归入ⅡA期，而归入ⅡB期

（二）乳腺癌复发转移风险评估

乳腺癌复发转移风险的评估需要在解剖学和生物学预测因子的基础上预测疾病的自然病程，然后与癌症治疗过程整合后才可完成。乳腺癌复发转移风险比已在七项大型临床研究（共3585例乳腺癌患者）中进行了回顾性分析。复发转移风险的发生高峰在第1年到第2年，随后持续降低到第5年，第12年又缓慢上升。腋窝转移淋巴结为4个以上者在最初的第5年到第6年随访中复发转移风险特别高，但随后其风险与转移淋巴结少的患者相近。雌激素受体阴性患者的复发转移风险在最初3年高于雌激素受体阳性患者，其后也与后者相近或更低。长期随访结果已证明最常见的乳腺癌复发转移部位依次为局部软组织、骨、肺、肝及脑，而多部位转移常常出现在首次复发及肿瘤转移的全过程。雌激素受体、孕激素受体阳性、低及中度分级、低有丝分裂率的肿瘤与不具备以上特点的肿瘤相比，更易发生骨转移而非内脏转移。相反，绝经状态、肿瘤大小及淋巴结转移情况却不会影响肿瘤骨、内脏组织转移的几率和部位。此外，在诊断早期乳腺癌时所有预后因素中有许多因素在转移性乳腺癌首次诊断时同样保留预测生存特性。乳腺癌复发转移后长期生存相对并不罕见，但除同侧肿瘤复发转移外，临床治愈也很少见。

许多方法学中存在的偏倚如领先时间偏倚和时间长度偏倚混淆了一些乳腺癌监测研究。领先时间偏倚表示了疾病自然病程中的早期诊断甚至结果如死亡时间是不受影响的。时间

长度偏倚表示缓慢进展的肿瘤可被常规检查检测到的可能性更大,而快速进展的肿瘤更可能在常规影响检查评估时间期被发现。这些偏倚可能在已完成的随机对照研究中被解决,然而目前研究的将最初诊断时间而非复发转移时间开始的生存期作为首要研究终点。监测的最初目的是在早期检测到疾病复发转移,以便及时开始治疗以提高生存率并保证更高的生活质量。

随着乳腺癌手术治疗、放疗和药物治疗的迅速进展以及对肿瘤标志物的研究,以"判定预后和在预后基础上指导治疗选择"为主要目的的 TNM 分期系统已经面临挑战,即乳腺癌的治疗和预后可能更多地受到其他因素的影响,包括肿瘤切缘、病灶数目、肿瘤标志物(ER、PR、HER2)、乳腺癌组织学分级以及多基因表达检测等等。上诉因素是否应该以及如何整合到 TNM 分期系统中已经成为乳腺癌工作组的一项重要任务,其范例是 Gleason 评分和前列腺特异抗原已经运用于前列腺癌的分期。经过充分的考虑和评价,第七版的 TNM 分期指南并没有纳入前述任何一项指标,但相关的预后因子包括:组织学分级、肿瘤标志物状态(ER、PR、HER2)以及检测方法、淋巴结的评价方法、循环肿瘤细胞、播散肿瘤细胞、多基因标志评分和对新辅助化疗的反应及其确认方法等。

四、手术治疗

(一)手术在乳腺癌治疗中的地位和作用

在乳腺癌的治疗方面,尽管有放化疗、内分泌治疗和生物治疗等许多治疗手段,但手术治疗仍然是乳腺癌主要的和基本的治疗手段。除手术外,目前其他的治疗方法几乎不能治愈乳腺癌,而大多数病理组织学上的早期乳腺癌和一部分临床早期乳腺癌仅通过手术即可治愈。虽然近年来乳腺癌的非手术治疗取得了很大的进展,但对可手术乳腺癌而言,当前的治疗理念仍然是以手术为主的综合治疗。

乳腺癌手术从作用上可分为诊断性手术、治疗性手术、预防性手术和康复整形手术等。

①诊断性手术是为明确病变的性质和类型以及确定病变的扩散范围而进行的手术操作,对乳腺癌的定性、定量和定位诊断均有重要作用,如乳腺病变的切除活检、区域淋巴结和前哨淋巴结切除活检等。

②治疗性手术又可分为根治性手术、姑息性手术和辅助治疗手术。乳腺癌根治性手术包括从局部扩大切除和象限切除的保乳手术到单纯乳房切除,从改良根治、经典根治到扩大和超扩大根治等,手术种类繁多,对乳腺癌的治愈具有决定性作用。姑息性手术包括为减轻体内肿瘤负荷而进行的减瘤手术(或称减量或减体积手术)以及为减轻症状和改善生活质量而施行的减症手术,前者如为提高治疗效果而进行的原发癌或转移灶的姑息性切除,后者如为减轻疼痛或控制溃烂出血而实施的解救手术。辅助治疗手术是为提高其他疗法的治疗效果而施行的手术,如为改善乳腺癌内分泌治疗疗效而做的卵巢或肾上腺切除。

③预防性手术是为防止恶变和病变扩散进行的手术。乳腺癌预防性手术常见的有对侧乳房的预防性切除、区域淋巴结的预防性清扫和为避免内分泌治疗的副作用导致子宫内膜癌变而进行的子宫切除等。

④康复整形手术,乳腺癌术后可能出现一些手术并发症,有时候保守治疗效果不好,需要

二次手术以促进患者康复或改善功能,如术后皮下积液、皮瓣坏死、上肢水肿和功能障碍等可能需要进行康复手术。乳房是女性美的重要组成部分,乳腺癌手术常常导致乳房缺失或形态改变,影响患者的形体美观和心理健康,为此需要进行整形美容手术,如乳房假体植入和自体重建、乳头乳晕再造等。

(二)乳腺癌手术治疗的发展历史

到目前为止,乳腺癌外科治疗先后经历了原始局部切除、经典根治术、扩大根治术、改良根治术、保留乳房和腋窝手术等,五个主要发展阶段。

1. 原始局部切除时代　有关乳腺肿瘤的记载,最早见于公元前 1700 年古埃及的《The Edwin Smith Surgical Papyrus》。在这部目前已知的世界上最早的医学记录中,共记录了 48 种病例的检查、诊断、治疗和注释,其中第 45 种病例记述了乳腺肿瘤。古希腊名医希波拉底提出乳腺癌是一种全身系统性疾病的观点,鉴于某些切除肿瘤的患者比未切除的患者存活时间还短,他认为最好不要切除原发肿瘤,治疗原发肿瘤对患者预后是无益的。希腊解剖学家和外科医生盖伦也同意乳腺癌是一种系统性疾病的观点并基于他的体液学说解释了乳腺癌的病理发生机制并主张外科医生应切除肿瘤,同时建议采用一种圆形的工具,并保证这种圆形工具的边缘位于正常组织。到 18 世纪,法国外科学院的 Jean Louis Petit 第一次统一了乳腺癌患者应该接受外科手术治疗的观念。他曾提出肿瘤的起源来自肿大的淋巴结,因此应该仔细寻找并切除这些腺体,对于可能受累的胸肌筋膜和肌纤维也应该切除,而乳房则可不必切除。同一时期,法国医生 LeDran 于 1757 年提出了乳腺癌是经淋巴道播散的局部疾病的观点,他认为乳腺癌手术应该包括淋巴结清扫步骤,这一观点挑战了传统的盖伦的系统疾病观念。但因盖伦的系统性疾病观念在 18 世纪外科领域具有根深蒂固的影响,他的观点在当时并没有得到认可。

2. 根治手术时代　乳腺癌的手术治疗研究真正开始于 19 世纪中叶,随着麻醉技术的开展、抗生素的使用以及止血和输血等技术成功应用于临床,外科手术的禁区被一一打开。这期间,德国病理学家 Rudolf Virchow 研究了乳腺癌的病理解剖,并指出乳腺癌起源于上皮细胞,沿淋巴道及筋膜播散,这些研究奠定了 19 世纪末至 20 世纪晚期乳腺癌外科治疗的理论基础。与盖伦相反,Virchow 认为乳腺癌是一种局部疾病,通过手术是能够治愈的。Virchow 的观点对美国外科之父 William Stewart Halsted 产生巨大影响,他于 19 世纪晚期到欧洲访问学习并与 Virchow 的学生们一起研究。回国后,Halsted 就职于约翰霍普金斯医院,于 1894 年创立了乳腺癌根治术(radical mastectomy),开创了乳腺癌经典术式的先河,充分体现了手术技术的巨大作用。这一术式基于 Virchow 的观点,整块切除包括肿瘤在内的全部乳腺、相当范围的乳房皮肤和周围组织以及胸大小肌和同侧腋窝淋巴结,切断乳房与腋窝淋巴结的联系。Virchow 和 Halsted 的观念在 19 世纪晚期深入人心,这一术式的广泛推广使得乳腺癌原发灶得到有效控制。在当时手术技术高于一切的思想在乳腺癌手术治疗中占据首要地位。一次又快又彻底的乳腺癌根治手术,被认为是"好医生"和"好治疗"的标志。迄今,该术式一直被推崇为"乳腺癌经典根治术",成为现代乳腺外科的开源,并仍然是许多医院的常规治疗手术。在 Halsted 进行研究的同时,德国 Willy Meyer 医生也进行了相似的研究并做了发表。因此,Halsted 乳腺癌根治术也被称为 Halsted-Meyer 乳腺癌根治术。乳腺癌根治术的诞生,开创了乳腺癌外科手术史上的新纪元,使乳腺癌手术后局部复发率从 80% 降低到 20%,5 年生存率由 10%～20% 提高到 40%～50%,被誉为乳腺癌手术的经典术式,更重要的是根治术概念的诞生为其他部位的肿瘤外科治疗提供了一个可借鉴的模式。但即使如此, Halsted 根治术也存在着不可忽视的缺点,创伤巨大和严重的术后并发症,如术后上肢水肿、胸部畸形及较高的皮瓣坏死率。

3. 扩大根治术时代　至 20 世纪 40 年代末,人们认识到乳腺癌的淋巴转移除腋窝淋巴途径外,内乳淋巴结同样也是乳腺癌转移的第一站,而锁骨上和纵隔淋巴结则为第二站。由于经典的乳腺癌根治术未能清除内乳淋巴结,达不到根治的目的,于是扩大根治术应运而生。1949 年及 1952 年,Margottini 和 Urban 分别提出根治术合并胸膜外和胸膜内清除内乳淋巴结的胸膜外式(Margonttin 术式)和胸膜内式(Urban 术式)乳腺癌扩大根治术。1954 年,Andreassen 和 Dahllverson 又在扩大根治术的基础上加行锁骨上淋巴结清扫,Arhelger 等甚至还要行纵隔淋巴结清扫,分别称之为超根治与扩大超根治术。据文献记载,7.5% 的乳腺癌患者术后有对侧复发的可能,Lawson 据此激进地主张应在施行根治的同时,一并将对侧乳房作预防性切除。乳腺癌扩大根治术在 20 世纪 50、60 年代达到了历史的鼎盛时期,这一术式体现了病理学观点在治疗中的主导地位,但却忽略了患者的耐受能力和功能修复。人们希望通过切除尽可能多的组织及区域淋巴结以达到治愈肿瘤的目的。然而,大量的研究显示,扩大根治术较根治术的疗效并无显著提高,甚至结果相反。由于手术的扩大,术后并发症相应增多,死亡率提高,生存率并未提高。因此,此手术未被广大临床医师接受。目前此手术方式已很少被采用。

4. 改良根治术时代　1948 年,英国伦敦密德萨斯医院的 David Patey 医生和 Dyson 医生报道了一种对乳腺癌根治术进行了改良的术式。即在 Halsted 根治手术时保留胸大肌,切除胸小肌,保存胸壁较好的外形与功能,以便于行乳房重建术,这一术式创伤小且具有与根治术一样的治疗效果。很快,这一术式被欧美外科医生们所认可。1951 年,美国哥伦比亚大学的 Hugh Auchincloss 教授又提出保留胸大、小肌的改良术式,两者被称之为改良根治术。改良根治术的兴起使 Halsted 根治手术的使用率不断下降,据美国外科医师协会调查显示,1950 年 Hasted 手术占全美乳腺癌手术的 75%,1970 年占 60%,1981 年仅占 3%。与此同时,改良根治术由 1950 年的 5% 上升到 1972 年的 28%,到 1981 年上升至 72%。大量的临床研究表明,乳腺癌Ⅰ、Ⅱ期行根治术与改良根治术的患者,术后生存率和局部复发率并无显著性差异。再加上改良根治术在功能恢复与美容整形等方面的明显优越性,使改良根治术几乎成为所有可手术乳腺癌患者的标准治疗术式。乳腺癌改良根治术虽然仍遵循经典乳腺癌根治术的理论,但第一次提出了保护上肢功能的概念,这一术式改良在肿瘤外科治疗理念的发展上有重要意义,为乳腺癌外科治疗进一步合理缩小手术范围提供了重要理论和实践先例,是乳腺癌外科治疗的一个重大进展。

5. 保留乳房和腋窝手术时代　二战后,爱丁堡医生 McWhirter 最早开始施行单纯乳房切除外加大剂量 X 线照射的乳腺癌治疗方法。1948 年他在英国放射学杂志发表了自己的经典论文"The value of simple mastectomy and radiotherapy in the treatment of cancer of the breast"。到 20 世纪 70 年代,美国外科和病理学家 Fisher 提出了"乳腺癌是一种全身性疾病"

的理论,认为乳腺癌在发病早期即可能经血液循环系统发生远处转移,而远处转移是导致患者死亡的主要原因。并开始质疑是否所有乳腺癌患者均需要行根治性切除术,即切除乳房和清扫腋窝淋巴结。Fisher 和意大利 Veronesi 等著名科学家分别领导实施了 NSABP B—06 试验和意大利米兰 I 试验,对临床较早期乳腺癌随机采用根治性切除术和保留乳房手术的局部扩大切除术或象限切除术,通过大规模多中心临床对照研究验证乳腺癌保留乳房手术的长期结果。2002 年 10 月在新英格兰医学杂志同时发表了这两个随访时间长达 20 年的大规模临床随机对照研究结果,证实在严格掌握手术指征和术后规范治疗情况下,对早期乳腺癌和临床 I、II a 期乳腺癌保留乳房的局部扩大切除术可取得和根治性手术相同的长期预后,而保留乳房手术后患者的形体美观和上肢功能明显改善,且手术并发症减少,生存质量显著提高。因此,Fisher 称保乳手术是对 Halsted 学派的挑战,是乳腺外科治疗中的一次革命。目前保乳手术已成为欧美国家早期乳腺癌的首选术式。

1971 年 Fisher 领导设计并实施了 NSABP B—04 试验。该试验将临床检查腋窝淋巴结阴性的乳腺癌患者随机分为乳腺癌根治术、全乳房切除加腋窝淋巴引流区域放射治疗和全乳房切除同时观察腋窝情况,如果出现肿大淋巴结再行二次腋窝淋巴结清除术,共 3 组。2002 年在新英格兰医学杂志发表了随访 25 年后的结果,各组间远处转移、生存率无显著差别。该研究结果证实在临床无淋巴结转移的乳腺癌,淋巴结清除术是不必要的。而且即使以后患者出现腋窝淋巴结转移再手术并不影响患者的长期生存结果。这是在外科循证医学结果的充分证据支持下乳腺癌手术治疗理念发生的重大变化。

随着对乳腺癌认识及早期诊断技术的进展,对广泛的腋窝淋巴结清扫手术的必要性出现了质疑。NSABP B—04 试验研究结果是对无论有无腋窝淋巴结转移者均行腋窝淋巴结清除术的必要性提出了挑战。而避免实施腋窝淋巴结清扫的一个重要问题是识别淋巴结转移的低危病例,问题的关键是如何准确判断每个乳腺癌患者有无腋窝淋巴结转移,而使无腋窝淋巴结转移的患者免予不必要的腋窝淋巴结清除术。

前哨淋巴结活检术是近年来乳腺癌外科领域又一重大进展,它是一种用于明确区域淋巴结转移状态的诊断性质的手术。1980 年 Christensen 等应用乳腺淋巴造影术首次发现乳腺"最初引流淋巴结"。乳腺癌前哨淋巴结活检术(Sentinel—lymph—node biopsy,SLND)于 1993 年由 Krag 首先报道,其所应用的示踪剂为 ^{99m}Tc 标记的放射性核素。1994 年 Giuliano 报道了用染料作为示踪剂进行前哨淋巴结活检,随后乳腺癌前哨淋巴结活检成为乳腺癌外科研究的热点。1999 年 Tsangaris 和 Hussien 等首次报道气囊扩张法建立操作空间行乳腔镜前哨淋巴结活检术,用亚甲蓝作为前哨淋巴结标记,前哨淋巴结检出率达 75.9%～80%。Kuhn 等利用蓝色染料作为示踪剂、腋窝吸脂术吸出脂肪后通过乳腔镜寻找前哨淋巴结,结果显示大多数病例均可清晰显示腋窝的解剖标志,前哨淋巴结的检出率为 83.3%。我院自 2004 年开展腔镜前哨淋巴结活检手术,主要采用核素结合蓝色染料法,经腋窝局部溶脂或气囊扩张法建立操作空间。

前哨淋巴结是癌肿经淋巴途径转移的第一站淋巴结,从肿瘤转移角度看,若 SLN 无转移,则推测整个区域淋巴结未受累;如果 SLN 有转移,则认为该区域淋巴结可能受累。这个观点已经为世界各国的学者们广泛认可。因此,目前临床上对没有明显腋窝淋巴结转移的乳腺癌患者常规进行前哨淋巴结活检,如果前哨淋巴结无转移则保留腋窝不行淋巴结清扫,如果前哨淋巴结有转移则改行腋窝淋巴结清扫。最新的研究表明,对于只有 $1\sim2$ 个前哨淋巴结转移而无其他淋巴结转移的乳腺癌患者,保留腋窝不行清扫也是安全可行的。但此做法尚未得到公认,还需进行进一步临床研究和观察。

在保乳手术盛行的同时,保留皮肤和乳头乳晕的皮下腺体切除术也得到了较快发展。近些年,由于医学模式的转变,外科医生在治愈疾病的同时更加注重患者的生活质量。随着肿瘤整复技术的发展,乳腺癌术后整形和重建手术正逐步成为乳腺癌综合治疗中非常重要的一部分,乳腺癌外科治疗正在迎来一个新的整复外科手术时代。

(三)乳腺癌术前准备

术前准备是手术治疗的重要环节和成功保证,尤其是对病情较重、年老体弱或者有其他合并疾病的患者要更加重视。乳腺癌的术前准备包括术前诊断评估与术式选择、一般术前准备和特殊术前准备等。

1. 术前诊断评估与手术方式选择　术前诊断评估包括定性、定量、定位和分期,不仅要初步查明乳腺病变的性质和类型,还要确定乳腺病灶的数目和位置,是单侧还是双侧,是单个还是多灶性,病变范围多大,位于乳房的哪个象限,距离乳头乳晕有多远。除此之外,还要了解腋窝、锁骨上下和内乳等区域淋巴结转移状态、远处有无转移以及转移状况如何等,据此进行临床分期评估。

临床上一般可根据病史、临床表现和体检对乳腺癌作出初步诊断。辅助检查对乳腺癌的诊断有重要作用,尤其是乳腺彩超检查,简便无害,普及率高,经济高效,可重复进行。结合血流分析,对判断乳腺癌的定性、定量和定位诊断有很高的价值,灵敏性和特异性均较高,是目前乳腺检查中最常用的检查。

乳腺钼靶 X 线检查是乳腺的常用检查,对乳腺癌的诊断有较高的价值,尤其是对钙化性病变灵敏性和特异性高,但对非钙化病变阳性率和特异性不高。CT 对乳腺癌的诊断价值有限,主要用于了解乳腺癌有无胸部肌肉和胸壁的浸润及远处转移,一般较少用于乳房本身的检查。MRI 对乳腺癌的诊断、分期和疗效评估有较大的价值,发现病变的阳性率较高,但特异性不足。PET/CT 灵敏性和特异性均高,但对病变大小的评估不够精确,费用昂贵,主要用于检查区域淋巴结和远处有无转移。其他检查如乳管镜对乳头溢液的定性定位有一定的帮助,核素检查在乳腺癌主要用于骨转移的检测,化验检查目前尚缺乏特异性和灵敏性高的定性指标。

病理检查是乳腺癌的最终确诊方法,包括细胞学和组织学检查,细胞学检查假阳性和假阴性率稍高,最后诊断应以病理切片组织学检查为准,并结合免疫组化等特殊检查作出判断。

所有乳腺癌患者术前应常规行双乳钼靶、双乳和区域淋巴结(包括双侧腋窝、锁骨上下和内乳区)的彩超检查,以便准确评估病灶大小、部位和区域淋巴结转移状态,避免遗漏同侧和对侧病变,尤其是拟行保乳手术的乳腺癌患者,有条件或必要时行乳腺 MRI 检查。乳腺 MRI 检查可以减少隐匿性病灶的漏诊,但因有一定的假阳性,可能降低保乳几率,因此对 MRI 发现的乳腺阳性病变应综合判断,避免不必要的乳房切除。

乳腺癌的手术方式应以术前检查为依据,根据病变的大小、数目、位置、类型、距乳头乳晕的距离、浸润情况、乳房的大小、淋巴结转移和分期等因素进行综合考量,并结合患者的全身情况和意愿以及医疗条件进行选择。

2.一般术前准备　乳腺癌的一般术前准备与普通手术相同,包括了解和改善患者全身情况、治疗和控制合并疾病、病情和围术期相关情况的告知和心理指导、手术区域皮肤的准备、饮食和术前用药等。

特别要注意的是乳腺癌患者手术前的心理准备。乳房是女性形体美的重要组成部分,爱美之心人皆有之。乳腺癌患者不仅要承担患癌的沉重打击,还要承受乳房丧失美观甚至失去乳房的巨大心理痛苦,手术可能给患者的工作、社会和家庭生活带来巨大的影响。因此,患者往往有很重的心理负担,尤其是年轻、未婚女性和特别爱美者,可能因此出现过激行为。医护人员应高度重视患者的心理变化,术前应与患者和家属进行深入的沟通和交流,针对性地进行心理疏导和解释,解除患者和家人的后顾之忧,使患者和家属愉快地接受和配合手术,以便患者顺利康复。

3.特殊术前准备　乳腺癌手术相比其他手术也有其特殊性。乳腺癌患者如在哺乳期,应立即断奶并回奶,并禁用雌激素。乳腺癌如属局部晚期,应先行术前化疗等新的辅助治疗,待适当时机再行手术。化疗后如有白细胞减少等化疗并发症,应待治疗好转后再手术。有局部糜烂、破溃、出血、感染等情况时,术前应予适当治疗和处理。拟在根治手术同时行一期乳房整形、重建或再造的患者应同时做好假体和供区的准备。

(四)乳腺癌根治手术方式、适应证和方法

自 1894 年 Halsted 报道乳腺癌根治术以来,该术式一直作为乳腺癌外科治疗的标准术式,沿用半个多世纪。20 世纪 50 年代,有学者考虑到乳房内侧或中央部的肿瘤向内乳淋巴结转移,因而提出"扩大根治术"的必要性,后来随着对乳腺癌本身生物特性及转移规律的认识,自 20 世纪 70 年代又开展了保留胸肌的"乳腺癌改良根治术"。随着 Fisher 等提出保留乳房手术可以达到与根治术相似的效果以来,保留乳房手术在乳腺癌外科治疗中已占据重要地位,在欧美国家成为手术治疗的主流,但这并不意味传统切除乳房的乳腺癌根治手术失去意义。乳房切除术仍是乳腺癌患者的选择之一。再后来,Toth 和 Lappert 发展了一种保留皮肤的皮下乳房切除术,保留皮肤方便了乳房重建,在肿瘤安全性方面没有不利的影响。此外尚有保留乳头乳晕复合体的乳房切除术,后者美容效果更好。随着腔镜技术的成熟,国内外均已开展了腔镜辅助或全腔镜乳腺切除手术,微创优势更为突出,美容效果更佳。

1.保留乳房和腋窝手术－局部扩大切除和前哨淋巴结活检　最早的乳腺癌保留乳房手术(breast－conserving surgery)见于 1954 年,Mus－takallio 首先报道了乳腺癌局部切除＋放疗的治疗方法,在腋窝未触及肿大淋巴结的患者中取得了较好的效果。1960 年后 Poritt 和 Crile 相继发表了该手术的治疗经验。Hayward 通过对乳腺部分切除＋放疗与经典乳腺癌根治术进行了比较研究,结果表明两组 10 年生存率在 I 期乳腺癌患者中无明显差别,但在 II 期乳腺癌中部分切除组预后不良。Veronesi 对 701 例 T_1N_0 期乳腺癌患者行乳房象限切除术＋腋窝淋巴结清扫术＋乳房放疗和行经典乳腺癌根治术者对比发现,在 10 年生存率、局部复发率方面,两组无差别,据此认为早期乳腺癌患者行保留乳房手术是安全的。Fisher 随后通过对 1843 例临床 I、II 期乳腺癌患者行肿瘤局部切除术＋腋窝淋巴结清扫术＋乳房放疗或不加放疗者与接受单纯乳房切除＋腋窝淋巴结清扫术的患者进行对比研究发现,5年生存率无差别,但非放疗组的乳房内复发率高达27.8％,因此提出肿瘤局部切除＋腋窝淋巴结清扫＋乳房放疗的治疗方法。近年来,保留乳房手术已逐步成为乳腺癌外科治疗的一种主要术式。

　　适应证及禁忌证:保留乳房手术应严格掌握手术适应证,病例的选择是否合适将直接影响疗效和保留乳房形体美容效果。选择保留乳房手术首先应考虑肿瘤大小与乳房大小的比例关系。国内多家医院共同参与的"十五"国家攻关课题"早期乳腺癌规范化保留乳房综合治疗的临床研究"规定保留乳房手术适合原发肿瘤大小≤3cm,腋窝淋巴结未触及、无远处转移并具有强烈保留乳房意愿的乳腺癌患者。对于肿瘤大小与乳房大小比例不合适的浸润性乳腺癌患者,可通过术前化疗使肿瘤缩小,从而使患者适合保乳手术。选择保留乳房手术也应考虑肿瘤距离乳头的距离,肿瘤距离乳头2cm以上患者适合选择保乳手术。选择腋窝淋巴结阴性的患者可以降低术后腋窝局部复发的概率。此外,美国国立综合癌症协作网(National Comprehensive Cancer Network)在乳腺癌综合治疗指南中指出了保乳手术治疗的禁忌证(见表3－4)。

表3－4　NCCN指南关于乳腺癌保乳手术治疗的禁忌证

绝对禁忌证	·既往做过乳腺或胸壁放疗
	·妊娠期间的放疗
	·钼靶摄片显示弥漫可疑的或癌性微钙化灶
	·病变广泛,不可能通过单一切口的局部切除就达到切缘阴性且不致影响美观
	·阳性病理切缘
相对禁忌证	·累及皮肤的活动性结缔组织病(尤其是硬皮病和狼疮)
	·肿瘤＞5cm
	·灶状阳性切缘
	·已知存在BRCA 1/2突变的绝经前妇女:保乳手术后同侧乳腺癌复发或发生对侧乳腺癌的风险增加,可以考虑预防性双侧乳腺切除以降低风险
	·≤35岁的妇女:已有研究结果显示≤35岁的年轻患者有相对高的复发和再发乳腺癌风险,因此专家组提醒,在选择保乳手术时,医生应向患者充分交代可能存在的风险

　　手术要点:选择行保留乳房手术的乳腺癌患者在术前需全面检查,仔细诊断,行乳腺钼靶或乳腺磁共振检查以排除多中心病灶或微小钙化灶。切口的设计原则以尽量保持乳房外形同时兼顾手术操作方便为准。若肿块位于内上象限者,可顺皮纹即郎格氏线(Langer's lines)取弧形切口,腋窝则另作切口,位于外上象限者可取弧形切口也可做放射状切口并向腋窝延伸,这样可以使乳房上端在术后保持美容效果。若肿块位于外下或内下象限者取放射状切口,腋窝另作切口。此时沿郎格氏线所做的切口具有明显的美容缺陷,会导致乳头乳晕复合体向乳房下皱襞偏斜。至于肿块表面皮肤是否切除根据肿块距皮肤距离及局部皮肤是否有轻度改变。

　　目前对保留乳房手术肿瘤扩大切除范围尚无统一标准,术式主要包括肿瘤局部扩大切除术(Lumpectomy)、乳房部分切除术（segmental mastectomy 或 partial mastectomy）以及乳房象限切除术（quadrantectomy）等。肿瘤扩大切除术在美容效果上更具优势，临床应用较多，但术后局部复发率相对较高，象限切除术根治性较好，但美容效果一般，目前已较少应用。切开皮肤后，锐性分离皮肤与皮下组织，在距离肿块边缘约 2～3cm（少数病例为 1cm）处切除皮下组织、腺体及乳房后间隙筋膜脂肪组织，完整切除肿瘤，切除标本后应对应切缘进行标记，在手术标本上标记上、下、内、外侧切缘及基底部切缘，以便明确阳性切缘的部位，标记好各切缘后送病理检查。如切缘阴性则逐层缝合腺体、皮下组织及皮肤，如切缘阳性则需再次扩大切缘切除或改为乳房全切术，腋窝则根据情况选择行前哨淋巴结活检或淋巴结清扫术。

前哨淋巴结探测活检术是通过在瘤周腺体组织或术腔瘤周局部、乳头乳晕复合体周围的淋巴丛内（乳晕下注射）或肿瘤表面皮肤注射示踪剂以探测前哨淋巴结的一种手术技术。常用的示踪剂包括蓝色染料（1%异硫蓝［Lymphazurin］、亚甲蓝）、活性炭和纳米碳、放射性锝99m（^{99m}Tc）硫胶体（过滤或非过滤）或 ^{99m}Tc 白蛋白、荧光染料示踪剂（如吲哚菁绿，又名靛氰绿），这些材料可以单独或联合使用。

前哨淋巴结活检从腋窝淋巴引流区域切除 1 个或多个淋巴结进行腋窝淋巴结分期。83% 的前哨淋巴结位于 Ⅰ 水平淋巴结，15.6% 位于 Ⅱ 水平淋巴结，0.5% 位于 Ⅲ 水平淋巴结，0.5% 的前哨淋巴结位于内乳区域，0.1% 的前哨淋巴结位于锁骨下，其他位置占 0.3%。

SLNB 的适应证包括：①SLNB 用于肿瘤小于 T_2，临床淋巴结检查阴性，无转移的患者。②肿瘤为 T_3，局部晚期肿瘤或多中心肿瘤谨慎考虑使用 SLNB。③既往进行过腋窝手术，术前放疗或化疗，外上象限行大范围手术切除（这些因素可能会阻断引流腋窝的主要淋巴途径）者谨慎选择行 SLNB。④对恶性肿瘤（导管原位）或巨大占位病变（>2.5cm）考虑仅行 SLNB 而非腋窝 Ⅰ 站淋巴结清扫。

术前准备：注射示踪剂：①注射放射性胶体：外科医生或放射科医生可在核医学科或其他放射安全有保证的地点于术前 24 小时内或术中注射 ^{99m}Tc 示踪剂。对外科医生而言，辐射暴露剂量很低，对其他人员则更低。②蓝色染料的注射方法和注射放射性胶体相似。对外象限的病灶，于术前约 5 分钟在乳晕下、瘤周及瘤内注射染色剂，对乳房外上部有瘢痕者，采用真皮注射。对乳房内象限的肿瘤，于术前 10～15 分钟在腺体实质内注射染色剂。

手术要点：对于注射放射性胶体探测前哨淋巴结的患者，在切开前使用手持型 γ 探测器扫描并标记所有"热点"，手持型 γ 探测器对术中 SLN 的定位非常敏感。定位一个疑似的前哨淋巴结后，离开热点位置 1～2cm，算作一个本底计数。热点与本底计数比为 10:1，则可以确定 SLN 的位置。在定位的热点处做一个 2～3cm 切口，如果没有使用放射性示踪剂或 SLN 定位失败，就在腋前线和腋后线间垂直于胸大肌做一皮肤切口。用电切或钝性分离皮下组织至腋筋膜，与切口面平行切开腋窝的两层筋膜。不用考虑筋膜上的蓝色染料，因为所有的腋窝淋巴结都在筋膜下。随着蓝色染料和放射性示踪剂的注入，SLN 会变"热"（放射活性），变蓝，或既变热又变蓝，或只是变得容易触及。这些迹象均表明淋巴结是"前哨淋巴结"，即我们所寻找的 SLN。把 γ 探测器插入切口并慢慢在各个方向前后摇动寻找"最热"（计数增加）的方向。切开腋窝的脂肪层，使用探针不断探查切口，以确定方位（"路径"）。如果顺行切至 SLN，计数应逐渐增加。如果自 SLN 逆行切开，计数会逐渐减小。明确是否跨过 SLN 而切开或重置器械后 SLN 移位。若仍不能找到 SLN,移开所有牵引器,自皮肤往下重新操作。一旦切开腋窝筋膜,操作应注意避开那些蓝染的淋巴管。如果注射了放射性示踪剂,应该用 γ 探测器顺着蓝染的淋巴管去寻找它们的汇合点。向下分离但不要提拉 SLN,避免错误识别 SLN。避免缩小 SLN 的范围。在 SLN 周围脂肪组织的血管中较少发现转移。平行于淋巴管轻轻分离蓝染的 SLN,用无损伤 Allis 钳钳夹 SLN。一旦找到变热和(或)蓝染的淋巴结,可用术者习惯的方式切除,对主要淋巴管进行结扎、钳夹和电凝止血时应小心。如果不结扎淋巴管,可能在分离淋巴结床后导致文淋巴性积液(淋巴液积聚)。

计算清扫的淋巴结数目,把 γ 探测器从患者体内取出并将 SLN 置于 γ 探测器尖端。触诊手术分离区并定位可触及到的可疑淋巴结。理论上,如遇上被肿瘤阻断的淋巴结,示踪剂会引流至邻近淋巴结。在清扫全部 SLN 后,记录最终的床旁计数。如果床旁计数高于本底计数的 10%,全面探查术野,寻找遗漏的 SLN。如果扩散区充分重叠,床旁计数应该不低于本底计数的 10%。术中评估 SLN 的方法包括触诊、印片细胞学和冰冻切片检查。彻底止血并逐层缝合切口。

注意事项:对浸润性癌患者若不能找到变热或蓝染的 SLN 的话,需做腋窝淋巴结清扫并行腋窝分期。如果是导管原位癌未浸润,则不需做进一步处理。如果导管原位癌恶性程度高,则需考虑行 1 站腋窝淋巴结清扫术。当不能在腋窝定位 SLN 的时候,即使在腋窝外能定位,也需行腋窝淋巴结清除。

前哨淋巴结的病理学检查:SLN 的病理学检查有组织学检查、细胞学检查和分子生物学检查三种。病理学检查是前哨淋巴结活检的重要环节,但有一定的假阴性率。准确的前哨淋巴结病理学检查是手术成功的重要保障。

(1)病理组织学检查:主要方法有:①术中冰冻切片。②术后连续间隔切片。③免疫组织化学检查。术中冰冻切片可为手术决策提供依据,采用多层切片免疫组化(IHC)检测可大大提高准确率,且假阴性率仅为 5.5%。术后连续间隔切片可以更准确地判断 SLN 的病理状态,但由于此法切片有一定间隔宽度(250～500μm),故有微小转移漏诊的可能,然而连续切片可以减少之。免疫组化检测可以明显提高微小转移的检出率。Turner 等报道,常规病理检查阴性的腋窝淋巴结,采用连续切片和免疫组化检查可以发现约 20% 的淋巴结有微小转移灶。

(2)细胞学检查:术中快速印片细胞学检查是一种简单、快捷的检测方法,准确性可达 92.1%,假阴性率为 10%,假阳性为 7.1%,准确性与术中冰冻相近。细胞印片提供的细胞数常常偏少,不利于检测。Smidt 等报道,采用刮片法可明显增加提供的细胞数。Salem 等报道,细胞学印片联合快速免疫组化染色,不仅可在 30min 内得出结果,既满足术中快速诊断之需求,又可提高准确性。

(3)分子生物学检查:目前采用方法为 RT-PCR,由于该法对微小转移的灵敏度好,故检出率高。若再与常规病理学检查或免疫组化染色联合应用,对微小转移的检出率可进一步提高,从而提高分期的准确性。

前哨淋巴结活检术存在的问题:

(1)假阴性问题:在前哨淋巴结活检中出现最为重要的问题是出现假阴性。假阴性是指乳腺癌患者存在腋窝淋巴结转移而 SLN 检测为阴性,是困扰临床医生的主要问题之一。这是阻碍该技术应用于临床的主要障碍,可能因素有:①真正的跳跃性转移。②由于手术或放疗引起局部淋巴循环的改变。③为多中心病灶。④病理学检查误差。⑤检测到的并非真正的前哨淋巴结。⑥病灶局部的淋巴管直接穿过或从淋巴结表面越过。假阴性多发生于应用该技术的早期阶段,在掌握该技术后假阴性率即迅速下降。要降低假阴性率一方面是要提高活检手术技术,另一方面要多与病理科医师沟通,进行细致的病理学检查,进行次连续切片配合免疫组化和 RT-PCR 方法可大大提高微转移检出率。

假阴性也是导致目前国内开展乳腺癌 SLN 探测、活检的单位较多,而用于指导临床治疗者仍较少的原因。已有文献报道,在广泛开展乳腺癌 SLNB 的单位活检阳性的准确率亦难以达到 100%,说明假阴性是客观存在的。目前已知可能产生乳腺癌前哨淋巴结转移假阴性的原因除设备条件不足、适应证掌握不准和手术者的经验欠缺等技术因素外,与肿瘤所在部位、活检方式和前哨淋巴结检出数量等有关。另外,是否存在跳跃转移和何种情况可能出现跳跃性转移尚不清楚。有研究用核素标记研究乳腺癌淋巴引流途径发现,约 5% 的患者乳腺淋巴液可首先引流到腋窝以外部位,主要是内乳区和锁骨上区。另外,在少数患者核素探测到 2 个 SLN,而其中只有 1 个蓝色染料着色。如果仅用染色法检测可能造成遗漏未蓝染的 SLN 而出现假阴性。出现假阴性的结果是可能导致将有转移淋巴结留在患者体内,并影响必要的辅助治疗的实施。同时也应认识到,任何一种检查方法都难免存在类似的问题,强求 100% 的准确是难以达到的。目前认为乳腺癌 SLNB 的准确率在 95% 是可接受的,NSABP B-04 试验证实临床无淋巴结转移征象而未行腋窝清除术的患者,随访中发现淋巴结肿大时再行腋窝清除术并不影响其长期生存率。因此,应客观看待假阴性问题。努力提高 SLNB 检出率和最大限度地降低假阴性率仍然是外科医生应努力的方向。另外,SLNB 应用于临床,需要在术中得出迅速的病理诊断,来决定是否对腋窝淋巴结进行清除。因此,术中冷冻切片和病理检查经验也是必要的条件。

(2)微转移问题:淋巴结微转移灶(PN_{1mi})是指乳腺癌淋巴结>0.2mm,且≤2mm 的转移灶,假阴性主要原因之一是 SLN 微转移灶的存在。2006 年圣安东尼奥乳腺癌年会上 SLN 微小转移是热点讨论的问题之一。对 25 项临床试验的荟萃分析资料显示,SLN 内有微转移(micrometastases)和孤立肿瘤细胞群(isolated tumor cells,转移灶≤0.2mm)时,患者腋窝其他淋巴结转移的概率约为 20% 和 9%。虽然已有资料表明,乳腺癌 SLN 微转移的预后价值有限,但 SLN 微转移者有如此高的腋窝淋巴结转移率值得重视。目前的问题是术中冷冻切片病理检查尚不能用于检测 SLN 微转移。为解决此问题,正在进行多种探索,寻求最佳方案。如采用多层切片免疫组化染色和 PCR 检测等,近来有探索通过专业化厂家检测解决乳腺癌 SLN 微小转移问题。但这些研究仍处于探索阶段,尚难以用于大量临床患者的实际工作。因此,在没有确切资料明确 SLN 微转移的临床意义之前,对术后发现存在 SLN 微转移的乳腺癌患者仍需再进行腋窝淋巴结清除术。

鉴于 SLN 微转移和 ITC 的临床意义,是否需要对发现 SLN 微转移或 ITC 的患者进行 ALND,目前还存在很大的争议。Cox 等分析了 SLN 微转移和预后的关系,生存分析显示 N_0 患者的总生存期与无病生存期明显优于 N_{1mi} 患者,认为 SLN 微转移是乳腺癌生存率的预后指标。但近年来有作者回顾分析了 267 例乳腺癌患者中位随访 159 个月的资料,发现 10 年无病生存率与微转移无关。有研究显示患者均未接受辅助治疗,淋巴结阴性、ITC 及微转移组的生存率差异同样无统计学意义。因此,SLN 微转移和 ITC 对乳腺癌患者的预后价值还需要等待大型前瞻性临床验证结果进一步验证。目前,ASCO 暂时推荐对 SLN 微转移者行腋淋巴结清扫,而对 ITC 则按腋窝淋巴结阴性者处理。此外,值得注意的是,术前对肿瘤组织穿刺过多,SLNB 时局部按摩时间过长,有可能出现 SLN 微转移假阳性。

由于各个研究采取的方法、研究条件、所考虑到的因素等不尽相同,文献报道的前哨淋巴结的探测成功率、假阴性率、阴性预测值等难免有差别。客观地讲,要准确获得假阴性率确实存在一定困难,全部乳腺区引流一级淋巴结(包括腋窝淋巴结、内乳淋巴结)切除不易在所有研究对象中实现,但它的获得又至关重要,假阴性风险在于患者因为前哨淋巴结活检阴性而弃化疗或其他有利的治疗。SLNB 的广泛实施还存在一些实际问题,因此 SLNB 能否取代ALND 应进一步扩大研究,更需要外科医师、肿瘤科医师、核医学科医师、病理学工作者之间的充分交流和合作。

2. 单纯乳房切除术　单纯乳房切除术(simple total mastectomy)的适应证是:已确诊并行乳腺癌保留乳房手术,但最终病理显示切缘阳性的患者,保乳术后局部复发的患者,乳腺原位癌、乳腺癌早期浸润和早期乳腺 Paget's 病等早期乳腺癌且前哨淋巴结无转移者,乳腺叶状囊肉瘤、乳腺结核病已形成多处窦道且抗结核治疗无效者,乳腺囊性增生病变广泛,有较多沙砾样钙化、活检证实有 Ⅱ 级不典型增生者。也适用于有乳腺癌根治术指证但因其他原因不能耐受较大手术者和晚期乳腺癌的姑息性切除。预防性对侧乳房单纯切除的适应证如下:有双侧发病的高风险患者(小叶癌,局部晚期,炎性乳腺浸润性癌,多中心病灶且有家族史)或不能进行可靠筛查的患者(行乳房 X 线摄影或检查有困难者)。

手术要点:对于大多数患者,全身麻醉更为安全。也可单独或联合使用腰麻或硬膜外麻醉或局部阻滞麻醉。单纯乳房切除术的标准切口是一个包括肿瘤和乳头乳晕复合体的梭形切口,适用于任何方位的肿瘤。理论上,如果肿瘤位于 3 点钟方向,可作水平切口(Stewart 切口);如果在 12 点钟,作纵向切口(Hamington 切口)。实际情况下,大多数为水平切口或对角线切口。内侧缘离胸骨边缘 2 或 3cm,外侧缘点到胸大肌外侧缘或背阔肌边缘。如果考虑即刻重建乳房,则应采用"保留皮肤"的切口。如果要植入假体,可在乳头-乳晕复合体开个小的梭形切口,如果要用组织和皮肤进行组织重建,可在乳头乳晕复合体周围或乳晕上作环状切开。切除乳房需在上至锁骨,下至腹直肌前鞘,内至胸骨旁,外至背阔肌解剖边界内,沿着胸大肌筋膜完整切除乳腺组织及乳头乳晕复合体。皮瓣厚度应为切除所有乳腺实质组织后所留下的薄层皮下脂肪和表面血管,以减少皮瓣坏死风险。皮瓣厚度主要取决于外科医生喜好和技术以及患者体型等因素。然而,如果皮瓣厚度超过 5mm,就可能明显残留乳腺组织,目前尚无能够可靠评估皮瓣厚度的技术。外科医生通常依据个人喜好选择使用手术刀、剪刀或电刀分离皮瓣。当不需行乳房重建时,手术的目的仅为切除乳房,同时保留足够而不多余的皮肤覆盖胸壁,且利于后期放置假体。在切除乳房时,对于所有的浸润性乳腺癌患者均应切除胸大肌筋膜,而仅在较大肿瘤侵犯肌肉时才需切除部分肌肉组织。

切除乳房时,遇有自胸壁穿出的血管应切断结扎,避免血管断端回缩。彻底止血后于皮瓣下放置引流管经腋中线最低位另行戳孔引出并固定,缝合皮下组织和皮肤。对恶性肿瘤皮肤切除范围较大致缝合张力过大者,可行游离皮移植并加压包扎。若需要术中行即刻乳房重建时,则需选择保留皮肤的手术切口。若选择行保留乳头乳晕或保留全部皮肤的乳房切除术,选择的切口包括环乳晕并横向延伸的切口,越过乳晕的内侧或横向延伸切口及乳房下皱襞切口。对于距离乳头乳晕复合体1cm以内的乳晕后病变、由乳头乳晕复合体延伸出的钙化灶、肿瘤超过3cm或术中乳头乳晕复合体活检阳性的患者,不宜选择保留乳头乳晕复合体的乳房切除术。对适合保留乳头乳晕复合体的患者,手术时既要保证切缘足够薄又要避免乳头乳晕复合体坏死等问题。

3.改良根治术 乳腺癌改良根治术(modified radical mastectomy)的适应证是:改良根治术的手术范围包括全部乳腺组织,胸大、小肌间的淋巴脂肪组织,腋窝及锁骨下区的淋巴脂肪组织。保留胸大、小肌。适用于临床Ⅰ～Ⅲ期乳腺癌。该手术即可达到根治术的治疗效果,又可以保持患侧上肢良好的功能,减轻术后胸部毁坏程度,得到外科医生的广泛认可和推广,并且存在不同种类的进一步改良。目前主要应用于临床的乳腺癌改良根治术主要包括:乳腺癌改良根治术Ⅰ式(Auchincloss－Madden法),即手术切除全部乳腺组织,胸大、小肌间的淋巴脂肪组织,腋窝及锁骨下区的淋巴脂肪组织,保留胸大、小肌,主要用于非浸润性癌和Ⅰ期浸润性癌。Ⅱ期临床无明显腋窝肿大淋巴结者也可选用。乳腺癌改良根治术Ⅱ式(Patey法),即切除胸小肌,而保留胸大肌,淋巴结清扫范围与根治术相当,多应用于腋窝淋巴结转移较多的患者,需进行包括胸肌间Rotter淋巴结在内的腋窝淋巴结彻底清扫的进展期乳腺癌患者。

手术要点:按照根治术要点设计切口和分离皮瓣。自内、上方沿胸大肌筋膜深面向外、下方向游离乳房,连同胸大肌筋膜一并分离,切除乳房至胸大肌边缘。

解剖胸大肌外侧缘,分离胸大肌边缘并向内侧翻起,分离胸大、小肌,清除胸肌间淋巴结(Rotter淋巴结)及脂肪组织,注意保护胸肩峰动脉胸肌支和胸前神经外侧支及内侧支。对于腋窝淋巴结转移较广泛的患者可采用Patey法切断胸小肌的起止点进行更为彻底的淋巴结清扫。于胸小肌外缘切开喙突筋膜,显露腋静脉及锁骨下静脉,逐一结扎分支,清扫LevelⅡ区域淋巴结。于胸小肌下方胸壁处向内上方清扫,直至与腋静脉交叉的胸小肌内缘。必要时,将胸小肌向外下牵拉,以清扫LevelⅢ区域淋巴结。改良根治术Ⅰ式也可清扫胸小肌内侧的LevelⅢ区域淋巴结,但因该术式适应证为早期乳腺癌病例,转移至LevelⅢ区域的几率很小,此外行LevelⅢ区域淋巴结清扫后常导致上肢水肿,故不常规清扫LevelⅢ区域淋巴结。

继续清扫LevelⅠ区域淋巴结,注意保护胸长神经、胸背神经及胸背动静脉,选择性保留肋间臂神经。向下分离前锯肌筋膜和腋窝后壁的肩胛下肌、背阔肌表面筋膜,最后将乳房、胸肌间淋巴结、腋窝及锁骨下区域淋巴结整块切除。彻底止血并冲洗伤口,于胸壁及腋窝放流引流管后缝合皮下组织、皮肤并加压包扎。

4.经典根治术 经典的乳腺癌根治术(radical mastectomy)又称Halsted根治术,是标准的乳腺癌手术方式,该术式是切除全部乳房及其周围脂肪组织,切除胸大、小肌,清扫腋窝及锁骨下淋巴结核脂肪组织。切除的所有组织均应做到整块切除,以防止术中癌组织扩散。作为乳腺癌的基本术式,在任何需要行腋窝淋巴结清扫术的术式中,若想确定进行淋巴结清扫,都需要掌握乳腺癌根治术的手术要领。

适应证：目前，乳腺癌根治术主要适用于临床ⅡB～Ⅲ期乳腺癌伴有胸大肌侵犯、胸大、小肌之间有淋巴结转移且与肌肉粘连者，或腋窝和锁骨下转移淋巴结融合并与静脉粘连或包裹静脉，或淋巴结转移癌侵犯出淋巴结与周围肌肉粘连者。

手术要点：患者取仰卧位，患侧上肢外展90度，肩胛部垫高，向外侧牵引患肢。根据肿瘤部位及大小选择不同的梭形切口（同单纯乳房切除术），切口边缘需距离肿瘤3cm以上。分离皮瓣时勿过深，以刚露出真皮下脂肪组织为宜。切开皮肤后，可以用组织钳提起外侧皮缘，使其成一平而，切开皮肤后距离皮肤约5mm在皮肤与浅筋膜间锐性分离或使用电刀分离皮瓣。远离切缘5cm以上时皮瓣可逐渐增厚，以保证皮瓣血供。接近终点时保留全层脂肪。注意腋窝处皮瓣不保留脂肪，因腋窝皮肤松弛且与皮下组织连接紧密，可将皮肤绷紧后进行分离，避免剥破皮肤。皮瓣分离的范围为上至锁骨，下至肋弓、腹直肌前鞘，内至胸骨中线，外达背阔肌前缘。分离皮瓣顺序：①横切口：上→下→内侧→外侧、腋窝。②纵切口：外侧、腋窝→内侧。

分离完皮瓣后，在腋窝前方分离胸大肌外缘，于锁骨下方、胸大肌和三角肌间沟分开胸大肌至肱骨大结节。在近肱骨胸大肌肌腱处切断胸大肌并向内侧翻起，肢骨处胸大肌断端应妥善结扎。在锁骨下保留1～2cm的胸大肌以保护行走于其中的头静脉和后方的锁骨下静脉。切断结扎胸小肌前方的胸肩峰血管，分离胸小肌，于喙突处切断胸小肌肌腱。

将胸小肌翻向内下方，沿血管走行切离胸锁筋膜，显露腋静脉和锁骨下静脉。注意切断结扎腋静脉、锁骨下静脉的分支，清扫锁骨下区和腋窝的全部淋巴脂肪组织，直至显露腋窝后壁的肩胛下肌和背阔肌，期间注意分离保护胸长神经和胸背神经。将胸大、小肌在肋骨和胸骨附着处一一钳夹、切断。同时结扎肋间和内乳血管的穿支血管。将乳房、胸大、小肌、锁骨下及腋窝淋巴脂肪组织整块切除。

术毕以灭菌蒸馏水冲洗术腔，于胸骨旁及腋中线皮瓣底部背阔肌前缘处放置引流管并另行戳孔穿出、固定。缝合皮下组织及皮肤并加压包扎。

5.扩大根治术　乳腺癌扩大根治术（extensive radical mastectomy）的适应证：从整块切除乳腺及局部转移淋巴结的意义上考虑，Halsted的经典乳腺癌根治术遗漏了同样可以作为乳腺淋巴引流第一站的内乳淋巴结的切除。由此探索开展的乳腺癌扩大根治术正是在根治术的基础上加行胸骨旁（内乳区）淋巴链清扫术。该术式适用于肿瘤位于乳房内侧和中央区的乳腺癌患者，也适合行乳腺癌根治术但可疑有临床或影像学胸骨旁淋巴结转移者。近年来随着放疗技术的进步，可用术后放疗替代内乳淋巴链清扫术。因此，目前已较少应用乳腺癌扩大根治术。但在医疗条件较差，不具备内乳区放疗条件而患者具有乳腺癌扩大根治术指证者仍可考虑采用该术式。常用的内乳淋巴结清扫术方法有两种。即1949年由Margottini和Auchincloss首先提出的胸膜外清除内乳淋巴结的手术方法（简称为"胸膜外法"）和1952年由Urban等提出的胸膜内清除内乳淋巴结的手术方法（简称为"胸膜内法"）。

手术要点："胸膜外法"扩大根治术的手术要点是在完成乳腺癌根治术后，于胸骨旁横行切开同侧第1肋间肌肉组织，显露胸廓内动静脉，胸廓内淋巴链则围绕在该血管周围。分离、结扎、切断胸廓内动静脉；在第 4 肋间切开肋间肌，经第 4 肋间向上分离推开胸横肌及胸膜；在第 4 肋上缘处结扎切断胸廓内动静脉下端；切除第 2 至第 4 肋软骨，在胸膜外将第 1～4 肋间的胸廓内动静脉连同其周围的淋巴及脂肪组织一并切除。"胸膜内法"扩大根治术的手术要点是完成乳腺癌根治术后，同胸膜外法，于胸骨旁分别切断第 1、4 肋间肌、分离、结扎、切断胸廓内动静脉；横向切开第 1 肋间胸膜和第 4 肋间胸横肌及胸膜；先于肋骨和肋软骨交界处切断肋软骨、肋间组织，纵向切开胸膜，再经胸骨旁逐一切断上述组织，使之连同胸廓内淋巴链整块切除；用阔筋膜修补胸膜缺损，根据情况行胸腔引流。

6.乳腺癌腔镜手术　乳腺腔镜手术的发展相对较晚，是在腹腔镜外科发展成熟的基础上探索发展而来。乳腺腔镜手术最早报告应用于乳房整形美容。1992 年 Kompatscher 首先报道用腔镜技术将隆乳术后乳房内挛缩假体取出，成为乳腺腔镜手术的开端。此后，腔镜辅助下的义乳植入式隆乳术发展迅速，并发展成为整形美容外科的一个常规手术。此后，腔镜手术广泛应用于乳房整形外科的各个方面，如乳房巨乳缩小术、乳房固定术和乳房重建、男性乳房发育症腺体切除术等。

1993 年法国的 Suzanme 等首次报道了 72 例乳腺癌患者腔镜腋窝淋巴结清扫术。研究发现采用吸脂术加腔镜手术可完成腔镜腋窝淋巴结切除，且并发症少，安全性高。此后，多个中心采用相同方法对该技术的可行性和安全性进行了验证评价。1995 年 Friedlander 提出腔镜技术可用于需要作整个乳房切除的较大的导管原位癌和小叶原位癌。同年 Friedlander 报道了一例采用腔镜结合牵引的方法行乳房切除和即期自体皮瓣移植乳房重建手术，既减少了创伤又明显提高了美容效果。1997 年 Yamagata 和 Iwai 等经过乳晕入路，在腔镜辅助下采用外部牵拉法建立操作空间，为一例乳腺癌患者成功地进行了乳房部分切除术。1998 年 Tama-ki 等采用充气法经腋窝入路，在腔镜辅助下为 1 例肿块较小的乳腺癌患者进行了乳房部分切除术。1998 年 Kitamura 等首次报道了在腔镜辅助下经腋窝入路的乳房良性肿瘤切除术，手术在腋中线插入 3 个 Trocar，建立皮下操作空间，并用充气法维持进行操作，着重强调了其美容效果。2000 年 Ogawa 等首次报告了 21 例乳腺癌的腔镜内乳淋巴结清扫术，并认为这种手术方式创伤小，清扫彻底，是评价内乳淋巴结转移与否的有效方法。2002 年日本 Tajima 对各种乳腺腔镜手术进行回顾，认为腔镜部分乳房切除或乳房全切、腋窝清扫、乳房重建等手术具有美容效果好、术后并发症少以及术后恢复快等优点，应该加以推广。2006 年 Yamashita 报告了 100 例乳腺疾病的腔镜手术的短期随访结果，发现不管是乳腺良性疾病还是恶性疾病，采用腔镜手术与常规手术相比，除了腔镜手术的优势以外，由于技术水平和熟练度的提高，手术时间已经和常规手术没有差别，确定了乳腺腔镜手术在乳腺疾病治疗中的地位。国内关于乳房腔镜手术开展较晚。最早关于乳腺腔镜手术的文献报道是 1997 年，上海瑞金医院郑民华教授在国内首次报道了 5 例腔镜腋窝淋巴结清扫术。2003 年北京复兴医院骆成玉教授等报告了腔镜乳腺肿瘤切除术和腔镜腋窝淋巴结清扫术，取得了较好的近期临床效果。自 2003 年起第三军医大学西南医院开始进行乳腺腔镜手术的探索与研究，至今已经开展一系列乳腺腔镜手术，包括乳腺癌腔镜皮下乳腺切除、腔镜腋窝前哨淋巴结活检和淋巴结清扫、腔镜内乳淋巴结活检和清扫、腔镜乳腺癌局部扩大切除、腔镜辅助乳房假体植入、背扩肌瓣和大网膜分离乳房填充成形等。目前,国内已有100余家医院开展各类型乳腺腔镜手术。

7.乳腺癌复发、转移的手术治疗　原则上,仅有乳房、胸壁、腋窝或锁骨上等局部或区域复发转移而无远处转移的乳腺癌,如果在术前辅助治疗后能达到局部病变的全部或相对彻底的切除,应争取行局部根治性手术,同时进行综合治疗。对某些有同侧锁骨上转移或内乳区转移的局部晚期的乳腺癌,也适用上述原则,力争完全切除锁骨上和内乳区转移病灶。这样不仅可以改善患者的无病生存期和生存质量,减少其他治疗的费用和副反应,也可能延长患者总的生存时间。对远处转移病灶的外科处理则存在较多的争议。有学者主张,对乳腺癌术后发生的单一的远处转移灶,如果病灶可完全切除,患者全身情况和条件允许,也可以积极进行手术以改善患者的生存。

(五)乳腺癌术后并发症和处理

1.皮肤坏死　主要因手术技术操作不熟练,分离皮下时保留皮瓣太薄,或因切口张力过大影响皮肤血液循环所致,切口边缘的坏死也可因术中皮肤牵拉过度损伤切缘皮肤引起。处理上主要在于预防。一旦发生皮肤全层坏死,范围较小可待其自行愈合或切除后直接缝合,范围较大时可早期或后期切痂植皮或行皮瓣转移。

2.手术区出血　出血可发生在乳房内或皮下、胸壁、腋窝等部位,主要因血管未结扎或结扎线脱落、血管凝固不牢或凝痂脱落导致出血。较小的出血可通过引流和加压包扎止血,大量的出血则需再次手术止血。

3.手术区积液　积液是乳腺癌术后最常见的并发症,可发生在乳房切口内、皮下或腋窝等处。可因创面渗液渗血较多、电刀热损伤等原因致皮下脂肪液化坏死、皮下积气和过早过度活动等致皮肤与深部贴合不严实等原因引起。近期的积液可通过穿刺抽吸、引流、负压吸引和加压包扎等处理治愈,较长时间的积液处理起来比较棘手,往往因创面浆膜化难以愈合,需要长时间吸引、引流和加压包扎等才能治愈,难治性积液可采取积液抽吸后注射曲安西龙、成纤维生长因子、促粘连剂等方法,促进创面炎症消退、粘连和愈合。保守治疗无效者可行手术清创缝合,促进愈合。对小范围、无影响的积液也可不予处理,有些可自行吸收痊愈,即使终身不愈也无大碍。

4.手术区感染　近期感染多因积液、皮肤和深部组织坏死、引流管逆行感染等原因引起,远期感染多系上肢淋巴水肿继发丹毒或蜂窝织炎。处理上主要是去除病因,如引流积液和脓液,去除坏死组织等,选用敏感抗生素抗感染治疗。

5.上肢淋巴水肿　淋巴水肿是患者最为关注的并发症,也是临床医生关注的热点。腋窝淋巴结清扫术后上肢淋巴水肿的发生率明显高于前哨淋巴结活检的患者。对乳腺癌术后出现上肢水肿患者首先应排除静脉回流障碍以及上肢恶性水肿等情况。借助彩色超声、淋巴造影等检查进行鉴别。淋巴水肿的临床表现包括:皮肤逐渐增厚、表面角化过度,坚硬如大象皮肤,甚至出现疣状增生、淋巴瘘或溃疡,肢体极度增粗,形成典型的象皮肿。预防淋巴水肿出现及加重的诱因包括:避免损伤、感染、上肢受压、提重物或上肢活动过度。目前淋巴水肿这一术后并发症尚不能被治愈。虽有报道采用弹力服、压力泵、绷带、锻炼及康复理疗等方式减轻水肿,但疗效甚微。对行腋窝淋巴结清扫术或已出现轻度淋巴水肿的患者可采用保守治疗,包括卧床休息、肢体按摩、患肢抬高和压迫疗法、利尿药物以及微波治疗等。对已形成的严重淋巴水肿则需手术治疗。通过手术促进淋巴回流、重建淋巴回流通道或切除病变组织,最终加速或恢复淋巴回流。淋巴水肿治疗评价标准包括症状变化、丹毒发作改善、肢体周径改变等3个方面。肢体周径的测量方法中,复旦大学附属中山医院整形外科的6点测量法较为实用,即经虎口的掌径、腕部、前臂中点、肘部、上臂中点和上肢根部,每次测量应同时测量双侧上肢。

6.上肢活动受限 肩关节活动受限也属于腋窝淋巴结清扫术的并发症。ALMANAC试验比较了前哨淋巴结组与腋窝淋巴结清扫组肩关节活动受限的发生率,在短期内前哨淋巴结活检组肩关节活动受限发生率低于清扫组,但是在更长的随访时间内,两组的肩关节活动受限均迅速恢复,差别不再明显。术后功能锻炼是腋窝淋巴结清扫术后护理的重要内容。

7.腋窝脉络综合征 腋窝脉络综合征(axillary web syndrome,AWS)由 Moskovitz 等描述并命名。腋窝脉络综合征一般出现在腋窝淋巴结清扫术(或前哨淋巴结活检)术后1~8周,表现为起始于腋窝外侧沿上肢内侧向下走行的皮下质韧条索,与患者上肢疼痛及活动受限相关,发生原因是手术破坏了近端的腋窝静脉或淋巴管。腋窝脉络综合征为良性、自限性疾病,不同于淋巴水肿,无需接受特殊治疗。

8.腋窝神经和腋血管损伤 主要因手术操作不熟、肿瘤侵犯和二次手术瘢痕粘连致解剖结构辨别不清导致手术误伤所致。小的神经损伤可不处理,臂丛神经损伤应及时手术吻合。腋血管损伤一般可修补缝合或吻合。

第五节　乳腺其他恶性肿瘤

一、概述

乳腺其他恶性肿瘤是除外乳腺癌之外的一大类疾病,包括乳腺软组织肉瘤、叶状肿瘤、乳腺淋巴瘤、乳腺黑色素瘤等。相对于乳腺癌来说,这一大类疾病总体的发病率较低,临床易误诊,本节就各类疾病的流行病学特点、临床表现、病理诊断、治疗及预后等各方面逐一介绍。

二、乳腺肉瘤

(一)流行病学特点

乳腺肉瘤不多见,首于 Chelius 于 1828 年报道,其发病率约为 17.5/100 万,占乳腺恶性肿瘤的1%。乳腺肉瘤来源于无激素反应的乳腺小叶间的间叶组织,缺乏新生上皮成分。乳腺肉瘤虽少见,但其命名和组织学分类与发生在身体其他部位的软组织肉瘤一样种类繁多。新的 WHO 乳腺肿瘤分类中列出的乳腺间叶组织肿瘤(见表3-5),其中恶性间叶组织肿瘤只列出了血管肉瘤、脂肪肉瘤、横纹肌肉瘤、骨肉瘤和平滑肌肉瘤。

表3-5　乳腺间叶组织肿瘤

编号	名称
1	血管瘤
2	血管瘤病
3	血管周细胞瘤
4	假血管瘤样间质增生
5	肌纤维母细胞瘤
6	纤维瘤病(侵袭性)
7	炎性肌纤维母细胞瘤
8	脂肪瘤血管脂肪瘤
9	颗粒细胞瘤
10	神经纤维瘤
11	施万细胞瘤
12	血管肉瘤
13	脂肪肉瘤
14	横纹肌肉瘤
15	骨肉瘤
16	平滑肌瘤
17	平滑肌肉瘤

（二）生物学行为

1.生长方式　乳腺肉瘤是一种实质性肿块,各类型乳腺肉瘤通常被假包膜包裹。假包膜由肿瘤细胞和炎性反应组织及纤维血管组成,是一种反应区。反应区组织中有各种不同的炎性成分,与周围正常组织交错在一起。反应区的厚度因肉瘤组织来源类型和病理分级不同而异。高度恶性的肉瘤反应区边界不清,局部有肉瘤浸润。另外,高度恶性肉瘤可以突破假包膜,在肿瘤所在的筋膜室内形成转移瘤,称为"跳跃式转移灶"。由于存在跳跃式转移灶,单纯实施局部肉瘤切除,即使切除缘为阴性,肉瘤在局部仍然会复发。低度恶性的肉瘤很少形成跳跃式转移灶。肉瘤的生长受解剖边界的限制,局部解剖限制肉瘤的生长,是肉瘤扩散的自然屏障。一般来说,初期肉瘤沿着阻力最小的方向生长,局限于初始生长的筋膜内,晚期,筋膜受到侵犯,肉瘤突破筋膜侵入邻近组织。

2.转移形式　肉瘤的营养血管贯穿整个肿瘤且血运丰富,有些瘤组织内的血窦实质上仅仅是一层瘤细胞形成的。因此,乳腺肉瘤绝大多数经过血行转移。通常转移的部位为肺、骨、脑和肝脏。低度恶性的软组织肉瘤转移率小,而高度恶性的软组织肉瘤转移率相当高。乳腺肉瘤的局部淋巴结转移较少见,仅仅小于10％的晚期病例可以发生区域淋巴结转移,有局部淋巴结转移者的预后与全身转移的预后相似。

（三）分级和分期

与身体其他部位的软组织肉瘤相同,乳腺肉瘤可按照软组织肿瘤分级和分期,从治疗及预后的观点认为,软组织肿瘤的分级与分期同样重要。

1.病理学分级　目前采用较多的是美国国家癌症研究所(NCI)的分级系统和法国癌症中心联合会(FNCLCC)的评分及分级系统(见表3－6)。

表3－6　FNCLCC 的评分及分级系统

组织学参数及评分	标准
肿瘤分化	
1分	非常类似于成人间叶组织的肉瘤(如低度恶性平滑肌肉瘤)
2分	组织学类型明确的肉瘤(如黏液样脂肪肉瘤)
3分	胚胎性和未分化的肉瘤、类型不明确的肉瘤、滑膜肉瘤、骨肉瘤和原始神经外胚叶肿瘤
核分裂象	
1分	0～10/10 高倍视野
2分	10～20/10 高倍视野
3分	≥20/10 高倍视野
肿瘤坏死(显微镜下)	
0分	无坏死
1分	<50%坏死
2分	≥50%坏死
组织学分级	
1级	2～4 分
2级	4～6 分
3级	6～8 分

FNCLCC 系统是在对几项组织学特征包括肿瘤分化、核分裂象及肿瘤坏死范围进行多变量分析后根据对所选择的三个参数的评分进行分级。采用 FNCLCC 系统分析发现总生存率与无转移生存率之间有较好的相关性。研究发现,FNCLCC 分级系统是预测多形性肉瘤、未分类的肉瘤和滑膜肉瘤转移的最重要的因素,并且是预测平滑肌肉瘤转移的第二独立因素以及预测脂肪肉瘤转移的第三独立因素。除此之外,根据上表进行分级时还要注意以下原则:①分级仅仅使用于未经治疗的原发性软组织细胞肉瘤。②分级应采用有代表性的和经过良好处理的标本。③分级不能替代组织学诊断,也不能区别良性和恶性疾病,在对软组织病变进行分级之前,必须确保所处理的是一个真正的肉瘤,而不是假肉瘤。④分级并不适用于所有类型软组织肉瘤。因为软组织肉瘤极少见,分级时是把一组肉瘤作为一独立病种,但是用于分级系统的组织学参数在不同肿瘤中有不同意义。因此,分级对于某些组织学类型如恶性外周神经鞘瘤无预后价值,不适用于血管肉瘤、腺泡状软组织肉瘤、透明细胞肉瘤和上皮样肉瘤。

2.软组织肿瘤的分期　AJCC 对软组织肉瘤的 TNMG 分期标准包括了 T(肿瘤大小)、N(淋巴结状态)、M(远处转移)和 G(组织学分级)(见表3－7)。这一分期标准可用于全身各部位的软组织肉瘤,包括乳腺肉瘤,对预后判断和治疗有指导意义。

表 3－7　软组织肉瘤的 TNMG 分期

原发肿瘤（T）	说明
T_x	原发肿瘤不能评估
T_0	无原发肿瘤的证据
T_1	肿瘤最大直径≤5cm
T_{1a}	浅表肿瘤（位于浅筋膜上，不侵及筋膜）
T_{1b}	深部肿瘤（位于浅筋膜下或筋膜表面，伴筋膜侵犯和穿过筋膜）
T_2	肿瘤最大直径＞5cm
T_{2a}	浅表肿瘤
T_{2b}	深部肿瘤
区域淋巴结（N）	说明
N_x	区域淋巴结不能评估
N_0	无区域淋巴结转移
N_1	有区域淋巴结转移
远处转移（M）	说明
M_0	无远处转移
M_1	有远处转移

组织病理学分级（G）

将 3 级和 4 级的分级表转换成 2 级得分级体系（低、高级）

TNM2 级分级系统	3 级分级系统	4 级分级系统
低级别	1 级	1 级
		2 级
高级别	2 级	3 级
	3 级	4 级

分期

ⅠA 期	T_{1a}	N_0, N_x	M_0	低级别
	T_{1b}	N_0, N_x	M_0	低级别
ⅡB 期	T_{2a}	N_0, N_x	M_0	低级别
	T_{2b}	N_0, N_x	M_0	低级别
ⅡA 期	T_{1b}	N_0, N_x	M_0	高级别
	T_{1b}	N_0, N_x	M_0	高级别
ⅡB 期	T_{2a}	N_0, N_x	M_0	高级别
Ⅲ 期	T_{2b}	N_0, N_x	M_0	高级别
Ⅳ 期	任何 T	N_1	M_0	任何级别
	任何 T	任何 N	M_1	任何级别

（四）诊断

乳腺肉瘤术前多难以明确诊断。乳腺彩超及 X 线检查对于原发性乳腺肉瘤的诊断并无特异性。彩超上多表现为以实性为主的不均质混合回声的肿块,可呈分叶状,无包膜回声,但边界较清晰,瘤体可见较丰富的血流信号,部分患者肿块内部可见粗大的纤维分隔及液性暗区,患侧腋下一般无明显肿大淋巴结。X 线上多表现为边界清楚的分叶状肿块,局部皮肤一般无明显增厚及粘连,毛刺征及微钙化等恶性征象少见,部分患者肿块周围存在增多增粗的血管影,肿块内部有时可见粗大的条索状钙化。乳腺 CT 及 MRI 主要用于评估乳腺恶性肿瘤周围软组织浸润及腋窝淋巴结转移等情况,在原发性乳腺肉瘤中亦无明显特征性表现。通过针吸穿刺活检因抽取的组织块较小而误诊率较高,因此,肿物切除活检是诊断的金标准。在结合文献及临床经验,一般出现以下一些临床表现时,可能提示乳腺肉瘤:①发病年龄多在 40～60 岁。②肿块病程长,且短期内生长迅速。③肿块可巨大,但不与皮肤或胸壁粘连。④外观无皮肤硬化和橘皮样改变。⑤较少有皮肤破溃或继发感染。

乳腺肉瘤在临床上较难诊断,在病理上则需要与乳腺多形性癌(肉瘤样癌)、化生性癌(伴梭形细胞化生的腺癌)以及恶性肌上皮瘤等相鉴别。免疫组化对于鉴别帮助较大。此外,还要与转移到乳腺的黑色素瘤鉴别。黑色素瘤可以表现为无黑色素的梭形细胞形态,而且易于转移到乳腺。鉴别也主要依靠免疫组化染色。

（五）治疗

1. 手术治疗　手术切除是乳腺肉瘤最重要的治疗方式。因为乳腺肉瘤通过血道播散,罕见腋下淋巴结转移,故乳腺肉瘤的治疗,一般不作根治性手术。对于直径<5cm、低度恶性的肿瘤,只需做肿块扩大切除。局部广泛切除的范围一般要包括肿瘤以外 2～3cm 的正常组织。肿瘤直径较大,切除后难以保留正常乳房形态,以及高度恶性者需做单纯乳房切除。若临床伴有腋窝淋巴结肿大,可以行前哨淋巴结活检快速冰冻切片检查,确定有转移后再行腋窝淋巴结清扫术。对于局部广泛切除术后复发的患者可以再行全乳切除术。

2. 化疗　对于乳腺肉瘤是否行术后辅助性化疗,目前尚有争议。Anderson 医院曾复查了 UTM－DACC 登记的 60 例乳腺肉瘤,其中不包括叶间囊状肉瘤、粒性成肌细胞瘤、淋巴肉瘤、隆凸性皮肤纤维肉瘤和伴肉瘤样间变的腺癌。通过随访分析发现,不论肿瘤大小或组织学类型,任何种乳腺切除的生存率并不比广泛局部切除者更好。19 例术后给辅助治疗(化疗和放疗),其无病生存率为 110 个月,而单纯手术者为 12 个月,差异有统计学意义;虽然两者的总生存率中位值分别为 133 个月和 57 个月,无统计学差异。小肿瘤和加用辅助治疗是增长无病生存率的独立因素,而直径小于 5cm 肿瘤和血管肉瘤类型则是影响总生存率延长的因素。对于大于 5cm 的肉瘤则需采用更积极的治疗,常规腋淋巴结清扫未能提高疗效,其重点应放在术后辅佐化疗和放疗上。目前认为针对原发性乳腺肉瘤最有效的化疗药物为阿霉素和环磷酰胺。尽管很多研究表明,只有少部分患者能从化疗中获益,但上述药物有提高疾病的无病生存率及改善总生存率的趋势。也有约 20% 原发性乳腺肉瘤患者对吉西他滨具有反应性。同时还有部分文献报道认为血管生成抑制因子对血管肉瘤具有一定的治疗作用。曲格列酮也被认为对脂肪肉瘤具有一定治疗作用。

3. 放疗　既往认为乳腺肉瘤对放疗不敏感,从而手术范围一再扩大,今年来随着放射医学和设备技术的改进，人们认识到乳腺肉瘤对放射线有一定的敏感性。乳腺肉瘤行肿瘤切除后放疗（放射剂量为 50Gy/5 周），取得了不亚于乳房切除术的效果，局部复发率明显降低。Anderson 医院认为小于 5cm 的肉瘤可行保留乳腺的广泛局部切除，术后加用放疗，可减少术野内可能有的微小亚临床病灶残留；但是对有肉眼肿瘤残留者难以奏效。术前放疗意义有限，对无法切除的肿瘤，可考虑行局部放疗，但疗效不确切。

（六）预后

乳腺肉瘤的预后与肿瘤大小、分级、病理类型和手术切缘相关。肿瘤病灶越大、组织学分级越高、手术切缘阳性均是预后不良的因素。

1.乳腺纤维肉瘤

（1）流行病学特点：乳腺纤维肉瘤（fibrosarcoma of the breast）在乳腺肉瘤中的发病率仅次于叶状肿瘤，在乳腺发生的间胚叶恶性肿瘤中纤维肉瘤占首位。一般报道占乳腺肉瘤的 7%～10%。我国乳腺癌协作组收集了乳腺间叶组织肉瘤 35 例，其中纤维肉瘤 27 例，占总数的 77.1%。发病年龄 14～60 岁，平均 41.3 岁，男女比例为 1：26，病史从 1 月到 45 年不等，平均病程 1～2 年。

（2）临床症状：乳腺纤维肉瘤多发生于 30～35 岁的女性，男性少见。病史可长可短，最短时间 1 个月，也有超过 45 年的病例报道。一般病程多在 1 年之上，有近期突然增大史。初期多为一小而硬的无痛性结节，生长迅速。肿瘤多为单发，呈圆形或椭圆形、结节状，直径可在 5cm 以上，其中约有半数超过 10cm，大者可达 30cm 以上。由于肿瘤直径较大，常占据整个乳腺。肿瘤边界清楚，质地较韧，可推动。当肿瘤较大时，可导致皮肤紧张、发亮、潮红，表面静脉曲张，一般较少与皮肤粘连，堵塞淋巴回流时，可见"橘皮样"改变，乳头回缩或者伴有溢液。部分病例可伴有腋窝淋巴结肿大。

（3）诊断：无痛性乳房包块，病程较长，生长缓慢并有近期快速生长史的患者可以考虑肉瘤诊断。乳房 X 线摄片可见肿瘤呈圆形，边界清楚，局部可见粗糙高密度影。乳房 B 超检查常因肿瘤较大而无法测量。最后诊断需要术后病理结果。

（4）病理诊断：乳腺纤维肉瘤的诊断主要依靠病理。因为肿瘤异型性较高，所以病理诊断必须多处取材，以正确诊断。

①大体形态：瘤体直径一般大于 5cm，呈圆形、椭圆形或结节状。常有不完整的假包膜，多数瘤体质地较韧，但局部有时可出现囊性变而变软。切面均匀，湿润，呈灰红色或灰白色鱼肉样，可有出血坏死和透明样变性区域，但通常无分叶状结构。

②组织学形态：根据肿瘤细胞形态以及核分裂象的多少，将乳腺纤维肉瘤分为三种：a.分化好：瘤细胞呈梭形，细胞核呈长梭形，染色质较多，但分布均匀，细胞浆不多，呈粉红色。细胞形态整齐均一，有轻微异型性，酷似成纤维细胞。肿瘤边界不清，胶原纤维多与肿瘤细胞一起排列成人字形或羽毛状交错。嗜银纤维较多，并围绕细胞。b.分化差：肿瘤细胞呈圆形或卵圆形、梭形，异型性明显。细胞质较多，胞核圆形或椭圆形，染色质丰富，较浓集，粗颗粒状，可有一个或多个明显的核仁。细胞间质较少，瘤细胞丰富，呈束状交错排列。嗜银纤维较少，核分裂易见。瘤组织内血管丰富。c.高度未分化：瘤细胞间变明显，细胞形态各异，染色质呈粗大颗粒状。瘤细胞排列极其紊乱，胶原纤维少，嗜银纤维更是稀疏。

(5)鉴别诊断

①乳腺叶状肿瘤:临床表现两者相似,主要依靠病理组织学鉴别。叶状肿瘤呈分叶状,瘤体内有裂隙,并可见上皮细胞衬于裂隙内壁上,这是最为主要的鉴别点。

②乳腺脂肪肉瘤:可查到脂肪母细胞,且苏丹Ⅲ染色可以见到肿瘤细胞内出现微小的脂肪滴。

(6)治疗和预后:乳腺纤维肉瘤以手术治疗为主。肿瘤体积较小时,可以行局部广泛切除;若肿瘤较大或细胞分化程度差时,可行全乳切除。一般不行腋窝淋巴结清扫术。纤维肉瘤对化疗和放疗由一定程度的敏感性,手术切除不彻底可考虑术后放疗。恶性程度较高的纤维肉瘤也可考虑行辅助化疗,以防止远处转移。纤维肉瘤局部复发率高,但再次手术效果仍较好,因此,对于局部复发者,可以再次彻底切除。其预后与瘤细胞分化程度和治疗方法有关。

2.乳腺脂肪肉瘤

(1)流行病学特点:脂肪肉瘤(liposarcoma)是一种由各种不同的细胞构成的或呈黏液性的肿瘤,但至少含有一些脂母细胞,是成人最常见的软组织肉瘤,好发于大腿和腹膜后,原发于乳腺的脂肪肉瘤很少见,约占所有乳腺肉瘤的0.3%。

(2)临床症状:脂肪肉瘤多发于女性,发病年龄从19~76岁,中位年龄值47岁。脂肪内瘤早期无明显症状,可偶然发现乳腺内质地较软肿块,生长缓慢,边界清楚,活动,无压痛。当肿瘤增大,挤压或浸润周围组织时可出现疼痛。皮肤和腋窝淋巴结较少受累。肿瘤多为单发,有时为多发结节。肿块大小不等,直径从2cm~40cm不等,平均8cm。

(3)诊断:本病主要依靠手术活检后的病理诊断。病理切面大体观可分为黏液样型(呈黏液样或胶样)、圆形细胞型(呈鱼肉样表现)和多形细胞型(呈脑髓状表现)。肿瘤较大时可以出现出血和坏死。黏液样脂肪肉瘤的镜下表现为可见一致性较好的圆形或椭圆形原始的非脂肪性间叶细胞、数量不等的印戒样脂母细胞、明显的黏液样间质和特征性的树枝状分布的血管网构成。多形性脂肪肉瘤由高级别多形性肉瘤为背景,其中数量不等的多形性脂母细胞,核分裂象及坏死常见。

(4)鉴别诊断:许多病变中存在由胞质空泡的细胞可与脂母细胞相混淆。典型的脂母细胞具有呈扇贝状的不规则细胞核,并伴有一些轮廓清楚的小泡,内含脂肪而不是糖原或黏液。

(5)治疗及预后:脂肪肉瘤的治疗以手术治疗为主。对于直径较小的肿瘤,可以扩大切除,因为脂肪肉瘤常常浸润周围组织,局部切除复发率较高,因此较大肿瘤推荐行全乳切除术。如果腋窝淋巴结有明显肿大,可以行前哨淋巴结活检,若伴有腋窝淋巴结转移,可以行腋窝淋巴结清扫术。放射治疗对分化差和黏液型脂肪肉瘤较敏感。本瘤以血行转移为主,预后与组织学类型和肿瘤分级有关。多形性脂肪肉瘤预后较差。

3.乳腺血管肉瘤

(1)流行病学特点:乳腺血管肉瘤(mammary angiosarcoma)是一种由具有内皮细胞形态和功能特征的肿瘤细胞构成的恶性肿瘤。其发病率约占乳腺全部恶性肿瘤的0.05%,占乳腺肉瘤的2.7%~9.1%。

(2)分类:按照发病原因将乳腺血管肉瘤分为4类:①乳腺原发性血管肉瘤(primary angiosarcoma of the breast)：原发于乳腺的实质组织。②S－T 综合征(Stewart－Treves syn-drome)：继发于乳腺癌根治术后长期水肿的上肢皮肤和软组织的血管肉瘤。③继发于乳腺癌根治术＋放疗后的胸壁及胸壁皮肤的血管肉瘤。④继发于保留乳房手术＋放疗后的乳腺实质或皮肤的血管肉瘤。

①原发性乳腺血管肉瘤

a.临床表现：其发病年龄分布较广,中位年龄为 38 岁。临床表现为生长迅速的无痛性肿块,肿块常位于乳腺深部,也有约 12％的患者无乳房肿块的表现,仅为乳腺的弥漫性肿大。若肿块表浅,可见皮肤呈蓝紫色,易误认为外伤致淤血。超声检查可见分叶状界限清楚的肿瘤。乳房钼靶摄片表现为边界不清的分叶状肿瘤。

b.病理诊断：大体观：肿瘤平均直径约 5cm,外形多不规则,多无包膜,边界不清,质地较软,切面呈海绵状,灰白色或灰红色,含扩张的血管腔,常合并出血,伴有坏死,也可侵犯皮肤,较少累及胸大肌筋膜。对于血管肉瘤的取材范围一定要大,因为分化不良的区域仅存在于肿瘤极少的部分。镜下观：不同病例或同一病例的不同肿瘤区域形态学变异显著为本病的特点。一些肿瘤或肿瘤边缘区域分化好,类似于毛细血管瘤,由相互沟通的不规则血管组成,内皮细胞单层或乳头状突向管腔内,细胞异形性不明显；而另一些肿瘤或肿瘤中央部分则分化差,瘤细胞呈大片或巢状排列,异形性明显,核分裂象常见,血管腔隙不明显。网状纤维染色见瘤细胞被网状纤维包围。免疫组化染色：CD34 和 CD31 阳性。

c.组织学分级：目前采用较广的是 Donnell 分级方法(见表 3－8)。

表 3－8　乳腺血管肉瘤组织学分级

组织学表现	分级		
	Ⅰ	Ⅱ	Ⅲ
病变累及乳腺实质	有	有	有
吻合的血管管道	有	有	有
深染的内皮细胞	有	有	有
内皮细胞丛	少	有	显著
内皮细胞呈乳头状	无	灶性存在	有
实质性和梭形细胞灶	无	无或少	有
核分裂象	罕见或无	在乳头区有	多
出血区	无	无	有
坏死	无	无	有

d.治疗与预后：手术是唯一有效的治疗方法,根据肿瘤大小可以行局部广泛切除或全乳切除,一般不用腋窝淋巴结清扫。手术要点是保证足够的无瘤边缘。预后和组织学分级关系密切,低度、中度和高度恶性乳腺血管肉瘤的 5 年生存率分别为 76％、70％和 15％,肿瘤大小和手术切缘也和预后有关。

②S－T 综合征：Stewart 和 Treves 于 1949 年首次报道此病,该病有 6 例患者有以下特

点：a. 乳腺癌切除伴腋窝淋巴结清扫术后。b. 乳腺癌术后患侧上肢水肿。c. 乳腺和腋窝区域进行了放射治疗。d. 上肢出现了水肿并蔓延至前臂和手掌及手指背侧。患者年龄为 37～60 岁，平均年龄 64 岁。从乳腺癌根治术到发生血管肉瘤的间隔时间 1～49 年，但多在术后 10 年内。预后极差，综合治疗 5 年生存率不超过 5％，中位生存时间为 19 个月，常发生肺转移。

③放疗后血管肉瘤：按照手术方式可分为：a. 乳腺癌根治术＋放疗后胸壁和胸壁皮肤：发病年龄 61～78 岁，大部分于胸壁放疗后 30～156 个月发生，平均为 70 个月。病灶常局限于皮肤。b. 保留乳房手术＋放疗后乳腺实质或皮肤：其发病率约为 5/10000 个保留乳房＋放疗的患者。大部分病灶只累及皮肤，很少侵犯实质。在保留乳房术后患者的发病率约 0.16％，其中半数发生于乳房皮肤，40％同时发生于皮肤和实质，10％仅发生于乳腺实质。发生时间距离手术和放疗后小于 10 年，大多数为 3～6 年。淋巴水肿与放疗后血管肉瘤的发病没有明确关系，常为多中心发病，一旦出现则为中度或高度恶性血管肉瘤，放化疗无效。

4. 乳腺平滑肌肉瘤

(1)流行病学特点：平滑肌肉瘤(leiomyosarcoma，LMS)是一种常见的软组织肿瘤，占成人软组织肿瘤的 5％～10％，多见于内脏和腹膜，乳腺平滑肌肉瘤少见。目前认为乳腺平滑肌肉瘤起源于乳腺血管壁或乳头乳晕复合体的平滑肌。

(2)临床表现：多见于女性，男性罕见。发病年龄在 24～80 岁之间，平均年龄为 56 岁。多表现为乳腺的无痛性肿块，肿块常发生于乳头乳晕区域或附近，但也可以累及其他象限。肿块一般进展较慢，质地坚实，边界清楚。

(3)病理诊断：肉眼观肿瘤呈圆形或不规则结节状，边界清楚，部分有假包膜。切面灰白色，鱼肉状，可有出血坏死，肿瘤质地坚实，部分肿瘤细胞浸润周围组织无明显界限。镜下观察肿瘤细胞为长梭形，胞质丰富粉染，可见纵行肌原纤维，核呈长形，两端呈钝圆形似"雪茄烟"样。分化较差的瘤细胞大小不一，核呈多形性，核分裂象多见，可见多核巨细胞。分化好的瘤细胞可排列成束状，分化差的瘤细胞排列杂乱。高分化平滑肌肉瘤与平滑肌瘤镜下形态非常相似，诊断较困难，应结合肿瘤的临床特点，肿瘤的大小和位置作为鉴别诊断的参考。

(4)治疗与预后：以手术治疗为主，手术的原则是广泛切除并必须保持足够的无瘤边缘，放疗和化疗效果均不能肯定。平滑肌肉瘤局部复发率和远处转移率虽然较高，但复发和转移发生较晚，预后较好。

5. 乳腺横纹肌肉瘤

(1)流行病学特点：横纹肌肉瘤(rhabdomyosarcoma)是一种由显示不同程度骨骼肌分化的细胞构成的高度恶性软组织肿瘤，它起源于具有分化为骨骼肌潜能的间充质细胞，主要发生在头颈部、泌尿生殖系统和肢体。原发于乳腺的横纹肌肉瘤极其罕见，仅有少数的个案报道。

(2)临床表现：横纹肌肉瘤主要发生于儿童，而乳腺原发性横纹肌肉瘤主要为青少年。临床表现为乳腺无痛性肿块，生长迅速，肿块较大时可伴有疼痛。肿物边界不清，质地硬，多数无侵犯皮肤，但可能侵犯胸肌。多数经血行转移至肺、骨，少数转移至肝、淋巴结、胸膜及其他脏器。

(3)病理诊断：大体观可见肿瘤呈圆形或椭圆形、分叶状，大小不等，边界不清，无包膜或有不完整的假包膜，向周围浸润性生长，质地坚实，可有出血坏死及黏液变性。切面呈灰白色或灰红色鱼肉状。镜下可见数种不同发育阶段的横纹肌肉瘤细胞,主要为多形态的未分化细胞,圆形的肌母细胞、带状和球拍样的肌母细胞、具有肌原纤维和横纹肌的成熟型瘤细胞。它们按照不同比例,不同排列方式分成多形性横纹肌肉瘤、腺泡型横纹肌肉瘤和胚胎性横纹肌肉瘤三种类型。在青少年中发生的主要是腺泡型横纹肌肉瘤,而多形性横纹肌肉瘤常见于大于 40 岁的妇女。转移性乳腺横纹肌肉瘤以腺泡型为主。

(4)治疗与预后:手术联合放疗和化疗的综合治疗模式比单行乳腺根治性手术更能改善预后。预后主要与分期有关。

6. 乳腺骨肉瘤

(1)流行病学特点:乳腺骨肉瘤(mammary osteosarcoma)是一种极为罕见的骨外骨肉瘤,约占所有软组织肉瘤的 1.2%。乳腺骨肉瘤成分常见于化生性癌和叶状肿瘤,真正纯粹的乳腺骨肉瘤罕有发生,占乳腺肉瘤的 0.15%~0.25%。关于其起源,目前尚无定论,有认为其是胚胎期间间叶细胞向骨组织分化而来。还有认为是中胚叶成分残留,而后形成骨质,其中成骨成分大量增值形成。也有认为是乳腺间质的成纤维细胞在外部或内部因素刺激下骨化形成。

(2)临床表现:乳腺骨肉瘤多发生于中老年女性,中位年龄值 64.5 岁。临床表现为逐渐增大的乳腺肿块,可伴有疼痛,质地硬,边界清,可活动,偶有乳头血性溢液或乳头凹陷,腋窝淋巴结无肿大。乳腺 X 线常表现为边界清楚肿块伴有局部到广泛的粗大钙化,容易与良性钙化混淆。骨外骨肉瘤在无肝内转移时血清碱性磷酸酶的升高,与具有显著成骨活性的成骨细胞有关,肿瘤切除后数周即可恢复正常。

(3)病理诊断:大体观察见肿瘤质地软硬不均,可表现为边界清楚,有假包膜,也可表现为局部浸润而边界不清。切面呈灰白色或灰红色,肿块较大时常伴有出血坏死。镜下主要有呈梭形或卵圆形瘤细胞和其间多少不等的骨样基质或骨组织组成,大于 1/3 的病例可见软骨组织,但一般不存在其他分化组织。

(4)治疗与预后:治疗以手术为主,行全乳切除,不常规清扫腋窝。放疗不敏感,化疗疗效不确切,部分报道认为年龄较少,肿瘤较大者化疗有一定效果。乳腺骨肉瘤的恶性程度较高,5 年生存率 38%,局部复发多见,以血性转移为主,主要转移至肺、骨和肝,较少发生淋巴结转移。成纤维细胞性骨肉瘤预后较好,肿瘤大小、有无浸润也与预后有关。

7. 乳腺多形性恶性纤维组织细胞瘤

(1)流行病学特点:乳腺多形性恶性纤维组织细胞瘤(malignant fibrous histiocytoma,MFH)是未分化多形性肉瘤的同义词,现在变成一种排除性诊断。目前认为多形性恶性纤维组织细胞瘤的形态结构可以见于多种低分化的恶性肿瘤,而且这些肿瘤没有真性组织细胞分化的证据。只有很少一部分现在尚不能确定分化方向的多形性肉瘤仍然保留多形性恶性纤维组织细胞瘤这一名称。乳腺 MFH 占全身 MFH 的 3.75%。

(2)临床表现:乳腺 MFH 多发于女性,发病年龄在 24~72 岁,平均值 42~47 岁。大部分患者以乳腺无痛性肿块就诊,肿块生长较快,体积多较大,多无皮肤侵犯,肿瘤巨大时可致皮肤菲薄,血管显露,皮温升高。

(3)病理诊断:大体形态可见肿瘤质地中等,边界较清楚,可有假包膜,也有向周围浸润性生长。切面灰白色、灰红或灰黄色,同一切面各处外观可不一致,呈多彩状。瘤内可出血及囊性变。多形性 MFH 的镜下诊断需要充分取材和谨慎使用各种检查手段之后,作出的一种排除性诊断。镜下表现较复杂,可有多种细胞成分和组织结构,但共同特点是:细胞及细胞核有明显的多形性,常伴有奇异性肿瘤巨细胞,并混合有数量不等的梭形细胞和圆形组织样细胞。常有席纹状结构和间质慢性炎细胞。

(4)治疗与预后:主要治疗手段是手术治疗,手术可选择局部扩大切除或全乳切除术。若肿瘤直径小于 5cm,乳房体积较大,可行局部扩大切除术;若肿瘤大于 5cm 或肿瘤/乳房比率大则需要行全乳切除术。当胸肌受侵犯时应连同胸肌一并切除。对于临床上怀疑有淋巴结转移时建议行淋巴结清除。术后放疗主要适用于肿瘤切缘不够或显微镜下阳性边缘者。本病对化疗不敏感。预后主要与肿瘤大小、侵犯深度、恶性程度和手术的方式有关,5 年生存率为 20%~35%。

8.其他乳腺恶性软组织肿瘤

(1)软骨肉瘤:乳腺软骨肉瘤(chondrosarcoma)是极少见于乳腺内原发的纯粹的软骨肉瘤,和骨肉瘤一样,也可能是乳腺间质内纤维组织,通过化生演变而成的。病理肉眼可见肿物呈分叶状或结节状,切面胶冻样发亮,可有囊性变区,内含有黏液样物质。镜下见瘤细胞通常被纤维性中隔分割成分叶状,其组织形态各处不一,有些区域近似正常透明软骨,伴有玻璃样透明基质,软骨细胞位于陷窝内含有大于 2 个的细胞,另一些区域则为富于大而不整的软骨细胞,多形性明显,核深染,核分裂以小叶周边易见。此外,瘤内尚可出现多核巨细胞,以及瘤组织浸润到周围组织等恶性特征。乳腺软骨肉瘤虽可长得很大,但累及邻近的皮肤和局部淋巴结却十分少见。有学者认为,含有软骨成分的乳腺肉瘤,其预后不一定不佳,但若瘤细胞异形性大,核分裂象多,肿瘤边界浸润性生长,则暗示肿瘤有发生转移的可能,一般沿血行转移,可播散到肺、骨和脑等处。

(2)恶性外周神经鞘瘤:恶性外周神经鞘瘤(malignant peripheral nerve sheath tumor, MPNST),可为原发恶性,也可以由良性肿瘤恶变而来,或者是放疗后引起。多发于颈部、前臂、下肢和臀部,而发生于乳腺极为罕见。肿瘤呈单发、橡胶样,临床表现和 X 线征象无特异性。由于组织形态学不具特征性,免疫组织化学是诊断 MPNST 较为有效的辅助方法之一。本病很少发生淋巴结转移,主要为切除后局部复发。因此,手术采用乳腺单纯切除术或肿块扩大切除术,放疗无肯定疗效。MPNST 以血行转移为主,肺部转移多见,尤其同时伴有神经纤维瘤病者。本病 5 年生存率约为 23%。

三、乳腺分叶状肿瘤

乳腺叶状肿瘤(Phyllodes tumor,PT)是一种少见的病理形态和临床表现颇具特征的乳腺纤维上皮性肿瘤,一般认为其由良性上皮成分及恶性间质成分组成。根据间质成分的恶性程度分为良性叶状肿瘤、交界性叶状肿瘤和恶性叶状肿瘤。

(一)流行病学特点

本瘤发病率由于诊断标准不同,存在一些差别。国外多是按国际分类诊断(包括良性、交界性、恶性),据报道本病占所有乳腺肿瘤的 0.3%~1.0%。国内文献报告发生率占乳腺结缔组织与上皮混合性肿瘤的 2%~3%。天津肿瘤医院资料从 1958 年 1 月至 1998 年 1 月,40 年中共收治叶状肿瘤患者 285 例,占同期乳腺恶性肿瘤的 2.94%(285/9684)。美国一项描述性流行病学调查发现,乳腺叶状肿瘤年发病率为 2.1/10 万人,新近移居至美国的拉丁白人其叶状肿瘤的发病率 3 倍于患有其他癌症的拉丁妇女,4 倍于患乳腺癌的拉丁妇女。同时移居至美国的亚洲人的发病年龄(诊断年龄)明显早于其他对照组。因此 Bernstein 从人种学角度推测叶状肿瘤发生的高危原因与该人种相对早的结婚生育有关。

(二)病因和发病机制

叶状肿瘤的发病原因不十分清楚。本病与口服避孕药、吸烟、糖尿病、初潮年龄、变态反应和家族史之间均无明显相关性。其既可在多年腺纤维瘤基础上突然增大并加快生长转化而成,也可以一开始即为本病,其间质细胞为原始间叶细胞。Auger 通过免疫组化和细胞超微结构研究,认为叶状肿瘤的基质成分是成纤维细胞和肌纤维母细胞,可向多方向分化。许多学者因为叶状肿瘤与纤维腺瘤关系密切而认为叶状肿瘤有与乳腺纤维腺瘤相似的发病因素,即与内分泌失调有关。多数资料显示本病可发生于从青春期到绝经后的任何年龄,而男性及未成熟女性罕见,推测本病可能和雌激素的分泌和代谢失调有关。赵强等用免疫组化方法检测 20 例叶状肿瘤患者肿瘤组织的雌激素受体(ER)和孕激素受体(PR)结果表明:18 例 ER 阳性(阳性率 90%),15 例 PR 阳性(阳性率 75%),3 例高度恶性型 ER、PR 均为强阳性,因此认为叶状肿瘤与雌激素、孕激素密切相关。

(三)临床症状

叶状肿瘤在各年龄组的女性均可发生,以中年女性多见,国外统计其发病平均年龄 45～49 岁,国内曹氏统计平均年龄 40.8 岁。本病起病隐匿,进展缓慢,病程大多较长,自第一临床症状到第一次治疗之间间隔差异较大,可以从几天到几十年。多数患者症状为无痛性乳腺肿块,肿块位于乳腺外上象限居多(约 32%),其次为乳晕下方和内下象限,也可占据整个乳腺。单侧多见,双侧发病率无明显差别。

查体可及乳房内孤立的肿块,圆形或结节分叶状或不规则形,质地韧,有弹性,有时可有囊性感,边界多较清楚,与皮肤胸肌多无粘连。触诊时可活动,与表皮及周边组织无粘连,乳头溢液或回缩者罕见,一般局部皮肤正常。当肿物较大时,可见表面皮肤菲薄光滑,略呈紫红色,皮温稍高,有明显的静脉曲张。少数局部皮肤可有破溃,继发感染,出现脓性分泌物或恶臭。部分患者可及腋下淋巴结肿大,但质地较软,多活动。高度恶性患者多有近期肿物增长迅速的主诉,查体可见一些相应的体征如肿物一般体积较大超过 5cm,有的与胸肌粘连推之不活动,有的表面皮肤变薄、破溃、感染等。

(四)辅助检查

1.乳腺 X 线钼靶摄片　乳腺 X 线钼靶摄片可见球形或椭圆形致密影,边界较清楚,多无边缘毛刺样征,大的肿瘤外形呈波浪形多囊状,巨大肿瘤几乎充满整个乳房,但其皮下脂肪仍保持完整,乳头皮肤正常。

2.乳腺超声　叶状肿瘤呈球形或结节融合状的实体图像,为低回声反射区,内部回声不均匀,囊性者有囊和实性混合图像。但是由于叶状肿瘤多境界清楚规则,易误为良性肿物(腺纤维瘤)。有的叶状肿瘤体积较大,合并坏死、液化、出血,很难与癌区别。

3.乳腺红外线透照　可见肿瘤呈边缘清晰、无血管改变的暗影,病灶与周围正常组织灰度差在 39～45,属于中—高灰度,恶性征象不典型,不易与良性肿物区分。如有囊腔形成可出现不均匀暗影。

4.细针穿刺抽吸细胞学和粗针组织学检查操作时进针困难,感觉肿物质韧如刺橡皮感,夹针,吸出物很少,涂片细胞成分少,往往难以确诊。虽然组织学检查可证实,但因为肿瘤不同部位间质细胞增生和异型性不同,乳腺肿物穿刺细胞学很难做出正确结论,唯多处取材,综合分析,才能做出合理的病理诊断。

(五)诊断

叶状肿瘤术前大多不能做出明确诊断。术前针吸细胞学检查可见背景以黏液、黏液瘤样成分多见,非上皮的间质细胞通常孤立、散在分布,具程度不等的异型性,上皮细胞通常以集块状出现,肌上皮细胞和腺上皮细胞的双层结构可见。除此之外,诊断叶状肿瘤的细胞学特征还包括:①上皮间质比率。②间质成分的形态学改变。③细胞异型的程度。④核分裂活性。⑤泡沫巨噬细胞的出现。⑥组织巨噬细胞出现。⑦双极裸核出现。Savitri 等指出细针穿刺抽吸细胞学检查在区别叶状肿瘤和纤维腺瘤的时候,不能仅依靠基质细胞成分的多少来做诊断,而应该看独立的棘胞核在分散的细胞基质中所占的比例。比例大于 30% 时可以诊断叶状肿瘤,比例小 10% 时可以诊断纤维腺瘤,如果比例在 10%~30% 之间,则 2 种疾病均有可能。此时,就不能再依靠细针穿刺抽吸细胞学检查来做诊断。

术后病理诊断是确诊本病的金标准。大体上肿瘤的境界清楚,呈分叶状或粗大实性的融合结节,无明显包膜。切面呈黄灰白色,黏液瘤样改变混在,分叶或有囊肿形成。组织学检查类似纤维腺瘤,但非上皮的纤维性间质成分增生明显,由于间质的增生形成叶状的构造。叶状肿瘤的三种亚型的表现分别如下:良性叶状肿瘤:间质肿胀,增生的间质细胞密度稀疏,细胞异型不明显,核分裂象 0~4 个/10HPF。恶性叶状肿瘤:间质成分恶性化呈纤维肉瘤样或恶性纤维组织细胞瘤样的态改变,表现为间质细胞的密度高、细胞的异型性强、核分裂象 10 个以上/10HPF。恶性的间质可见软骨、骨、脂肪、平滑肌、横纹肌分化或化生的改变,并能见到残存的良性改变的上皮成分。交界性叶状肿瘤:与良性的叶状肿瘤相比间质细胞密度高,细胞的异型增强,核分裂象 4~9 个/10HPF。组织学上良、恶性叶状肿瘤的鉴别要点,详见表 3—9。

表 3—9　良、恶性叶状肿瘤的组织学鉴别

	良性	交界性	恶性
间质细胞的密度	低	中	高
间质细胞的异型度	低	中	高,见多形细胞
间质细胞的核分裂象*	0~4 个/10HPF	5~9 个/10HPF	10 个以上/10HPF
间质和上皮成分的比率	大	两者混在	低,腺上皮成分少见
肿瘤和周围的境界	明显	介于两者之间	不明显,多浸润样边界
出血、坏死	不见或少见	少见	可见
核的形状	圆形	圆形、卵圆形	多形性、有巨核及多核
核浆比	核较大	核大	核大
染色质	较深、细致	深、粗	深

* 关于每高倍视野的核分裂象分级有多种标准

（六）鉴别诊断

1.巨纤维腺瘤　巨纤维腺瘤发生年龄较小，月中瘤生长缓慢，瘤体积小，组织学上表现为纤维间质和上皮的良性增生，质地坚实有包膜。与富于细胞的纤维腺瘤的鉴别，见表3－10。虽然如此，良性叶状肿瘤与纤维腺瘤在组织学上有时仍很难区分，需要进一步研究其他客观分类指标。

表3－10　叶状肿瘤与富含细胞纤维腺瘤的鉴别

	叶状肉瘤	纤维腺瘤
叶样突起	＋	－
年龄	中年	青年
鳞状化生	＋	－
软骨样化生	＋	－
骨样化生	＋	－
脂肪组织	＋	－
浸润性边缘	＋	－

2.伴有梭形细胞化生的癌　化生性癌内没有间质成分突入导管内生长的图像，可见到上皮成分和梭形细胞之间的过渡，而叶状肿瘤内，两种分成是独立的。

3.间质肉瘤　不见上皮成分，仅表现为间质成分的恶性增生，而恶性的叶状肿瘤中可找见残存的上皮成分。

（七）治疗

虽然人们对本病的许多认识并不统一，但各学者对叶状肿瘤原发病灶的治疗意见一致，即手术切除为主。但手术方法的选择一直存在争议，叶状肿瘤的手术切除范围应将临床表现、肿瘤大小、腋窝淋巴结状况及组织学检查的结果等因素综合考虑，制定合理的治疗方案。手术方式包括：局部切除术、广泛局部切除术、保留乳头的皮下乳房切除术、全乳切除术和根治性乳腺切除术。20世纪60年代以前，主要以局部切除术作为治疗本病的首选方法，但在以后的随访中发现局部切除术有较高的复发性。此后人们的治疗观点转向根治性乳腺切除术，并一度曾作为叶状肿瘤的首选方法。但叶状肿瘤腋窝淋巴结转移甚少，根治性乳腺切除术并不能提高叶状肿瘤的生存率，而且此手术似乎过于偏激，目前已不作为常规术式，但对已有腋窝淋巴结转移和胸壁严重浸润者，根治性乳腺切除术仍是较好的术式。全乳切除术主要适用于肿瘤较大，局部切除后可致乳房变形和术后复发者。目前保留乳房的广泛局部切除术被大多数学者推荐并广泛应用。所谓广泛局部切除术是指距肿瘤边缘相当距离（＞2cm），包括足量正常乳腺组织在内的切除，至于广泛局部切除术所致的少量局部复发，多数学者认为通过再手术可以得到良好控制，并不影响生存率。基质过度增生，肿瘤直径大于5厘米，有远处转移可能，此类患者应考虑综合治疗。除了以上的考虑外，还应结合患者的具体情况。如肿瘤较大，将乳腺本体组织挤压于某一局部时，若患者系年龄低、未婚未育的青年女性，可经乳房下弧形的胸乳切口将全乳及肿瘤一周翻起，直视下切除肿瘤，修复乳房。皮下乳房切除术并立即行硅胶植入有很好的应用前景,但目前对其疗效缺乏大样本临床调查。如果患者年龄较大或术后复发,则宜行保留乳头的皮下乳房切除术。

叶状肿瘤一般少用化疗。基础研究发现,当建立了恶性叶状肿瘤的 2 组异种移植细胞系,MC-3-JCK 及 M-10-JCK,接种裸鼠后发生恶性叶状肿瘤,接种后形成的肿瘤均对阿霉素、长春新碱、环磷酰胺敏感,因此认为恶性叶状肿瘤是对化疗敏感的,特别是对脂类的抗癌成分敏感。Robert 等报道用异环磷酸胺和阿霉素联合治疗 4 例转移瘤,其中 2 例完全缓解,生存 26 个月和 61 个月,1 例部分缓解,生存 13 个月,1 例无效。也有学者报道应用顺铂和替尼泊苷联合化疗,也取得了满意效果。但关于化疗在叶状肿瘤治疗中的作用还有待进一步研究。

对于肿块大,行局部切除切缘阳性或复发的,辅助放疗照射乳房和胸壁,可取得良好的疾病局部控制效果。Eich 曾报道了一例巨大叶状肿瘤伴腋窝淋巴结转移,行乳房切除术及腋窝淋巴结清扫术后半年,出现胸壁、肺和胸膜转移。用 50Gy 的射线照射胸壁,转移灶消失,随访 5 个月没有再出现胸壁复发。

目前推荐的治疗方案如下:①良性叶状肿瘤行广泛局部切除术,超过肿瘤边缘 2cm。②交界性叶状肿瘤行单纯乳房切除术。③仅在腋窝淋巴结可触及的情况下行腋窝淋巴结清扫术。④如果肿瘤局部浸润广泛,并且切除肿瘤边缘 2cm 的范围不能达到的时候,应行辅助放疗。⑤必须进行密切的术后随访。

(八)预后

叶状肿瘤经手术治疗后预后良好。据国外文献报道,5 年生存率为 70% 以上。国内马淑资等报道 5 年生存率为 94.4%,10 年生存率为 92.9%。有关叶状肿瘤预后因素,多数学者认为年龄、症状持续时间、未产妇、皮肤改变和外科手术类型对预后评价有一定价值。肿瘤的大小一直是影响肿瘤患者预后的重要因素,但在叶状肿瘤中,其预后价值尚有争议。目前认为基质过度生长、血供丰富、细胞多形性和高有丝分裂象对叶状肿瘤有重要预后价值,肿瘤坏死和边缘浸润对叶状肿瘤也有预后价值。

叶状肿瘤的复发率文献报道差异很大。Zahner 曾报道 131 例较大宗叶状肿瘤患者的随访研究中,21(16%)例局部复发,4(3%)例远处转移。21 例局部复发的患者中,有 6 例患者行二次以上局部切除术,占复发病例的 29%。其中 1 例患者先后 10 次复发,最后一次复发是在乳房切除术后出现胸壁复发。组织病理学检查证实这 10 次复发,其中 1 次良性,2 次交界性,8 次恶性。复发病例中的 10 例(48%)出现基质肉瘤的表现。分析叶状肿瘤复发的原因主要为:①局部切除术后肿瘤残留物的增生。②肿瘤的周边细胞增生,诱导产生一个新的良性叶状肿瘤。通常复发的叶状肿瘤比原发肿瘤更具侵袭性,恶性程度更高。文献报道恶性叶状肿瘤转移率差别较大,原发肿瘤与转移病灶发生的间隔时间为 7 个月至 5 年,远外转移的部位通常为肺和骨,也有报道肝、脑、胰腺、前臂转移。

四、乳腺恶性黑色素瘤

恶性黑色素瘤(malignant melanoma)是指黑色素细胞发生的恶性肿瘤,可发生于身体多个脏器和组织。恶性黑色素瘤易复发和转移,预后不良。乳腺恶性黑色素瘤有不同的表现形式,可以为原发于乳腺皮肤的恶性黑色素瘤,也可以为皮肤恶性黑色素瘤转移到乳腺组织或乳腺皮肤,也有极其少见的原发乳腺黑色素瘤。而明确乳腺恶性黑色素瘤的具体形式对于制定具体的诊疗措施具有非常重要的意义。

（一）流行病学特点

乳腺皮肤恶性黑色素瘤占所有恶性黑色素瘤的比例小于5%,在乳腺原发肿瘤中所占的比例尚未见明确的报道,可见其发生极其罕见。

（二）病因和发病机制

恶性黑色素瘤的病因不明,乳腺原发恶性黑色素瘤的组织学起源,目前认为有以下四种可能:①乳腺本身就存在黑色素细胞,而黑色素细胞起源于神经嵴。②乳腺组织黑色素细胞化生并发生肿瘤,部分乳腺原始组织具有多向分化潜能。③皮肤黑色素细胞移行至乳腺。④恶性黑色素瘤的腺体转移转移,但暂未发现其确切的原发灶。

（三）临床症状

原发于皮肤的恶性黑色素瘤可以参照普通皮肤黑色素瘤的诊断方法,即ABCDE诊断方法。不对称性(asymmetry,A);弥散状边缘(border,B);颜色不均(color,C);直径多>5mm(diameter,D);增大或进展趋势(enlargement,E)。而原发于乳腺的黑色素瘤可以无皮肤异常,仅仅表现为无痛性的乳房包块,可呈进行性增大。

（四）诊断

由于原发性乳腺黑色素瘤的发病率较低,目前没有较好的术前诊断方式,确诊依靠病理检查。对于有皮肤表现的黑色素瘤,应进行组织学活检。切除活检包括病变边缘1~2mm的正常皮肤;对病灶较大切除活检困难时,切开活检可以考虑;刮取活检需包括整个病变范围以及皮下组织;对于较大病变组织,则需多处取材避免样本错误;细针抽吸活检不建议用于原发性;病理组织学诊断不能明确诊断,而临床高度可疑者,则有必要再次活检。血清学检测如HMB45、S-100β、LDH、MIA等均可辅助诊断。血清乳酸脱氢酶(LDH)升高常出现于IV期病变。

乳腺原发性恶性黑色素瘤与皮肤、黏膜恶性黑色素瘤无明显区别,诊断应注意以下六点:①瘤细胞的多形性及胞核的异型性。②散在分布的色素颗粒(部分恶黑存在)。③HMB45是黑色素小体及前黑色素小体的特异性标记物,因此,S-100蛋白及HMB45免疫组化染色阳性。④电镜下可见黑色素小体及前黑色素小体。⑤瘤组织与边缘正常乳腺组织无过渡。⑥排除转移瘤及邻近部位肿瘤侵犯而来。

（五）鉴别诊断

1.乳腺癌伴梭形细胞化生以及癌组织吞噬黑色素　恶性黑色素瘤组织与正常乳腺组织之间无过渡,且免疫表型上皮性标记均阴性。

2.色素性神经内分泌肿瘤　色素性神经内分泌肿瘤细胞形态较单一,核分裂象及核仁少见。瘤细胞免疫表型NSE阳性,HMB45阴性。

3.恶性淋巴瘤　恶性淋巴瘤细胞形态相对较一致,无色素颗粒,免疫表型LCA阳性。

（六）治疗

乳腺恶性黑色素瘤的外科治疗非常重要。手术治疗包括两个部分,一是原发病灶切除和切缘范围,二是区域淋巴结转移的评价。对于乳腺皮肤的恶性黑色素瘤,可以参照其余部位皮肤黏膜的黑色素瘤切除范围标准。肿瘤厚度<1mm 者,切缘距肿瘤边缘 1cm;肿瘤厚度 1~4mm 者,切除边距为 2cm;厚度>4mm 者,切除边距为 3~5cm。腺体组织的原发黑色素瘤一般采用广泛局部切除,切缘距离 2cm 以上。也有学者认为应该行乳房全切术,因为黑色素瘤细胞可以沿乳腺淋巴引流在皮下组织广泛扩散。乳腺恶性黑色素瘤的区域淋巴结手术,一般推荐行前哨淋巴结活检,前哨淋巴结活检阳性时,可以行腋窝淋巴结清扫术。

恶性黑色素瘤的辅助治疗选择,和分期有关。ⅠA~ⅠB 期的患者为低危患者,手术治疗 95%~100%可治愈,无需术后辅助治疗。ⅡA~ⅢA 期的患者为中-高危患者,建议这部分患者接受高剂量 a-2b 干扰素来降低复发、转移的风险。对于晚期远处转移的恶性黑色素瘤患者,可以选择化疗。达卡巴嗪(DTIC)仍被认为是恶性黑色素瘤治疗的主要药物,任何治疗晚期黑色素瘤的新药都需要设其为对照组。其余有效的化疗药物有替莫唑胺、福莫斯汀、顺铂、卡铂、紫杉醇、长春碱等,但是化疗疗效极其有限。虽然一般认为放疗对黑色素瘤不敏感,但是在下列情况下仍是一项重要的治疗手段,包括骨转移、脑转移、淋巴结清扫后残留或复发。

(七)预后

黑色素瘤的预后差,死亡率非常高。乳腺原发恶性黑色素瘤还未见大宗报道的预后数据,参照皮肤恶性黑色素瘤,影响预后的主要有三个因素:①影响黑色素瘤预后最主要的因素是肿瘤厚度。随着肿瘤厚度的增加,患者的死亡风险成倍增加。一般来说,厚度为 1mm 的黑色素瘤患者 10 年死亡率为 20%,2mm 则增加到 40%,而 6mm 的患者则高达 75%。②其次发病部位及类型,如头颈部、原发部位不明或黏膜黑色素瘤恶性程度较高。③再次为淋巴结转移情况,1 个淋巴结转移的,5 年死亡率 25%,如≥3 个,则高达 75%,发生远处转移的患者其中位生存仅 6~7 个月。

五、乳腺血液系统恶性肿瘤

血液系统的恶性肿瘤主要包括急慢性白血病、淋巴瘤、多发性骨髓瘤、骨髓增生异常综合征、骨髓增殖性疾病等,而原发于乳腺的血液系统恶性肿瘤主要是原发乳腺恶性淋巴瘤。

原发乳腺恶性淋巴瘤

1. 流行病学特点　原发性乳腺恶性淋巴瘤(primary breast malignant lymphoma,PBL)极少见,仅占原发性乳腺恶性肿瘤的 0.04%~0.53%,占恶性淋巴瘤的 0.38%~0.70%,占所有结外淋巴瘤的 1.7%~2.2%,占乳腺肉瘤的 10%。本病好发于 40~50 岁女性,男性十分罕见。发病年龄国外报道 45~63 岁,国内 34~47 岁。起病以单侧多见,右侧乳腺发病为主,双侧发病仅约 10%,但无明显临床意义及生存期差异。

2. 病因和发病机制　恶性淋巴瘤的病因不清,目前认为恶性淋巴瘤发生的危险因素主要包括 EB 病毒感染、电离辐射损伤、免疫抑制和缺陷以及部分患者染色体 14、17、18 畸变异常等。原发乳腺恶性淋巴瘤的发病机制尚不完全明了,其组织起源是一种黏膜相关淋巴组织肿瘤。在生理状况下,乳腺是无菌的,不暴露于抗原,无丰富的淋巴细胞。在哺乳期和黄体期,浆细胞出现于小叶内,产生 IgA。雌、孕激素作用于乳腺淋巴细胞或作用于乳腺组织内小静脉上的特异性受体,导致功能性淋巴细胞聚集。因而使乳腺导管树与外界相通,病原微生物侵入导致慢性非特异性炎症,加上机体过度免疫反应增生,形成乳腺假性淋巴瘤或乳腺黏膜相关型淋巴瘤(MALT-ML),后者出现免疫球蛋白基因重排。还有学者认为,乳腺黏膜相关型淋巴瘤可能与乳腺自身免疫性疾病相关,如淋巴细胞性乳腺病,硬化性淋巴细胞性小叶炎等,并与干燥综合征的发病机制相类似。

3.临床症状　恶性淋巴瘤的临床表现缺乏特征性,一般表现为乳房无痛性肿块迅速增大,质地中等,呈结节状,有弹性,边界清晰,肿块直径 2~7cm,平均直径 4.5cm。患者无乳头凹陷及乳房皮肤橘皮样变,无乳头溢液,也无肝脾肿大,无发热、盗汗、体质量减轻等全身症状。术前乳房摄 X 线片检查,一般表现为乳腺内密度增高肿块影,边界清楚,密度较均匀,无毛刺征及"精盐状"钙化,皮肤无增厚,乳头无回缩。超声检查不能将乳腺恶性淋巴瘤和其他乳腺恶性肿瘤明确区分,往往仅能提示实质不均质减弱回声,包块内部散在少许点状血流信号。本病同时需进行全面系统的检查,包括胸部 X 线或 CT 检查、全腹部 B 超或 CT 检查、消化道钡餐检查、外周血象和骨髓检查以排除其他原发部位淋巴瘤浸润乳腺的可能性及明确分期情况。有条件的可行放射性核素扫描(^{99}锝)检查或正电子发射断层显像(PET),对确定原发灶的病变范围及有无远处转移有较大帮助。

4.诊断和分期　原发乳腺恶性淋巴瘤的诊断标准由 Wiseman 等首次提出,诊断标准为:①有充分的取材组织。②淋巴瘤浸润区或其周围存在乳腺组织。③除患侧腋窝淋巴结被侵犯外,无同时发生的淋巴结病变。④无其他组织或器官淋巴瘤病史。乳腺原发恶性淋巴瘤的临床分期采用 Ann Arbor 分期标准(见表3-11)。

表3-11　Ann Arbor 分期

分期	侵犯范围
Ⅰ期	侵犯单个淋巴结区域(Ⅰ)或单个结外部位(ⅠE)
Ⅱ期	侵犯大于 2 各淋巴结区域,但均在膈肌的同侧(Ⅱ),或除此之外,并由同侧的局限性结外器官侵犯(ⅡE)
Ⅲ期	膈肌上下淋巴结区域均有侵犯(Ⅲ),可伴有局限性结外器官侵犯(ⅢE)或伴有脾侵犯(ⅢS)或两者均受侵犯(ⅢES)
Ⅳ期	弥漫性,播散性结外器官或组织侵犯,不论有无淋巴结侵犯

以上各期根据有无以下表现分别加注 A、B、E 或 X。A:无 B 症状;B:发热大于等于 38 度、盗汗或 6 个月内体质量下降大于 10%,无其他可解释的原因;E:一邻近与淋巴结的结外器官;X:有巨大肿块,指在 $T_{5~6}$ 水平上纵隔肿块超过 1/3 胸径或肿块直径超过 10cm。

5.病理诊断

(1)大体观:乳腺恶性淋巴瘤的大体标本主要表现为质地稍硬的结节,切面呈灰白色,实质性组织细腻呈鱼肉状,可见有出血或坏死。

(2)组织学形态:参照 WHO(2001)分类标准及免疫组化结果分类:乳腺原发性恶性淋巴瘤最常见类型为弥漫性大 B 细胞型淋巴瘤(DLBCL)和黏膜相关淋巴组织型(MALT)结外边缘区 B 细胞淋巴瘤 2 种类型,滤泡性淋巴瘤、Burkitt 淋巴瘤、间变性大细胞淋巴瘤、淋巴母细胞性淋巴瘤以及各类 T 细胞淋巴瘤均少见。①DLBCL 淋巴瘤的特征:表现为均匀一致或多形性的大淋巴细胞在乳腺组织中呈弥漫状浸润。通常淋巴瘤细胞类似于中心母细胞或免疫母细胞,核为卵圆形,伴有单个或多个核仁,胞质含量不等,通常存在大量的核分裂象。可见数量不等的细胞发生凋亡或存在坏死,淋巴瘤细胞经常与较小的反应性 T 或 B 淋巴细胞混合存在。巨噬细胞可占多数,形成"星空样"外观。在一些病例种,由于存在导管一小叶单位选择性浸润,可形成假滤泡样结构。邻近乳腺组织可表现小叶萎缩或淋巴细胞性小叶结构。后者可表现明显且广泛分布,成为淋巴细胞性乳腺病的特征。淋巴瘤细胞表现为全 B 细胞抗原标记 CD20、CD79a 和 CD45RB 阳性,CD3 和全 T 细胞抗原标记阴性,淋巴瘤细胞表达 CD30 抗原。②MALT 型结外边缘区 B 细胞淋巴瘤:典型的 MALT 型淋巴瘤由小淋巴细胞、边缘区(中心细胞样)和(或)单核细胞群 B 细胞组成,其中散在分布一些较大的母细胞。同时可见大量形态单一的浆细胞,有时可占绝大多数。浸润区呈弥漫状,并可存在早已发生的反应性滤泡迁移区。淋巴上皮性病变罕见。炎性反应性病变可类似于 MALT 型淋巴瘤。许多以前被认为是假淋巴瘤的病例,如果给予充分的时间观察其病变进展,可能是真正的 MALT 型淋巴瘤。MALT 型淋巴瘤除了表达全 B 细胞标记物外,通常 Bcl－2 阳性、CD10、CD5 和 CD23 表达阴性。

6.鉴别诊断

(1)乳腺浸润性癌:主要表现为纤维性间质内浸润的癌细胞巢,可见到乳腺导管或小叶结构或见过渡形态,瘤细胞 CK 阳性。

(2)上皮肌上皮癌:瘤细胞含有丰富嗜酸性胞质或透明胞质,围绕上皮细胞增生,挤压小管,肿瘤细胞 S100、SMA、p63 阳性。

(3)髓外白血病(粒细胞肉瘤):瘤细胞胞质少,嗜碱性,核染色质呈块状,可见核仁,瘤细胞 MPO 阳性。

(4)乳腺髓样癌:边界清楚,瘤细胞不与周围组织交织,异型性明显。癌细胞可见聚集倾向。嗜银染色可见网状纤维围绕细胞团外周,浸润的淋巴细胞分化成熟,多聚集于肿瘤边缘。

7.治疗 关于本病的治疗,目前通常认为与其他部位的结外淋巴瘤一样,应作为全身性疾病来考虑,采用包括手术、化疗、放疗及生物治疗在内的综合治疗模式。经研究发现,单用放射治疗、单用化学疗法和综合治疗组 10 年无事件生存率分别为 50%、56%、86%;10 年总生存率分别为 50%、50%、76%。因此,综合治疗模式较接受手术或化学疗法或放射治疗单一治疗有明显的生存优势。对于Ⅰ、Ⅱ期低度恶性的乳腺淋巴瘤,采用肿块切除后加放疗即可取得满意的疗效,5 年生存和无复发生存分别达 91% 和 61%,而化疗对低度恶性乳腺淋巴瘤的作用尚未肯定。对于中高度乳腺恶性淋巴瘤,需要采用手术、放疗和化疗的综合治疗方法。

(1)手术方式:早期文献报道的多数乳腺恶性淋巴瘤患者接受了根治术或改良根治术,但其中大部分患者是由于诊断技术的限制,不能早期确诊而被当成"可手术切除的乳腺癌",接受了不必要的根治性乳房切除加腋窝淋巴结清扫术;国外学者通过对 465 例原发性乳腺恶性淋巴瘤的治疗及预后进行分析,发现全乳切除术、乳腺癌改良根治术和乳腺癌根治术对患者生存率的改善没有统计学差异,不能提高患者生存质量。因此,目前一般推荐根据原发肿块大小行乳腺单纯切除术或区段切除,除非术前检查已经发现有腋窝区域淋巴结转移,否则不需要行腋窝淋巴结清扫手术。因该病术中冰冻病理检查确诊率不高,故可能影响手术方式选择。对于术前高度怀疑可能为恶性淋巴瘤的患者,可以进行包块穿刺活体检查及免疫组织化学检查,明确诊断后再行相应治疗,以便更好地指导手术方式的选择,避免过度治疗。

(2)化疗:乳腺恶性淋巴瘤的主要威胁来自于远处播散转移,而目前临床上多在肿瘤切除术后才确诊为乳腺恶性淋巴瘤,因此全身化疗在乳腺恶性淋巴瘤的综合治疗中占有举足轻重的地位。目前推荐的标准化疗方案仍然为 CHOP(多柔比星 $50mg/m^2$,环磷酰胺 $750mg/m^2$,长春新碱 $1.4mg/m^2$,均在第 1 日静脉注射;泼尼松 $100mg/d$,口服 5 天,每 $21\sim28$ 日重复)方案,获得临床缓解后至少再化疗 6 个周期,以后在无瘤期内亦需每年定期化疗 $1\sim2$ 周期,持续 $2\sim3$ 年。部分已经出现转移的晚期恶性度较高的乳腺恶性淋巴结,全身化疗显得更为重要。一旦发生,化疗药物应选择与一线治疗药物无交叉耐药的,如足叶乙苷(VP-16)、顺铂(PDD)、羟喜树碱(HPT)、大中剂量甲氨蝶呤(MTX)等,或者行自体造血干细胞支持下的大剂量化疗,部分患者能达到二次的临床缓解,延长生存期。

(3)放疗:放疗可于化疗中或 6 周期化疗结束后进行,照射区域通常包括受累乳房胸壁、内乳区、同侧腋窝和锁骨上区,剂量一般认为应大于 45Gy;也有学者认为恶性程度较高的乳腺恶性淋巴瘤容易播散转移至中枢神经系统,安排系统治疗时应考虑中枢神经系统转移的预防性放疗。

(4)分子靶向治疗:美罗华(Mabthera,Rituximab)是一个鼠/人嵌合的单克隆抗体,能特异性的与 B 细胞抗原 CD20 起反应,通过抗体依赖的细胞介导的细胞毒作用、补体依赖的细胞毒作用和凋亡机制清除肿瘤性 B 细胞,并可提高耐药淋巴瘤细胞对细胞毒药物的敏感性。单独治疗复发难治性的 B 细胞性淋巴瘤总有效率 48%,联合 CHOP 方案治疗总有效率可达 94%,其中完全缓解 61%。由于乳腺恶性淋巴瘤大多数为 B 细胞性 NHL,因此美罗华为复发难治的乳腺恶性淋巴瘤带来新的选择,可望提高患者的 5 年生存率和治愈率。

8.预后　早先的文献报道认为乳腺恶性淋巴瘤预后差,其平均生存时间为 36 个月,5 年生存率约 30%~40%。90 年代以后,随着综合治疗的应用,治疗效果明显提高,预后改善明显。近期文献报道其 5 年总生存率及无瘤生存率均为 70%以上。国内王黎明等报道 5 年总生存率为 62.5%,Ⅰ期+Ⅱ期 5 年生存率为 81.8%。乳腺原发性恶性淋巴瘤预后因素尚不明确,一般认为其预后与分期和治疗方式有关,还与病理类型及原发肿块大小有关,结节性比弥漫型预后好,分化好的小细胞型比分化差的大细胞型好,而相关的预后因素有待进一步的研究。

第四章　消化系统肿瘤

第一节　食管癌

我国是世界上食管癌(Esophageal Cancer)发病率和病死率最高的国家。发病率男性明显高于女性。高发年龄为 60～64 岁,而 50～69 岁者占 60%。食管癌的预后极差,5 年生存率为 5%～7%,超过 90% 的诊断病例最终死亡。单独手术 2 年生存率为 25%～30%,5 年生存率仅为 20% 或更低。单独放疗的中位生存时间仅为 6～12 个月,5 年生存率在 10% 左右,局部复发率高达 68%～84%。

一、病理分类

食管肿瘤组织学分类(WHO,2008):①鳞状细胞癌,包括疣状(鳞)癌、基底细胞样鳞状细胞癌、梭形细胞(鳞)癌。②腺癌。③腺鳞癌。④黏液表皮样癌。⑤腺样囊性癌。⑥小细胞癌。⑦未分化癌。⑧类癌。⑨平滑肌肉瘤。⑩横纹肌肉瘤。⑪Kaposi 肉瘤。⑫恶性黑色素瘤。

二、临床分期

1. TNM 分期(UICC&AJCC,2010)

T——原发肿瘤

T_x——原发肿瘤不能评估;

T_0——无原发肿瘤证据;

T_{is}——重度不典型增生*;

T_1——肿瘤侵犯黏膜固有层、黏膜肌层和黏膜下层;

T_{1a}——肿瘤侵及黏膜固有层或黏膜肌层;

T_{1b}——肿瘤侵及黏膜下层;

T_2——肿瘤侵及固有肌层;

T_3——肿瘤侵犯纤维膜;

T_4——肿瘤侵犯邻近结构;

T_{4a}——肿瘤侵及胸膜、心包和横膈;

T_{4b}——肿瘤侵及其他邻近结构,如主动脉、椎体或气管等。

〔注〕* 重度不典型增生,包括所有的非侵袭性肿瘤上皮,之前称为原位癌,但原位癌已不

再用于胃肠道肿瘤的诊断。

N——区域淋巴结

N_x——区域淋巴结转移不能确定；

N_0——无区域淋巴结转移；

N_1——1～2 个区域淋巴结转移；

N_2——3～6 个区域淋巴结转移；

N_3——7 个或 7 个以上区域淋巴结转移。

〔注〕必须将转移淋巴结数目与清扫淋巴结总数一并记录。

M——远处转移

M_0——无远处转移；

M_1——有远处转移。

2.临床分期

0 期	T_{is}	N_0	M_0
Ⅰ A 期	T_1	N_0	M_0
Ⅰ B 期	T_2	N_0	M_0
Ⅱ A 期	T_3	N_0	M_0
Ⅱ B 期	$T_{1\sim2}$	N_1	M_0
Ⅲ A 期	T_{4a}	N_0	M_0
	T_3	N_1	M_0
	$T_{1\sim2}$	N_2	M_0
Ⅲ B 期	T_3	N_2	M_0
Ⅲ C 期	T_{4a}	$N_{1\sim2}$	M_0
	T_{4b}	任何 N	M_0
	任何 T	N_3	M_0
Ⅳ期	任何 T	任何 N	M_1

3.临床病理分期　我国将食管癌分为 0～4 期(见表 4－1)。

表 4－1　我国食管癌的临床病理分期

分期	病变长度	病变范围	转移情况
早期 0 期	不定	限于黏膜层	无淋巴结转移
Ⅰ 期	<3cm	侵及黏膜下层	无淋巴结转移
中期 Ⅱ 期	3～5cm	侵及部分肌层	无淋巴结转移
Ⅲ 期	>5cm	侵及全肌层或有外侵	有局部淋巴结转移
晚期 Ⅳ 期	>5cm	有明显外侵	有远处淋巴结或其他转移

〔注〕食管所属区域淋巴结分组。

1.颈段食管　①斜角肌旁。②颈静脉旁。③上颈区和下颌区。④食管旁。⑤锁骨上区。

2.胸段食管　①上食管旁(奇静脉以上)(上段)。②隆突下(中段)。③下食管旁(奇静脉以下)(下段)。

3.胃食管交界部　①下食管旁(奇静脉以下)。②膈肌旁。③胃左侧。④腹腔。

三、治疗原则

食管癌确诊时,中晚期患者居多,仅 20％能行根治切除术,其余的 80％主要依靠放疗为主的治疗方式,故食管癌仍以手术切除及放射治疗为主。最近的随机临床试验显示术前放化疗(CROSS 研究)和术后放化疗(MAGIC 实验),在很大程度上改善了可切除食管癌患者的生存率。

1.0 期、Ⅰ期　首选手术切除,可在术后给予免疫治疗,不需要术后辅助化疗。

2.Ⅱ期、Ⅲ期　行手术切除,也可先放疗或化疗,或同时放化疗,再争取手术治疗或术后化疗、放疗,以提高切除率和远期疗效。

3.Ⅳ期　患者以化疗和放疗为主,以延长生存期和提高生活质量。

食管下段癌有利于手术切除,上段和中段癌对放疗敏感,但放疗对缩窄型和深溃疡型效果不佳。晚期患者给予化疗和放疗,对缩窄型患者可给腔内近距离放疗、腔内激光治疗或试用电化学治疗。介入治疗亦在进行研究。为缓解吞咽困难症状,也可向腔内放支架。

国内报道大组食管癌手术的 5 年生存率为 24.9％～40.6％。术前放疗被认为生存率有一定提高。单纯放射治疗国内资料的 5 年生存率为 8.4％～16.8％。此外,还可进行腔内放疗和腔内激光治疗。放疗加化疗的合并治疗,可提高局部控制率和生存率。近年来,较多采取术前化疗(新辅助化疗)或术前放化疗,取得一定疗效。

四、综合治疗

1.化疗与放疗的综合治疗　对增强食管癌局部肿瘤的控制和减少远处转移是有益的。

(1)化疗方案的选择:选择对食管癌有效的和对放射线有增敏作用的化疗药物组成联合化疗方案。

(2)放射治疗的剂量和方法。①根治性放疗:用于病变局限,无转移患者,一般总量给60Gy。②姑息性放疗:用于病变较长或已有转移患者,一般总量给 40～50Gy。③分割放疗:将放射剂量分割为两段时间进行,可与化疗相互结合。④加速分割放疗:每次 2Gy,1 日照射2 次(间隔 6～8 小时),短期内给完总量,也可分为两段进行。化疗加放疗比单放疗对食管鳞癌的局部控制和远期疗效为优。

Al－Sarraf M 等(1997)采用化疗加放疗与单放疗比较,放化疗组:化疗给予 DDP 75mg/m²,第 1 天＋5－FU 1000mg/m²,每日 1 次,第 1～4 天,3 周重复,用 2 周期;之后给放疗 DT 50Gy,再给化疗(用药同上)2 个周期,治疗 62 例;单放疗组:放疗 DT 64Gy,治疗 62 例。结果:中位生存期,放化疗组为 14.1 个月,单放疗组为 9.3 个月;5 年生存率,放化疗组为 27％,单放疗组为 0。说明化疗加放疗的生存期明显更长。

2.同期放化疗　化疗与放疗同期进行时,化疗药在发挥其局部和全身抗癌作用的同时,还对放射线有增敏作用。一般选择具有放射增敏作用的药物,并间歇使用,以减轻两者产生相加的毒副作用。常见的毒副作用和并发症有骨髓抑制、胃肠道反应、放射性食管炎、气管炎、肺炎,食管穿孔、食管气管瘘和出血。唐五一和张哲舫等(1997)治疗 174 例中晚期患者,放疗(R)总量 50～70Gy;化疗方案为 PYM(B)每次 10mg,肌内注射,每周 2 次,6 周,总量 120

～160mg;DDP(P)每次20mg,静脉滴注,每周2次,6周,总量240～260mg。放化疗同时进行,随机分为4组:Ⅰ组(R),Ⅱ组(B+R),Ⅲ组(P+R)和Ⅳ组(BP+R),治后吞咽困难症状消失和减轻的有效率分别为56%、68%、89%和93%;客观疗效,食管病变恢复正常和显效的有效率为分别43%、60%、68%和78%;正常+显效+改善的有效率分别为83%、90.5%、90%和98%;无瘤生存率分别为20%、36%、57%和58%;1年生存率分别为38%、57%、71%和65%;局部复发率分别为67%、34%、16%和15%;远处转移率Ⅰ组为16%,Ⅱ、Ⅲ、Ⅳ组为3%。上述结果表明近期疗效,化疗加放疗的三个组均优于单放组,以BP化疗加放疗组的疗效最好;无瘤生存率和1年生存率,Ⅲ、Ⅳ组均高于Ⅰ、Ⅱ组;局部控制率,化放组好于单放组,而以Ⅲ、Ⅳ组更好;远处转移率,化放组也低于单放组。不良反应,Ⅱ、Ⅳ组(含PYM)各有1例合并肺炎。作者认为DDP加放疗为合理而有效的方案。

Santoro A等(1993)采用化疗(5-FU 1000mg/m²,静脉滴注,24小时,第1～4天+DDP 100mg/m²,静脉滴注,第1天,4周重复,用4～5周期),同时分割放疗(30Gy,第1～19天;20Gy,第67～78天,总量50Gy),治疗27例,近期疗效CR 70%,PR 23%,有效率为93%;中位随诊时间为43个月(3.6年),无病生存率为39%,总生存率为47%。Ⅰ期4例均生存,无病生存43个月。有效的25例中,14例Ⅱ个月内复发(局部9例,远处转移5例)。作者认为上段食管癌局限病变(Ⅰ期),支持做化疗加放疗,而避免做食管和喉切除,局部晚期(Ⅲ期)做化疗加放疗,不做手术也有较好疗效,但局部复发率较高。

奥山等(1989)用PV方案化疗(DDP 50mg,静脉滴注,第1、15、29天+VDS 2～3mg,静脉滴注,第1、15、29天,5周重复)同时加放疗(每次2Gy,每周5次,总量40～50Gy),治疗晚期复发患者68例,分为4组:单放组(R)31例、单用DDP组(P)18例、放疗加DDP组(R+P)9例、放疗加DDP+VDS组(R+PV)10例。结果各组的有效率分别为0、11.1%、66.7%和100%;1年生存率为16.3%、10.4%、22.3%和51.4%;2年生存率为3.2%、10.4%、11.2%和0。作者认为放疗加PV化疗的疗效最好。

Buarque EJ等(1993)用MBF化疗(MTX 25mg/m²,静脉注射,第1天+BLM 15mg/m²,静脉注射,每日1次,第2～4天+5-FU 700mg/m²静脉滴注,每日1次,第2～6天,3周重复,用1～3周期)。同时放疗(原发肿瘤60Gy,纵隔40Gy),治疗41例Ⅲ、Ⅳ期患者(无内脏转移),结果CR 16例(39%),PR 18例(44%),有效率为83%,与治疗有关死亡3例,中位生存期全组14个月,CR病例24个月。认为放化疗合并治疗晚期食管癌,MBF为一种有效方案,提高有效率。

Miyata Y等(1998)同时放化疗治疗局部晚期食管癌50例,化疗:DDP 40mg/m²,静脉滴注,第1、8天+5-FU 400mg/m²,连续静脉输注,每日1次,第1～5天,第8～12天,2周重复+放疗(每日2G,15次,用3周),5周重复,总量60Gy。结果CR 17例(34%),PR 26例(52%),有效率为86%,1例与治疗相关死亡,中位生存时间为9个月,1年生存率为43%,3年生存率为22%。

以上资料表明放化疗比单纯放疗的疗效好,生存期能延长。

3.先化疗后放疗　此法可增加化疗药物的剂量和强度,提高抗癌作用,并可减轻两者毒性的重叠,使患者易于耐受。

周际昌等(1991)将患者随机分为两组,放化疗组,先用PPF化疗DDP 50mg/m²,静脉滴注,正规水化、利尿止吐,第1、2天＋PYM 6mg/m²,肌内注射,每周2次,用2周＋5－FU 300mg/m²,静脉滴注,每周2次,用2周,3周为1周期,用2～3周期,之后给予放疗DT 65～75Gy,治疗32例;单放疗组,单用放疗DT 65～75Gy,治疗32例。结果近期疗效、完全缓解率,放化疗组和单放疗组分别为40.6％和21.95％,总有效率为87.5％和81.35％;1年生存率,放化疗组为78.1％(25/32),单放疗组为28.1％(9/32);3年生存率,放化疗组为28.6％(8/28),单放疗组为25.0％(7/28)。随诊3年,放化疗组7例生存,25例死亡;单放疗组1例生存,31例死亡,说明放化疗组的近期完全缓解率和1年生存率均明显优于单放疗组。

al－Sarraf M 等(1997)报道采用化疗加放疗与单放疗做比较研究。放化疗组,化疗(DDP 75mg/m²,第1天＋5－FU 1000mg/m²,每日1次,第1～4天,3周重复,用2周期)→放疗(DT 50Gy)→化疗(DDP 75mg/m²,第1天＋5－FU 1000mg/m²,每日1次,第1～4天,3周重复,用2周期),治疗61例(鳞癌占85％,肿瘤直径≥5cm,占80％);单放疗组,放疗(64Gy),治疗62例(鳞癌占90％,肿瘤直径≥5cm,占90％)。结果放化疗组中位生存时间为14.1个月,单放疗组为9.3个月;放化疗组的5年生存率为27％,单放疗组为0。全身不良反应(恶心、呕吐、肾功能异常和骨髓抑制)放化疗组较多,局部不良反应两组相似。该作者在另一组报道69例,用同样放化疗治疗结果,中位生存期为17.2个月,3年生存率为30％。认为对局部晚期食管癌采用DDP＋5－FU＋放疗(50Gy)方案比标准单独放疗方法为好。

4.术前化疗及术前放化疗　作用在于:①缩小肿瘤大小和范围,以改善切除的可能性。②早期治疗微小转移灶。③术前疗效评价为术后治疗效果和治疗选择提供依据。对局部晚期患者,术前给予化疗和放疗,可提高手术切除率,加强局部控制和消灭微小转移灶,以提高生存率。但要缩短化疗用药时间,减少放射剂量(一般总量给30Gy左右),以减少手术并发症。

Bidli 等(1990)术前放化疗,用PF化疗(5－FU 1000mg/m²,静脉滴注24小时,第1～4天,第29～32天＋DDP 100mg/m²,静脉滴注,第1、29天)同时放疗(每次2Gy,每周5次,用2周,总量30Gy),治疗34例,其中Ⅱ期15例,Ⅲ期19例。近期有效率为79％(27/34),21例CR病例中,6例病理CR,Ⅱ期有效率为87％(13/15),Ⅲ期有效率为74％(14/19)。结果支持对局部晚期食管癌患者做术前化疗加放疗。

Griso C 等(1998)报道无转移的胸段食管鳞癌111例给予术前放化疗同时进行,化疗用DDP 100mg/m²,静脉滴注,第1、29天＋5－FU 1000mg/m²,连续静脉输注,每日1次,第1～4天,第29～32天＋放疗第1～21天,总量30Gy。完成治疗101例,行手术患者87例,切除率为91％(79/87),根治性切除48例。结果全组2年生存率为30％,5年生存率为16％,中位生存期为14个月。病理有效率为41％(36/87),病理亚组的5年生存率:T₀为35％,T₁为40％,T₂为24％,T₃为10.5％,T₄为0。T₀、T₁和显微镜下有癌残留患者的2年和5年生存率分别为49％和33％,其余病例分别为28％和7％(P＝0.006),认为此种多手段治疗是可行的,其有效率和生存率均较高。

Kang 等(1992)报道术前加速分割放疗加化疗,用PF化疗(DDP 100mg/m²,静脉滴注,第1天＋5－FU 1000mg/m²,静脉滴注,24小时,第1～5天/2周,1周期,DDP 60mg/m²,静脉滴注,第1天＋5－FU 800mg/m²,静脉滴注,24小时,第1～5天/2周,1～2周期),同时放疗(2Gy,1天2次,每周5次,2周＋2Gy每日1次,1周5次,1周,总量40～50Gy),治疗15

例,5例用2周期化疗加放疗,10例用3周期化疗加放疗。结果近期有效率为93%(14/15),中位随诊时间为18.6个月(7~29个月),无病生存率为47%(7/15)。作者认为本组局部控制率较好,患者一般可耐受,因后期放疗反应,以后改为1.7Gy,每日2次。另一项随机实验的长期结果显示,术前放化疗,用依托泊苷和顺铂较单纯手术者显著改善食管鳞癌患者的OS和DFS,5年生存率分别为26%和17%。

Sjoquist KM等(2011)进行的一项Meta分析纳入1854例患者,12项随机试验用于比较术前放化疗和单纯手术的疗效。显示可切除食管腺癌患者可以获益于术前放化疗。在另一项Ⅱ期临床随机研究中,对于可切除的食管和食管胃连接处的患者,术前行放疗加顺铂和氟尿嘧啶化疗的方案并不比单纯术前化疗的效果好,术前化疗和术前放化疗的无进展生存期分别为26个月和14个月(P=0.37),总生存期为32个月和30个月(P=0.83)。然而HRR为31%和8%(P=0.01)和R1切除率为0和11%(P=0.04),显示术前放化疗的优越性。然而其远期效果尚需进一步有说服力的随机研究和探讨证实。

5.术后放化疗 具有标志性的组间实验SWOG 9008/INT-0116研究,术后给予放化疗对可切除的胃或食管胃交界处肿瘤患者的生存影响。在这项实验中,556例患者(20%患者为食管胃交界处肿瘤)被随机分为术后放化疗组(281例)和单纯手术组(275例),结果显示术后放化疗组改善中位OS分别为36个月和27个月(P=0.005),RFS率为48%和31%,同时也显著降低了局部治疗的失败率(19%和29%),由此可将术后放化疗作为未接受术前治疗的完全切除的胃肿瘤患者的标准治疗。而最近的回顾性分析显示术后放化疗也会使出现淋巴结转移的食管胃交界处腺癌患者在没有接受新辅助化疗的前提下,有效切除后的DFS有所改善。

五、肿瘤内科治疗

1.单药化疗 有效的药物有DDP、BLM、PYM、MMC、5-FU、MTX、VDS、VP-16、NVB、CBP、CPT-11等,有效率20%左右,缓解期2~5个月。

2.联合化疗 目前多用联合化疗,其疗效较单一用药好,缓解期有所延长。DDP引入联合化疗后疗效有一定提高,有效率为30%~50%。以顺铂为主的联合化疗方案,还有紫杉类加铂类、依立替康加顺铂的联合化疗、非顺铂为主的联合化疗方案、化疗合并生物反应调节剂等。还有报道紫杉醇(PTX)和长春瑞滨(NVB)对食管癌也有效。Ajani JA等(1994)用紫杉醇治疗食管鳞癌和腺癌50例,227疗程,紫杉醇$250mg/m^2$,静脉滴注24小时,21天为1个疗程,结果有效率为32%,其中腺癌32例,有效率为34%;鳞癌18例,有效率为28%,中位缓解期为17周,中位生存期为13.2个月。

3.靶向药物治疗 曲妥珠单抗。Cutsem EV等(2009)进行的前瞻性、多中心的Ⅲ期临床实验,对HER-2阳性的胃和胃食管交界处腺癌594例,随机分为曲妥珠单抗联合顺铂和氟尿嘧啶/卡培他滨方案组和单用化疗组(顺铂和氟尿嘧啶/卡培他滨方案组),3周为1周期,用6周期。以后给予曲妥珠单抗单药维持用至疾病进展。结果总有效率分别为47.3%和34.5%,中位无进展生存时间为6.7个月和5.5个月,中位总生存期为13.5个月和11.1个月。显示曲妥珠单抗联合化疗用于对HER-2阳性的胃和胃食管交界处腺癌可提高有效率和使患者生存期延长。

六、化疗方案

1. PF 方案一　治疗食管癌的标准一线方案。

DDP　100mg/m² 静脉滴注,第 1 天(正规水化、利尿);

5-FU 1000mg/m² 静脉滴注,每日 1 次,第 1~5 天;

28 天为 1 周期,3~4 周期为 1 个疗程。

疗效:有效率为 47%~66%,中位生存时间为 7~8 个月。

2. PF 方案二

DDP 20mg/m² 静脉滴注,每日 1 次,第 1~5 天;

5-FU 1000mg/m² 静脉滴注 8 小时以上或连续滴注 120 小时,第 1~5 天;

28 天为 1 周期,3 周期为 1 个疗程。

疗效:MD Anderson 肿瘤中心曾给予 34 例食管鳞癌患者 6 个周期的 PF 方案化疗,有效率为 66%,中位生存期为 28 个月。

3. TP 两周方案

PTX 90mg/m² 静脉滴注 3 小时,第 1 天;

DDP 50mg/m² 静脉滴注,第 1 天(正规水化、利尿);

14 天为 1 周期,6 周期为 1 个疗程。

疗效:Polee MB 等(2002)治疗晚期食管、贲门癌 51 例,可评价疗效 51 例,结果 22 例有效(43%),22 例稳定(43%),7 例进展(14%)。中位缓解期为 8 个月。

4. TP 三周方案

PTX 200mg/m² 静脉滴注 3 小时,第 1 天;

DDP 75~80mg/m² 静脉滴注,第 1 天(正规水化、利尿);

21 天为 1 周期,6 周期为 1 个疗程。

疗效:西班牙胃肠道研究组(2000)在治疗局部晚期食管癌 29 例,结果 12 例有效(41.4%),11 例病情稳定(37.9%),仅 6 例进展(20.7%)。

5. TCF 方案

PTX 175mg/m² 静脉滴注 3 小时,第 1 天;

DDP 20mg/m² 静脉滴注,每日 1 次,第 1~5 天;

5-FU 750mg/m² 连续静脉输注 24 小时,每日 1 次,第 1~5 天;

28 天为 1 周期,3 周期为 1 个疗程。

疗效:Ilson DH 等(1998)应用 TCF 方案治疗初治的,有可测量病灶的晚期或转移性食管癌患者 60 例,结果有效率为 48%,中位缓解期为 5.7 个月,中位生存期为 10.8 个月。

6. GP 方案

GEM 800mg/m² 静脉滴注,第 1、8、15 天;

DDP 100mg/m² 静脉滴注,第 15 天(正规水化、利尿);

28 天为 1 周期。

疗效:Chansky K 等(2001)报道由西南肿瘤组(SWOG)设计的 GP 方案,治疗转移和复发的食管腺癌和鳞癌,结果中位生存时间为 7.2 个月,3 个月生存率为 81%,1 年生存率为 20%。

7.PBF 方案

DDP 50mg/m² 静脉滴注,4 周重复(正规水化、利尿);

BLM 20mg/m² 静脉滴注,2 周重复;

5—FU 330mg/m² 静脉滴注,每日 1 次,第 1～5 天,第 15～19 天;

21 天为 1 周期,3 周期为 1 个疗程。

疗效:Nakanura 等(1990)治疗晚期不能手术的食管鳞癌 12 例,CR 1 例、PR 8 例,有效率为 75%,中数生存时间,有效者为 46.1 周,无效者为 17.9 周。

第二节　胃癌及贲门癌

胃癌(Gastric Cancer)是世界上最常见的恶性肿瘤之一,近 70 年来在全球范围呈下降趋势,其发病率及病死率居恶性肿瘤第 3 位。胃癌的流行病学有明显的地理差别,约 56% 的胃癌患者分布在亚洲地区,其中以中国和日本尤为高发。在我国胃癌的发病率与病死率有明显的地区和城乡差异,农村发病率高于城市,发病部位以胃窦为主,远端胃癌发病率下降,但贲门癌(或食管胃结合部癌)的发病率仍在上升;弥漫型和低分化癌比例增加。胃癌的危险因素包括幽门螺杆菌感染、吸烟、高盐饮食和其他饮食因素。

一、病理分类

胃肿瘤组织学分类(WHO,2008)。

腺癌,包括肠型、弥漫型;乳头状腺癌;管状腺癌;黏液腺癌;印戒细胞癌;腺鳞癌;鳞状细胞癌;小细胞癌;未分化癌;类癌(高分化神经内分泌肿瘤);平滑肌肉瘤;恶性胃肠间质瘤;Kaposi 肉瘤。

二、临床分期

1.TNM 分期(AJCC,第 7 版,2010)

T——原发肿瘤

T_x——原发肿瘤不能评估;

T_0——无原发肿瘤的证据;

T_{is}——原位癌:上皮内肿瘤,未侵及黏膜固有层;

T_1——侵及黏膜固有层、黏膜肌层或黏膜下层;

T_{1a}——侵及固有层或黏膜肌层;

T_{1b}——侵及黏膜下层;

T_2——侵及黏膜固有肌层[1];

T_3——侵透浆膜下结缔组织,而尚未侵及脏层腹膜或邻近结构[2][3];

T_4——侵及浆膜(脏层腹膜)或邻近结构[2][3]；

T_{4a}——侵及浆膜(脏层腹膜)；

T_{4b}——侵及邻近结构。

〔注〕[1]肿瘤可以穿透固有肌层至胃结肠韧带或肝胃韧带或大小网膜,但没有穿透这些结构的脏层腹膜。这种情况下,原发肿瘤的分期为 T_3。如果肿瘤穿透覆盖胃韧带或网膜的脏层腹膜,则应被分为 T_4。

[2]胃的邻近结构包括脾脏、横结肠、肝、膈肌、胰腺、腹壁、肾上腺、肾、小肠和腹膜后脏器。

[3]经胃壁内扩展至食管或十二指肠的肿瘤分期取决于包括胃在内的这些部位侵犯的最大深度来判断。

N——区域淋巴结

N_x——区域淋巴结不能评价；

N_0——无区域淋巴结转移[1]；

N_1——1～2 个区域淋巴结转移；

N_2——3～6 个区域淋巴结转移；

N_3——7 个或 7 个以上区域淋巴结转移；

N_{3a}——7～15 个区域淋巴结转移；

N_{3b}——16 个或 16 个以上区域淋巴结转移。

〔注〕[1]所有被检查的淋巴结均为阴性,不论被切除和检查的淋巴结数目有多少。

M——远处转移

M_0——无远处转移；

M_1——有远处转移。

G——组织学分级

G_x——分级无法评估；

G_1——高分化；

G_2——中分化；

G_3——低分化；

G_4——未分化。

2.临床分期

0 期	T_{is}	N_0	M_0
ⅠA 期	T_1	N_0	M_0
ⅠB 期	T_2	N_0	M_0
	T_1	N_1	M_0
ⅡA 期	T_3	N_0	M_0
	T_2	N_1	M_0
	T_1	N_2	M_0

（续表）

ⅡB期	T_{4a}	N_0	M_0
	T_3	N_1	M_0
	T_2	N_2	M_0
	T_1	N_3	M_0
ⅢA期	T_{4a}	N_1	M_0
	T_3	N_2	M_0
	T_2	N_3	M_0
ⅢB期	T_{4b}	N_0	M_0
	T_{4b}	N_1	M_0
	T_{4a}	N_2	M_0
	T_3	N_3	M_0
ⅢC期	T_{4b}	N_2	M_0
	T_{4b}	N_3	M_0
	T_{4a}	N_3	M_0
Ⅳ期	任何 T	任何 N	M_1

三、治疗原则

胃癌（Gastric Carcinoma）及贲门癌（Carcinoma of Gastric Cardia），也称食管胃结合部癌（Esophagogastric Junction Adenocarcinoma, Gastroesophageal Junction Adenocarcinoma）。

T_{is} 或者 T_{1a}、N_0 期病例：行内镜下黏膜切除术（EMR）或手术治疗。

T_{1b} 病例：手术治疗。

T_2 或 T_2 以上、N＋病例：手术或术前化疗或术前放化疗。对于肿瘤无法切除，但 M_0 的患者推荐局部放疗＋氟尿嘧啶类（5－FU、卡培他滨）或紫杉类为基础的放疗增敏剂。

M_1 期病例：姑息治疗。以全身化疗为主的综合治疗是治疗晚期胃癌的重要方法。

目前，胃癌手术治疗的 5 年生存率：ⅠA 期为 78％，ⅠB 期为 58％，Ⅱ期为 34％，ⅢA 期为 20％，ⅢB 期为 8％，Ⅳ期为 7％。

四、综合治疗

参考 2011 年 NCCN 指南（2011）。

1. 手术治疗　胃癌早期以手术切除为主，手术主要目的是为了达到 R0 切除（切缘阴性的完全切除），然而只有 50％ 的患者能够在首次手术时获得 R0 切除。在东亚，胃切除联合 D2 淋巴结清扫术是可根治性胃癌的标准治疗方法。

（1）可切除肿瘤：①T_{is} 或局限于黏膜层（T_{1a}）的肿瘤可考虑内镜下黏膜切除术。②T_{1b}～T_3 肿瘤，应切除足够的胃，一般距肿瘤边缘≥5cm。行远端胃切除术、胃次全切除术或全胃切除术。③T_4 肿瘤，需将累及组织整块切除。④胃切除术需包括区域淋巴结清扫（D1），推荐行

D2 式手术,至少切除/检查 15 个淋巴结。⑤常规或预防性脾切除并无必要,当脾或脾门处受累时可考虑行脾切除术。⑥部分患者可考虑胃造口术和(或)放置空肠营养管,尤其是进行术后放化疗时。

(2)无法切除肿瘤:对于局部晚期(影像学检查高度怀疑或经活检证实的 3 或 4 级淋巴结转移,或侵犯包绕主要大血管)和远处转移或腹膜种植患者,行姑息治疗。①可切除部分胃,即使切缘阳性也可切除。②不需进行淋巴结清扫。③连接近端胃的胃空肠吻合旁路手术可能有助于缓解梗阻症状。④胃造口术和(或)放置空肠营养管。

2.放射治疗   不论术前放疗、术后辅助放疗或者姑息性放疗均为胃癌治疗中的一部分。术前诱导化疗序贯放化疗可以获得明显的病理学缓解,使患者生存期延长,并有机会接受手术切除。有报道显示,术前同步放化疗与术前化疗相比使 3 年生存率由 27.7% 提高至 47.4%。D0/D1 术后患者应采用术后放化疗,D2 术后辅助放化疗是否有益,有待学者探讨。

(1)无法切除的胃癌:单用中等剂量外照射放疗(45~50.4Gy)作为无法切除的局灶性胃癌的姑息性治疗的效果很小,不能提高生存率。然而,当与 5-FU 联合使用时,中等剂量外照射放疗可以提高生存率。Moertel C 等(1969)对 5-FU 联合放疗与单独放疗无法切除的局灶性胃癌进行比较,结果显示中位生存期,5-FU 联合放疗组为 13 个月,单独放疗组为 6 个月;5 年生存率,5-FU 联合放疗组为 12%,单独放疗组为 0%,说明 5-FU 联合放疗比单独放疗的生存期和 5 年生存率有显著提高。一些新类型药物多具有放射增敏性,与放疗合并使用可进一步研究。

(2)可手术的胃癌:有报道对贲门癌术前辅助放疗可改善远期生存,但对远端胃癌术前放疗或放化疗是否获益仍有争议。术前诱导化疗继之放化疗可产生明显的病理缓解和延长生存时间(Ajani JA 等,2004,2005,2006)。

(3)术前放化疗:外照射 45Gy,同时持续静脉滴注 5-FU,随后行手术,并在术中放疗(10Gy)可增加缓解率。对于局部胃癌围手术期放化疗也可作为另一种标准治疗方法。数据研究显示,术前诱导化疗继以放化疗可以获得病理学明显缓解,使患者的生存期延长。Stahl M 等(2009)进行Ⅲ期临床研究,在 119 例局部晚期胃食管结合部腺癌患者中使用相同的方案(顺铂、氟尿嘧啶和亚叶酸钙)比较术前化疗和同步放化疗的疗效。局部晚期的食管下段或胃食管结合部腺癌患者被随机分为两组:化疗序贯手术组(A 组)或化疗序贯同步放化疗序贯手术组(B 组)。结果显示,B 组在术后经病理检查获得病理学完全缓解(15.6% 对 2.0%)和淋巴结阴性(64.4% 对 37.7%)的比例显著较高。术前同步放化疗使得 3 年生存率也有所提高。目前,术前同步放化疗的临床价值仍不清楚,有待进行更大规模的前瞻性临床试验加以明确。

(4)术后放化疗:推荐用 5-FU 或卡培他滨加放疗(1 类)。每月静脉化疗 5-FU+CF 给 1 周期,共 5 周期,同时于第 2、3 周期同步放疗 45Gy,可明显降低复发率和延长生存期。

五、肿瘤内科治疗

NCCN 指南(2010)(意见)。

1.围手术期化疗   Cynningham D 等(2006)术前化疗Ⅲ期临床试验,随机分为 2 组。①围手术期化疗组:术前和术后化疗,采用 ECF(EPI+DDP+5-FU)方案,治疗 250 例。②单手术组：治疗 253 例。其中胃癌为 74％，低位食管癌 14％，贲门癌 11％。结果 5 年生存率，围手术期化疗组为 36％，单手术组为 23％。ECF 方案围手术期化疗可显著延长可手术的胃癌和低位食管癌的无进展生存期和总生存期。ECF 方案作为术前和术后辅助化疗方案已基本得到共识。术前化疗推荐用 ECF 方案（1 类）。术前 ECF 方案 3 周期，术后 ECF 方案 3 周期。

2. 术后化疗　对于术前进行了 ECF 方案新辅助化疗的患者，术后推荐按照 MAGIC 研究流程仍然进行 3 个周期 ECF 辅助化疗，但对术前未接受 ECF 新辅助化疗的患者，术后是否应接受辅助化疗仍存在争议。2008 年荟萃分析显示与单独手术相比，术后进行辅助化疗的 3 年生存率、无进展生存期和复发率，均有改善趋势。2009 年关于胃癌 D1 以上根治术后辅助化疗的荟萃分析结果显示，术后辅助化疗较单独手术可以降低 22％的死亡风险，故对于术前未接受 ECF 或其改良方案新辅助化疗的Ⅱ或Ⅲ期患者，中国专家组认为术后仍应接受辅助化疗。Sasako M 等（2007）ACTS－GC 研究的Ⅲ期临床试验，入组 1059 例 D2 根治术后的ⅢA 期和ⅢB 期胃癌患者，术后随机入 S－1 单药口服组和单纯手术组，中期总结结果，3 年生存率，S－1 单药口服组 80.1％，单纯手术组 70.1％，证明 S－1 单药口服组的 3 年生存率较单纯手术组明显提高。术后化疗推荐用 ECF 方案（1 类）。术后放化疗推荐用 5－FU 或卡培他滨加放疗（1 类）。

3. 晚期或转移性胃癌的化疗　单药有效的药物有 5－FU、MMC、VP－16 和 DDP，有效率为 10％～20％。几种新药及其联合方案显示对晚期胃癌有效，如 PTX、TXT、CPT－11、EPI、OXA、口服 VP－16 和 UFT。联合化疗方案有 FAM、FAMTX（5－FU＋ADM＋MTX＋CF 解救）、ECF（EPI＋DDP＋5－FU）、EFL（VP－16＋CF＋5－FU），相对 FAMTX 和 MCF 方案而言，ECF 方案的中位生存期和生活质量均有改善，然而尚无标准治疗方案。

在单药组和随机临床试验中，对依立替康单药或者联合治疗进行广泛研究。Dank M 等（2008）随机Ⅲ期研究显示，依立替康联合 5－FU/亚叶酸治疗晚期胃或胃食管结合部腺癌的无进展生存期非劣效于顺铂联合 5－FU 持续输注，并且前者的耐受性更好。因此，不能采用含铂化疗方案治疗时，可将包括依立替康的方案作为替代，但是依立替康仍然推荐在一线治疗失败后使用。Moheler 等在转移性胃或胃食管腺癌患者中比较卡培他滨＋依立替康或顺铂的疗效，结果显示依立替康组的中位总生存期有改善的趋势。

改良方案，如以多西他赛为基础的两药方案有 DC（TXT＋DDP）方案和 DF（TXT＋5－FU）方案，或以卡培他滨或奥沙利铂替代 5－FU 或 DDP，或改变给药方法为每周给药。初步显示上述改良方案较 DCF 方案的不良反应明显降低，生存期似有延长趋势，但疗效无明显差异。V325 研究组随机多中心Ⅲ期临床研究，445 例晚期胃癌分为 2 组：①DCF 组（TXT＋DDP＋5－FU，3 周重复）。②CF 组（DDP＋5－FU）组。结果：进展时间，DCF 组为 5.6 个月，CF 组为 3.7 个月；2 年生存率，DCF 组为 18％，CF 组为 9％；中位生存期，DCF 组为 9.2 个月，CF 组为 8.6 个月（P＝0.02），说明 DCF 组的生存期比 CF 组明显延长（Van Cutsem E 等，2006）。2006 年 FDA 已批准 DCF 方案用于治疗既往未经化疗的晚期胃癌。对 PF 方案和 DF 方案进行比较，结果显示两种方案的疗效相似，但前者的耐受性和生活质量似乎更佳，提示紫杉醇可替代多西他赛。REAL－2 试验的Ⅲ期临床研究，比较卡培他滨和氟尿嘧啶以及奥沙利铂和顺铂治疗晚期胃癌和食管癌。Cunningham D 等（2006）REAL－2 试验，入组 1003 例食管癌、贲门癌和胃癌包括腺癌、鳞癌或未分化癌，随机分为 ECF（EPI＋DDP＋5－

FU)、EOF(EPI＋OXA＋5－FU)、ECX(EPI＋DDP＋卡培他滨)、EOX(EPI＋OXA＋卡培他滨)方案4组,中位随机17.1个月。结果显示,有效率方面,ECF方案为41%,EOF方案为42%,ECX方案为46%,EOX方案为48%,4组间无明显差别,在治疗胃癌和食管癌时,卡培他滨不比5－FU差,奥沙利铂也不比顺铂差。ML17032试验用卡培他滨/顺铂(XP)方案和卡培他滨/氟尿嘧啶(XF)方案治疗既往未治疗的胃癌,结果显示,有效率方面,XP方案为41%,XF方案为29%;总生存期,XP方案为10.5个月,XF方案为9.3个月;中位无进展时间,XP方案为5.6个月,XF方案为5.0个月,说明卡培他滨不比氟尿嘧啶差(Kang Y等,2006)。

4.靶向药物联合化疗治疗晚期胃癌

(1)贝伐珠单抗:Shah MA等(2006)采用贝伐珠单抗联合伊立替康和顺铂治疗晚期胃癌和贲门癌有效,进展期为8.3个月,中位生存期为12.3个月,该方案不良反应有肠穿孔、高血压和血栓栓塞。贝伐珠单抗联合伊立替康和顺铂方案正在进行Ⅲ期试验。

Kang Y等(2010)进行Ⅲ期随机研究,对进展期胃癌774例一线治疗,随机分为贝伐珠单抗联合Cape或5－FU＋DDP组和单用化疗(同前)加安慰剂组,其中Cape、贝伐珠单抗和安慰剂用至疾病进展,DDP最少用6周期,总有效率分别为46%和37%,无进展生存时间分别为6.7个月和5.3个月,总生存期分别为12.1个月和10.1个月(总生存期未达终点),显示贝伐珠单抗加化疗对于进展期胃癌可提高疗效和延长生存期。

(2)曲妥珠单抗:Bang等(2009)在ASCO会议报道584例HER－2阳性胃癌,随机分为2组:XFC＋T组(5－FU/xeloda＋DDP＋曲妥珠单抗)和XFC组(5－FU/xeloda＋DDP)。结果总有效率分别为XFG＋T组47.3%和XFC组34.5%(P=0.0017),中位无进展时间分别为6.7个月和5.5个月(P=0.0002)。显示曲妥珠单抗加化疗可使HER－2阳性胃癌患者的死亡风险降低26%,中位生存期延长近3个月(13.8个月和11.1个月)。曲妥珠单抗加化疗成为治疗HER－2阳性晚期胃癌的新选择。

(3)西妥昔单抗:Kanzler S等(2009)对HER－2(＋)初治的晚期胃癌49例,用西妥昔单抗联合IRI＋5－FU＋CF化疗。结果CR 2例,PR 19例,SD 15例,PD 13例,总有效率为43%,疾病控制率为73%,中位无进展时间为8.5个月,总生存期为16.6个月。提示加用西妥昔单抗对晚期胃癌有效。

(4)其他靶向药:尼妥珠单抗、马妥珠单抗、帕尼单抗、索拉非尼和舒尼替尼等联合化疗也报道显示有效。

六、化疗方案

NCCN指南对晚期胃癌治疗的推荐方案。1类:DCF方案(TXT＋DDP＋5－FU);ECF方案(EPI＋DDP＋5－FU)。2B类:IP方案(CPT－11＋DDP);IF方案(CPT－11＋5－FU)(5－FU或卡培他滨);OXF/X方案(OXA＋5－FU/卡培他滨);DCF改良方案,如PF,DF,DX,PX方案。贲门癌可参考使用。FAM方案:综合文献资料,共治疗520例,有效率为33%(17%～56%),中位生存期为5.5～7.2个月。FAM方案现多为其他方案取代,已较少使用。

1. ECF(FAP)方案

EPT 50mg/m² 静脉滴注,第 1 天;

DDP 60mg/m² 静脉滴注,第 1 天;

5－FU 200mg/m² 静脉滴注 24h,每日 1 次,第 1~21 天,

21 天为 1 周期。

Leichman L 等(1991)综合文献资料,共治疗 194 例,CR 14 例,PR 59 例,有效率为 38%(20%~71%),中位缓解期为 6~9.2 个月,中位生存期为 6~12 个月。

Waters JS 等(1999)随机比较 ECF(FAP)方案(EPI＋DDP＋5－FU 连续静脉输注)与 FAMTX 方案(5－FU＋ADM＋MTX),对既往未治的晚期胃癌 274 例,评价疗效病例 237 例。结果:ECF 方案组(121 例)和 FAMTX 方案组(116 例)的完全缓解率分别为 8%(10 例)和 2%(2 例);部分缓解率为 38%(46 例)和 19%(22 例);稳定率为 21%(25 例)和 21%(24 例);进展率为 19%(23 例)和 37%(43 例),未评价病例为 17 例和 25 例,总有效率:ECF 方案为 46%(95%CI,37%~55%),FAMTX 方案为 21%(95%CI,13%~28%)(P＝0.00003)。中位生存期:ECF 方案为 7.8 个月,FAMTX 方案为 6.1 个月(P＝0.0005)。2 年生存率:ECF 方案为 14%(95%CI,8%~20%),FAMTX 方案为 5%(95%CI,2%~10%)(P＝0.03),说明 ECF 方案的近期和远期疗效好。

2. DCF(DFP)方案　优于 DC 方案的二线方案。

DTX 75mg/m² 静脉滴注,第 1 天;

DDP 75mg/m² 静脉滴注,第 1 天(正规水化、利尿);

5－FU 750mg/m² 静脉滴注 24 小时,第 1~5 天;

21 天为 1 周期。

Ajani JA 和 Cutsem EV 等(2003)进行的Ⅲ期临床中期阶段性分析,DCF 方案入组 111 例,结果 CR 为 2.7%,PR 为 36.0%,RR 为 38.7%,NC 为 30.6%,PD 为 17.1%,未评价为 13.5%。

3. TCF(TFP)方案　治疗复发性、转移性或局部不能切除晚期胃癌的二线方案。

PTX 175mg/m² 静脉滴注,第 1 天;

DDP 20mg/m² 静脉滴注,每天 1 次,第 1~5 天;

5－FU 750mg/m² 静脉滴注 24 小时,第 1~5 天,

28 天为 1 周期。

Kim YH 等(1999)在 41 例可评价病例中,CR 4 例,PR 17 例,有效率为 51%,中位缓解期为 17 周,中位生存期为 26 周。

4. DC(DP)方案　此为二线方案。

DTX 75~85mg/m² 静脉滴注,第 1 天;

DDP 75mg/m² 静脉滴注,第 1 天(正规水化、利尿),

28 天为 1 周期。

近年有关 DC 方案的Ⅱ期研究文献显示有效率在 36%~56%,Ⅲ期研究显示有效率为 35%。

5.ELF 方案　适用于 65 岁以上的老年人或不适合使用阿霉素类药物治疗的转移性胃癌。

VP—16 120mg/m² 静脉滴注,每日 1 次,第 1~3 天;

CF 300mg/m² 静脉滴注,每日 1 次,第 1~3 天;

5—FU 500mg/m² 静脉滴注,每日 1 次,第 1~3 天,

21~28 天为 1 周期。

有效率为 31.7%~52%,中位生存时间为 8~12 个月。Wilke H 等(1990)综合文献资料用 ELF 方案治疗 51 例,CR 6 例,PR 21 例,有效率为 53%,中位缓解期为 9.5 个月(3~16 个月),中位生存期为 11 个月(0.5~26 个月)。

6.LEFP 方案(ELFP 方案)

EPI 35mg/m² 静脉滴注,每周 1 次;

DDP 40mg/m² 静脉滴注,每周 1 次(适当水化、利尿);

CF 250mg/m² 静脉滴注,每周 1 次;

5—FU 500m6/m² 静脉滴注,每周 1 次;

4 周为 1 周期。

以上用完药次日给 G—CSF 5μg/kg,皮下注射,每日 1 次,共 5 次。有效率 62%,中位生存期 11 个月。

7.EAP 方案

ADM 20mg/m² 静脉注射,第 1、7 天;

DDP 40mg/m² 静脉滴注,第 2、8 天(适当水化、利尿);

VP—16 120mg/m² 静脉滴注,第 4、5、6 天,

28 天为 1 周期,3 周期为 1 个疗程。

中国医学科学院肿瘤医院报道(2000),应用 EAP 方案治疗晚期胃癌 44 例,有效率为 54%。但尽管在化疗停止 48 小时后给予 G—CSF 支持,Ⅲ~Ⅳ度骨髓抑制仍然达到 34%,该方案毒性较明显。

8.FOLFOX4 方案　可作为晚期或转移性胃癌的二线方案或救援性方案使用。

L—OHP 85~100mg/m² 静脉滴注 2 小时,第 1 天;

CF 200mg/m² 静脉滴注 2 小时,每日 1 次,第 1,2 天;

5—FU 400mg/m² 静脉冲入,每日 1 次,第 1,2 天;

5—FU 600mg/m² 连续静脉输注 22 小时,第 1,2 天,

14 天为 1 周期。

Artru P,Chao Y 等(2002)进行的Ⅱ期临床研究,118 例可评价病例,有效率在 42.5%~5.2%,TTP 为 5~6 个月,MST 为 8~8.5 个月。

9.FAB 方案

5—FU 600mg/m² 静脉滴注,第 1、8 天;

ADM 30mg/m² 静脉冲入,第 1 天;

BCNU 100mg/m² 静脉滴注,第 1 天(8 周重复),

4 周为 1 周期。

综合文献资料,共治疗 146 例,有效率为 42%,中位生存期为 5.5～12 个月。Levi 等 (1979)用 5－FU 600mg/m² 静脉滴注,第 1、8 天＋ADM 30mg/m² 静脉注射,第 1 天(4 周重复)＋BCNU 100mg/m² 静脉注射,第 1 天(8 周重复),治疗 35 例,CR 2 例,PR 16 例,有效率为 51.4%。

第三节　结直肠癌

结直肠癌(colorectal cancer,CRC)是临床常见的恶性肿瘤,近年来,随着我国人民生活水平的不断提高,饮食习惯和饮食结构的改变以及人口老龄化,结直肠癌的发病率和死亡率均保持上升趋势。其中,结肠癌的发病率上升尤为显著。据 2013 年中国肿瘤登记年报统计结果,我国结直肠癌发病率居男性恶性肿瘤的第五位,女性第三位,死亡率 10.17/10 万(男)、7.64/10 万(女),位于恶性肿瘤致死原因的第五位。流行病学方面,中国人结直肠癌与西方人比较有 3 个特点:①直肠癌比结肠癌发病率高,比例为(1.2∶1)～(1.5∶1)。②中低位直肠癌占直肠癌的比例高,约为 70%,因此大多数直肠癌可在直肠指诊时触及。③青年人(<30 岁)比例较高,占 12%～15%。近二十多年来,在北京、上海等大城市,结肠癌发病率有赶超直肠癌的趋势。

结肠癌根治性切除术后 5 年生存率一般为 60%～80%,直肠癌为 50%～70%。TNM Ⅰ期患者根治性切除术后的 5 年生存率可达 90% 以上,而Ⅳ期的患者小于 5%。

一、病因

尚不十分清楚病因,目前认为,结直肠癌的发生发展是一个多步骤、多阶段及多基因参与的细胞遗传性疾病,可能与下列因素有关:

1. 饮食与致癌物质　统计资料表明,结直肠癌发病率高的国家,其人均动物蛋白质、动物脂肪的消费量大,与结直肠癌呈正相关。高脂、高蛋白食物能使粪便中甲基胆蒽物质增多,动物实验已表明甲基胆蒽可诱发结直肠癌。纤维饮食与结直肠癌的发病率也有密切关系,高纤维饮食的摄入可增加粪便的体积重量,使得粪便通过肠道速度加快,减少肠道中有害物质的形成及活性,缩短致癌物质与肠黏膜的接触时间,从而降低其致癌的危险性。

肉类、鱼类食物高温烹调产生的热解物中含有多种能诱发大鼠结直肠癌的诱变剂和致癌物质。过多摄入腌制食品亦增加了患结直肠癌的风险,而葱蒜类食品能对肿瘤的生长起到抑制作用。流行病学研究发现,人群中微量元素、矿物质、钙和维生素 D 摄入量与结直肠癌发病呈负相关。

2. 结直肠的慢性炎症　如溃疡性结肠炎、血吸虫病使肠黏膜反复破坏和修复而癌变。

3. 遗传因素　结直肠癌是一类遗传学背景比较突出的恶性肿瘤,10%～15% 的结直肠癌患者为遗传性结直肠肿瘤,属于常染色体显性遗传病,常见的有家族性腺瘤性息肉病(FAP)和遗传性非息肉病性结直肠癌(HNPCC)。FAP 多通过染色体不稳定途径的机制发病,而HPNCC 则为错配修复基因突变引起,其中大部分与 MSH2 及 MSH1 突变有关。在散发性结直肠癌患者家族成员中,结直肠癌发病率亦高于一般人群。

4.癌前病变　如结直肠腺瘤,尤其是绒毛状腺瘤更为重要。人们已逐渐接受了结直肠癌并非在结直肠黏膜上突然发生的病变的观点。而是通过"正常黏膜－腺瘤－癌变"这样一种顺序发展的规律。

5.其他　以往曾患结直肠癌的人群再次患结直肠癌的风险较正常人高。在女性曾患乳腺癌、卵巢癌和宫颈癌的患者中,发生结直肠癌的风险亦较正常人高。妇科肿瘤患者接受过放疗者发生结直肠癌的机会较正常人高 2～3 倍,且 40 岁以后逐年上升。缺少体力活动可以增加患结直肠癌的风险性。

二、病理

1.大体分型(见图 4－1)

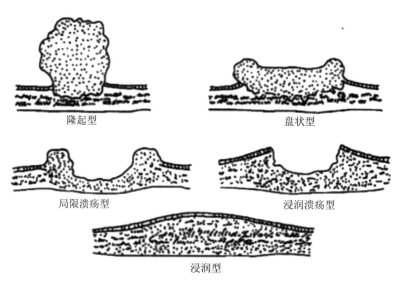

图 4－1　结肠癌大体分型

(1)隆起型:肿瘤的主体向肠腔内突出,呈结节状、息肉状或菜花状隆起,境界清楚,有蒂或广基,表面坏死、脱落形成溃疡。该溃疡较浅,使肿瘤外观如盘状,称盘状型,是隆起型的亚型。溃疡底部一般高于周围肠黏膜。

(2)溃疡型:最为常见。此型肿瘤中央形成较深的溃疡,溃疡底部深达或超过肌层。根据溃疡外形及生长情况又可分为 2 个亚型:①局限溃疡型:溃疡呈火山口状外观,中央坏死凹陷,边缘为围堤状,明显隆起于肠黏膜表面。②浸润溃疡型:主要向肠壁浸润性生长使肠壁增厚,继而肿瘤中央坏死脱落形成凹陷性溃疡。溃疡四周为覆以肠黏膜的肿瘤组织,略呈斜坡状隆起。

(3)浸润型:以向肠壁各层呈浸润生长为特点。病灶处肠壁增厚,表面黏膜皱襞增粗、不规则或消失变平。早期多无溃疡,后期可出现浅表溃疡。如肿瘤累及肠管全周,可因肠壁环状增厚及伴随的纤维组织增生使肠管狭窄,即过去所谓的环状缩窄型。

(4)胶样型:当肿瘤组织中形成大量黏液时,肿瘤剖面可呈半透明的胶状,称胶样型,此类型见于黏液腺癌。胶样型的外形不一,可呈隆起巨块状,也可形成溃疡或以浸润为主。

隆起型较多见于早期阶段的肿瘤,浸润较浅,随着肿瘤体积增大,中央形成深浅不一的溃疡,同时向肠壁深层浸润,遂呈盘状型或局限溃疡型的外观。浸润溃疡型则常为浸润型的后期表现。右半结肠的肿瘤以隆起型及局限溃疡型为多见,而左半结肠癌则以浸润型为多见、且常可导致肠管的环形狭窄。

2.组织学分类

(1)腺癌:结直肠腺癌细胞主要是柱状细胞、黏液分泌细胞和未分化细胞,进一步分类主要为管状腺癌和乳头状腺癌,占75%～85%,其次为黏液腺癌,占10%～20%。①管状腺癌:最为常见的组织学类型。癌细胞呈腺管或腺泡状排列。根据其分化程度可分为高分化腺癌、中分化腺癌和低分化腺癌。②乳头状腺癌:癌细胞排列组成粗细不等的乳头状结构,乳头中心索为少量血管间质。③黏液腺癌:由分泌黏液的癌细胞构成,癌组织内有大量黏液为其特征,恶性程度较高。④印戒细胞癌:肿瘤由弥漫成片的印戒细胞构成,胞核深染,偏于胞质一侧,似戒指样,恶性程度高,预后差。⑤未分化癌:癌细胞弥漫呈片状或团状,不形成腺管状结构,细胞排列无规律,癌细胞较小,形态较一致,预后差。

(2)腺鳞癌:亦称腺棘细胞癌,肿瘤由腺癌细胞和鳞癌细胞构成。其分化多为中度至低度。腺鳞癌和鳞癌主要见于直肠下段和肛管,较少见。结直肠癌可以一个肿瘤中出现两种或两种以上的组织类型,且分化程度并非完全一致,这是结直肠癌的组织学特征。

3.组织学 Broders 分级　按癌细胞分化程度分为四级。Ⅰ级:75%以上的癌细胞分化良好,属于高分化癌,呈低度恶性。Ⅱ级:25%～75%的癌细胞分化良好,属于中度分化癌,呈中度恶性。Ⅲ级:分化良好的癌细胞不到25%,属于低分化癌,高度恶性。Ⅳ级:未分化癌。

三、扩散和转移

1.直接浸润　结直肠癌可向三个方向浸润扩散,即肠壁深层、环状浸润和沿纵轴浸润。结肠癌向纵轴浸润一般局限在5～8cm内;直肠癌向纵轴浸润发生较少。多组大样本临床资料表明:直肠癌标本向远侧肠壁浸润超过2cm的在1%～3%。下切缘无癌细胞的前提下,切缘的长短与5年生存率、局部复发无明显相关性,说明直肠癌向下的纵向浸润很少,这是目前保肛术的手术适应证适当放宽的病理学依据。癌肿浸润肠壁一圈需1～2年,与肿瘤分化、年龄等因素相关。直接浸润可穿透浆膜层侵入邻近脏器如肝、肾、子宫、膀胱等。下段直肠癌由于缺乏浆膜层的屏障作用,易向四周浸润,侵入附近脏器如前列腺、精囊、阴道、输尿管等。

2.淋巴转移　为主要转移途径。引流结肠的淋巴结分为四组:①结肠上淋巴结。②结肠旁淋巴结。③中间淋巴结。④中央淋巴结。通常淋巴转移呈逐级扩散。直肠癌的淋巴转移分三个方向:向上沿直肠上动脉、腹主动脉周围的淋巴结转移;向侧方经直肠下动脉旁淋巴结引流到盆腔侧壁的髂内淋巴结;向下沿肛管动脉、阴部内动脉旁淋巴结到达髂内淋巴结。大宗病例统计(1500 例)发现,直肠癌平面以下的淋巴结阳性率约6.5%(98/1500),肿瘤平面以下超出2cm的淋巴结阳性率为2%(30/1500)。表明直肠癌主要以向上、侧方转移为主,很少发生逆行性的淋巴转移。齿状线以下的淋巴引流有两条途径:向周围沿闭孔动脉旁引流到髂内淋巴结;向下经外阴及大腿内侧皮下注入腹股沟浅淋巴结。齿状线周围的癌肿可向侧方、下方转移,向下方转移可表现为腹股沟淋巴结肿大。淋巴转移途径是决定直肠癌手术方式的依据。

3.血行转移　癌肿侵入静脉后沿门静脉转移至肝,也可转移至肺、骨和脑等。结直肠癌手术时有 $10\% \sim 20\%$ 的病例已发生肝转移。结直肠癌致结肠梗阻和手术时的挤压,易造成血行转移。

4.种植转移　腹腔内播散,最常见为大网膜的结节和肿瘤周围壁腹膜的散在粟粒状结节,亦可融合成团块,继而全腹腔播散。在卵巢种植生长的继发性肿瘤称 Krukenberg 肿瘤。腹腔内种植播散后产生腹水。结直肠癌如出现血性腹水,多为腹腔内播散转移。

Heald 于 1982 年提出全直肠系膜切除是指完整切除盆筋膜脏层所包裹直肠的脂肪及其结缔组织、血管和淋巴组织。大部分直肠癌局部侵犯和淋巴转移都局限在直肠系膜内,残存的直肠系膜是直肠癌术后局部复发的重要原因。

四、临床病理分期

1. TNM 分期　国内外公认的结直肠癌分期标准为国际抗癌联盟(UICC)和美国肿瘤联合会(AJCC)联合制定的 TNM 分期,目前为 2010 年修改的第七版,具体内容如下:

原发肿瘤(T)

T_x:原发肿瘤无法评价。

T_0:无原发肿瘤证据。

T_{is}:原位癌:局限于上皮内或侵犯黏膜固有层。

T_1:肿瘤侵犯黏膜下层。

T_2:肿瘤侵犯固有肌层。

T_3:肿瘤穿透固有肌层到达浆膜下层,或侵犯无腹膜覆盖的结直肠旁组织。

T_{4a}:肿瘤穿透腹膜脏层。

T_{4b}:肿瘤直接侵犯或粘连于其他器官或结构。

区域淋巴结(N)

N_x:区域淋巴结无法评价。

N_0:无区域淋巴结转移。

N_1:有 1~3 枚区域淋巴结转移。

N_{1a}:有 1 枚区域淋巴结转移。

N_{1b}:有 2~3 枚区域淋巴结转移。

N_{1c}:浆膜下、肠系膜、无腹膜覆盖结肠/直肠周围组织内有肿瘤种植(TD,tumor deposit),无区域淋巴结转移。

N_2:有 4 枚以上区域淋巴结转移。

N_{2a}:4~6 枚区域淋巴结转移。

N_{2b}:7 枚及更多区域淋巴结转移。

远处转移（M）

M_0：无远处转移。

M_1：有远处转移。

M_{1a}：远处转移局限于单个器官或部位（如肝，肺，卵巢，非区域淋巴结）。

M_{1b}：远处转移分布于一个以上的器官/部位或腹膜转移。

2. Dukes 分期 此分期系 1935 年由著名的英国大肠癌专家 Dukes 创立，其后几经改良，已与原始含义有很大出入。为此，1978 年我国第一次全国大肠癌会议提出了中国分期，并经改良，方案如下：

A 期：肿瘤浸润深度未穿出肌层，无淋巴结转移。

B 期：癌肿已穿出深肌层，并可侵犯浆膜层或浆膜外组织，但尚能整块切除，无淋巴结转移。

C 期：癌肿伴有淋巴结转移。

C_1 期：癌肿伴有肠旁及系膜淋巴结转移。

C_2 期：癌肿伴有肠系膜血管根部淋巴结转移。

D 期：癌肿伴有远处器官转移、局部广泛浸润、淋巴结广泛转移或腹膜播散无法根治性切除者。

Dukes 分期简单实用，至今广为应用，但是在肿瘤治疗国际化的今天，采用国际通用标准进行大肠癌分期是进行国际化标准治疗和比较的基础，我们建议采用 TNM 期（见表 4-2）。

表 4-2 结直肠癌分期

期别	T	N	M	Dukes
0	T_{is}	N_0	M_0	—
I	T_1	N_0	M_0	A
	T_2	N_0	M_0	A
II A	T_3	N_0	M_0	B
II B	T_{4a}	N_0	M_0	B
II C	T_{4b}	N_0	M_0	B
III A	$T_{1\sim2}$	N_1/N_{1c}	M_0	C
	T_1	N_{2a}	M_0	C
III B	$T_{3\sim4a}$	N_1/N_{1c}	M_0	C
	$T_{2\sim3}$	N_{2a}	M_0	C
	$T_{1\sim2}$	N_{2b}	M_0	C
III C	T_{4a}	N_{2a}	M_0	C
	$T_{3\sim4a}$	N_{2b}	M_0	C
	T_{4b}	$N_{1\sim2}$	M_0	C
IV A	任何 T	任何 N	M_{1a}	D
IV B	任何 T	任何 N	M_{1b}	D

五、临床表现

早期无明显症状。癌肿生长到一定程度,依其生长部位不同而有不同的临床表现。

1. **右半结肠癌的临床表现**　以全身症状明显,表现为腹块、腹痛、贫血、部分可出现黏液或黏液血便。①腹痛:70%～80%的患者有腹痛,常为隐痛,多由肿瘤侵犯肠壁所致。②贫血:因癌灶的坏死、脱落和溃疡出血引起,因血液与粪液均匀混合而不易察觉,可致长期慢性失血,患者往往因贫血而就医。③腹部肿块、便频、腹胀、肠梗阻等症状。因右半结肠肠腔大、壁薄,肠内容物多呈液状,以溃疡肿块多见,可于右腹部扪及肿块,除非癌肿直接累及回盲瓣,一般肠梗阻远较左半结肠少见。④癌肿溃疡继发感染可致局部压痛和全身毒血症等。

2. **左半结肠癌的临床表现**　①突出症状为大便习性改变、黏液血便或血便、肠梗阻等,原因是左半结肠肠腔狭小,肠内容物多呈半固体状,癌易致肠腔狭窄,故便秘多见。随后因狭窄上端肠腔积液增多,肠蠕动亢进,故在便秘后又可出现腹泻,常两者交替出现。②大便摩擦病灶致肉眼便血多见,患者常就医较早,因慢性失血所致贫血就不如右半结肠突出。③肠梗阻多为慢性不完全性,患者常有较长期的大便不畅、阵发性腹痛等,由于梗阻部位较低呕吐多不明显,也可以急性肠梗阻就医。④腹部肿块。少部分患者可于左侧腹部扪及包块。

3. **直肠癌的临床表现**　①突出症状为便血:多为鲜红或暗红色与成形粪便混合或附于粪柱表面,最易误诊"痔"出血。②直肠刺激症状:因病灶刺激和肿块溃疡继发性感染,不断引起排便反射,易误诊为"菌痢"或"肠炎",可有里急后重、肛门下坠感。③癌肿环状生长导致肠腔狭窄,早期表现为大便变形变细,晚期表现为不全梗阻。④侵犯邻近器官引发的症状。如侵犯前列腺、膀胱时可出现尿频、尿痛、血尿等表现,侵犯骶前神经可出现骶尾部持续性剧烈疼痛。

六、诊断

由于早期患者常无症状或症状轻微,易被患者或初诊医师忽视,故文献报道在最初诊断结直肠癌时,早期患者仅占2%～17%,因此早期诊断尤为重要。应从以下几方面着手抓起:

1. **注意识别早期症状**　出现以下症状必须进一步检查:①原因不明的贫血、消瘦、乏力、低热或纳减。②出现大便性状改变(变细、血便、黏液便等)。③出现排便习惯改变,便频或排便不尽感。④沿结肠部位腹部隐痛不适。⑤发现沿结肠部位的腹部肿块。

2. **对症状可疑患者应进行有步骤的检查**

(1)大便潜血检查:作为大规模普查或高危人群结直肠癌的初筛手段,阳性者需做进一步检查。

(2)肿瘤标志物:对结直肠癌诊断和术后检测较有意义的肿瘤标志物是癌胚抗原(CEA),但CEA用于诊断早期结直肠癌的价值不大,血清CEA水平与肿瘤分期呈正相关,CEA主要用于监测复发,但对术前不伴有CEA升高的结直肠癌患者术后监测复发亦无重要意义。糖抗原19-9(CA19-9)是一种肿瘤相关抗原,它对胰腺癌具有较高的敏感性和特异性,对结直肠癌的敏感性不及CEA,但特异性较CEA高。当两者联合检测时,有助于早期发现复发和转移,尤其适用于术后检测。

(3)直肠指诊:是诊断直肠癌最简便、最重要的方法。我国直肠癌中约70%为低位直肠癌,大多能在直肠指诊中触及。因此凡遇患者有便血、大便习惯改变、大便变形等症状均应行直肠指诊。

（4）内镜检查:包括直肠镜、乙状结肠镜和结肠镜检查,内镜检查时可取病理活检明确病变性质。一般主张行纤维全结肠镜检查,可避免遗漏同时性多源发癌和其他腺瘤的存在。

（5）影像学检查

①结肠钡剂灌肠检查,特别是气钡双重造影检查是诊断结直肠癌的重要手段。但疑有肠梗阻的患者应谨慎选择。

②B 型超声:超声检查可了解患者有无复发转移,具有方便快捷的优越性。腔内超声可探测癌肿浸润肠壁的深度、周围淋巴结转移情况及有无侵犯邻近脏器,可为中低位直肠癌术前分期提供依据。

③CT:CT 检查的作用在于明确病变侵犯肠壁的深度,向壁外蔓延的范围和远处转移的部位。CT 检查可用于:提供结直肠恶性肿瘤的分期;发现复发肿瘤;评价肿瘤对各种治疗的反应;明确肠壁内和外在性压迫性病变的内部结构及其性质。

④MRI:MRI 检查的适应证同 CT 检查。推荐以下情况首选 MRI 检查:直肠癌的术前分期;结直肠癌肝转移病灶的评价;怀疑腹膜以及肝被膜下病灶。

⑤PET－CT:不推荐常规使用,但对于常规检查无法明确的转移复发病灶可作为有效的辅助检查手段。

⑥排泄性尿路造影:不推荐术前常规检查,仅适用于肿瘤较大可能侵及尿路的患者。结直肠癌是一种适合于筛查的恶性疾病,对人群进行筛查是预防和早期发现结直肠癌的最有效方法。通过早期检测并切除腺瘤性息肉,大部分结直肠癌可以得到预防;若早期发现结直肠癌,可显著提高患者的生存率。筛查方法主要包括大便潜血试验和纤维结肠镜检查。目前很多西方国家都有完善的结直肠癌筛查指南,我国尚没有完善规范的结直肠癌筛查方案。

七、鉴别诊断

1.结肠癌应当主要与以下疾病进行鉴别

（1）溃疡性结肠炎:本病可以出现腹泻、黏液便、脓血便、大便次数增多、腹胀、腹痛、消瘦、贫血等症状,伴有感染者尚可有发热等中毒症状,与结肠癌的症状相似,纤维结肠镜检查及活检是有效的鉴别方法。

（2）阑尾炎:回盲部癌可因局部疼痛和压痛而误诊为阑尾炎。特别是晚期回盲部癌,局部常发生坏死溃烂和感染,临床表现有体温升高,白细胞计数增高,局部压痛或触及肿块,常误诊断为阑尾脓肿,需注意鉴别。

（3）肠结核:在我国较常见,好发部位在回肠末端、盲肠及升结肠。常见症状有腹痛、腹块、腹泻、便秘交替出现,部分患者可有低热、贫血、消瘦、乏力,腹部肿块,与结肠癌症状相似。但肠结核患者全身症状更加明显,如午后低热或不规则发热、盗汗、消瘦乏力,需注意鉴别。

（4）结肠息肉:主要症状可以是便血,有些患者还可有脓血样便,与结肠癌相似,钡剂灌肠检查可表现为充盈缺损,行纤维结肠镜检查并取活组织送病理检查是有效的鉴别方法。

（5）血吸虫性肉芽肿:多见于流行区,目前已少见。少数病例可癌变。结合血吸虫感染病史,粪便中虫卵检查,以及钡剂灌肠和纤维结肠镜检查及活检,可以与结肠癌进行鉴别。

(6)阿米巴肉芽肿:可有肠梗阻症状或查体扪及腹部肿块与结肠癌相似。本病患者行粪便检查时可找到阿米巴滋养体及包囊,钡剂灌肠检查常可见巨大的单边缺损或圆形切迹。

2.直肠癌应当与以下疾病进行鉴别

(1)痔:痔和直肠癌不难鉴别,误诊常因未行认真检查所致。痔一般多为无痛性便血,血色鲜红不与大便相混合,直肠癌便血常伴有黏液而出现黏液血便和直肠刺激症状。对于便血患者,必须常规行直肠指诊。

(2)肛瘘:肛瘘常由肛窦炎而形成肛旁脓肿所致。患者有肛旁脓肿病史,局部红肿疼痛,与直肠癌症状差异较明显,鉴别比较容易。

(3)阿米巴肠炎:症状为腹痛、腹泻,病变累及直肠可伴里急后重。粪便为暗红色或紫红色血液及黏液。肠炎可致肉芽及纤维组织增生,使肠壁增厚,肠腔狭窄,易误诊为直肠癌,纤维结肠镜检查及活检为有效鉴别手段。

(4)直肠息肉:主要症状是便血,纤维结肠镜检查及活检为有效鉴别手段。

八、外科治疗

手术切除仍然是结直肠癌的主要治疗方法。结肠癌手术切除的范围应包括肿瘤在内的足够的两端肠段,一般要求距肿瘤边缘 10cm,还应包括切除区域的全部系膜及淋巴结。直肠癌切除的范围包括癌肿在内的两端足够肠段(低位直肠癌的下切缘应距肿瘤边缘 2cm 以上)、全部直肠系膜或至少包括癌肿下缘下 5cm 的直肠系膜、周围淋巴结及受浸润的组织。由于近年来保留盆腔自主神经(pelvic autonomic nerve preservation,PANP),全直肠系膜切除术(total mesorectal excision,TME)等新观念的融入,以及直肠癌浸润转移规律的重新认识和吻合器的广泛使用,使直肠癌手术得到了不断完善和发展,低位直肠癌的保肛率也较以往明显提高,有效降低了直肠癌局部复发率,提高了患者的生存率和术后生活质量。

结直肠癌手术一般均需充分的肠道准备,肠道准备主要是排空肠道和适量肠道抗生素的应用。①肠道排空:有多种方法,术前 12～24 小时口服复方聚乙二醇电解质散 2000～3000ml,或口服甘露醇法。也有术前 1 天口服泻剂,如蓖麻油、硫酸镁或番泻叶液等。除非疑有肠梗阻,目前临床上较少采用反复清洁灌肠的肠道清洁方法。对有肠梗阻的患者,不可使用上述泻药,而应禁食、静脉营养、服用液状石蜡等处理。②肠道抗生素的使用:常规使用甲硝唑 0.4g,3 次/天;新霉素 1.0g,2 次/天,术前 1 天使用。不建议 3 天法肠道准备。

1.结直肠癌的内镜治疗　①套圈切除:适用于有蒂、亚蒂或无蒂的早期结直肠癌。②黏膜切除:包括内镜下黏膜切除术(endoscopic mucosal resection,EMR)和内镜黏膜下剥离术(endoscopic submucosal dissection,ESD),主要用于切除消化道扁平息肉、T_1 期肿瘤。③经肛门内镜显微手术(transanal endoscopic microsurgery,TEM)适用于距肛门 16cm 以内的早期直肠癌。优点是切除后,创面可以缝合,避免了术后出血、穿孔等并发症。在完成上述内镜下局部治疗后,应当高度重视对切除肿瘤基底部的病理学检查,若发现癌细胞,提示体内癌组织残余,需要再次进行根治性手术治疗。

2.右半结肠切除术(right hemicolectomy)　适用于盲肠、升结肠及结肠肝曲部癌。切除范围包括末端回肠 10～20cm、盲肠、升结肠、横结肠右半部和大网膜（见图 4－2）。在根部结扎回结肠动脉、右结肠动脉和中结肠动脉右支。淋巴结的清扫范围包括结扎血管根部的淋巴结及其切除区域系膜的淋巴结。对于结肠肝曲癌，须行扩大右半结肠切除术并清扫胃网膜右动脉组的淋巴结。

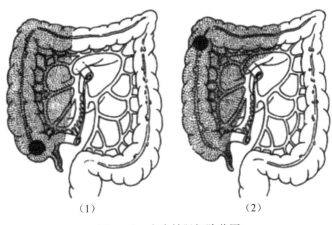

（1）　　　　　　　　　　　　（2）

图 4－2　右半结肠切除范围

3. 横结肠切除术（transvers colon resection）　由于横结肠肝曲、脾曲癌在治疗上分别采取右半结肠切除术和左半结肠切除术，所以从治疗角度看，横结肠切除术主要适用于横结肠中部癌。切除范围为大网膜、横结肠包括肝曲和脾曲及其系膜、淋巴结（见图 4－3）。

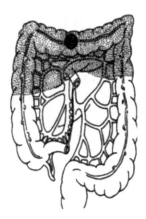

图 4－3　横结肠切除范围

4. 左半结肠切除术（left hemicolectomy）　适用于结肠脾曲和降结肠癌。切除范围包括大网膜、横结肠左半、降结肠及其系膜、淋巴结，并根据降结肠癌位置的高低切除部分或全部乙状结肠（见图 4－4）。

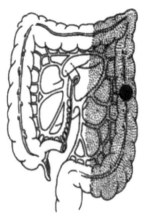

图4-4 左半结肠切除范围

5. 乙状结肠癌的根治切除术　要根据乙状结肠的长短和癌肿所在的部位,分别采用切除整个乙状结肠,或整个乙状结肠和全部降结肠,或切除整个乙状结肠、部分降结肠和部分直肠(见图4-5)。

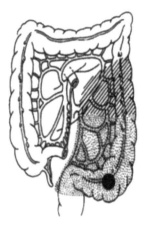

图4-5 乙状结肠切除范围

6. 直肠癌的手术　切除的范围包括癌肿、足够的两端肠段、受侵犯邻近器官的全部或部分、四周可能被浸润的组织及全直肠系膜,同时应尽可能避免损伤盆腔自主神经,以保留患者的性功能和排尿功能,提高生活质量。如不能进行根治性切除,亦应进行姑息性切除,使患者的症状得到缓解。癌肿的减负荷(姑息性切除)手术已逐步得到临床医生的认可,为下一步的辅助治疗提供了条件。如伴有能切除的肝转移癌应同时切除。中低位直肠癌的手术应遵循TME原则,其具体要求是:①直视下锐性解剖直肠系膜周围盆筋膜壁层和脏层之间无血管的界面。②切除标本的直肠系膜完整无撕裂,或在肿瘤下缘5cm切断直肠系膜。③保证切缘阴性,减少环周切缘的阳性率。

直肠癌根据其部位、大小、活动度、细胞分化程度等有不同的手术方式。

(1)局部切除术:是指完整地切除肿瘤及其周围1cm的全层肠壁。它区别于传统的直肠癌根治术,手术仅切除肿瘤原发病灶,不行区域淋巴结清扫,多用于早期癌。

直肠癌具备如下条件者可考虑做局部切除:①肿瘤位于直肠中下段(一般8cm以内)。②肿瘤直径在3cm以下,占肠壁周径应<30%。③大体形态为隆起型,无或仅有浅表溃疡形成。④肿瘤T分期为T_1期。⑤组织学类型为高、中分化腺癌者。

局部切除术的手术入路:①经肛途径。②经骶后途径,包括经骶骨途径(kraske)和经骶骨旁途径(york-mason)。③经前路括约肌途径,经阴道后壁切开括约肌和肛管、直肠,显露并切除肿瘤。

(2)经腹会阴联合切除术(abdominoperineal resection,APR):即Miles术(见图4-6),原则上适用于腹膜返折以下的直肠癌。切除范围包括乙状结肠远端、全部直肠、肠系膜下动脉及其区域淋巴结、全直肠系膜、肛提肌、坐骨直肠窝内脂肪、肛管及肛门周围3~5cm的皮肤、皮下组织及全部肛门括约肌,于左下腹行永久性乙状结肠单腔造口。

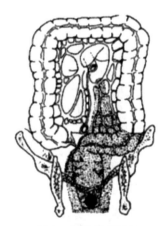

图4-6 Miles手术

(3)经腹直肠癌切除吻合术(low anterior resection,LAR):即直肠前切除术、Dixon手术(见图4-7),是目前应用最多的直肠癌根治术,适用于距齿状线5cm以上的直肠癌,亦有更近距离的直肠癌行Dixon手术的报道。但原则上是以根治性切除为前提,要求远切缘距癌肿下缘2cm以上,低位直肠癌如远切缘距肿瘤1~2cm者,建议术中冰冻病理检查证实切缘阴性,否则改行Miles术。由于吻合口位于齿状线附近,在术后的一段时期内患者出现便次增多,排便控制功能较差,由于各种吻合器的使用,使得操作更为简单。

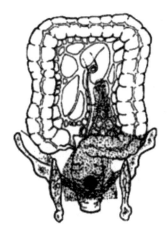

图 4-7　Dixon 手术

(4)经腹直肠癌切除、近端造口、远端封闭手术:即 Hartmann 手术(见图 4-8),适用于因患者全身情况很差,不能耐受 Miles 手术或急性梗阻不宜行 Dixon 手术的直肠癌患者。

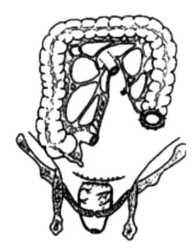

图 4-8　Hartmann 手术

直肠癌根治术有多种手术方式,但经典术式仍然是 Miles 手术和 Dixon 手术。许多学者曾经将 Dixon 手术改良成其他术式(如各种拖出式吻合),但由于吻合器可以完成直肠、肛管任何位置的吻合,所以其他各种改良术式在临床上已较少采用。

直肠癌侵犯子宫时,可一并切除子宫,称为后盆腔脏器清扫;直肠癌侵犯膀胱时,可行直肠和膀胱(男性)或直肠、子宫和膀胱(女性)切除,这种手术称为全盆腔清扫。

7.结直肠癌腹腔镜手术　腹腔镜手术具有创伤小、疼痛轻、恢复快的优点,国内大医院已广泛开展,但对淋巴结清扫、周围被侵犯脏器的处理尚有争议。目前,结肠癌腹腔镜手术已被普遍接受,直肠癌腹腔镜手术尚处于临床试验阶段,但根据目前国内开展该手术的医院资料显示,已经取得与传统开放性手术相同的治疗效果。可以预测,腹腔镜下行结直肠癌根治术将成为治疗结直肠癌的主流术式。

8.特殊情况下结直肠癌的处理策略

(1)结直肠癌并发急性肠梗阻的手术:应当在进行胃肠减压、纠正水和电解质紊乱以及酸碱失衡等适当的准备后,早期施行手术。如为右侧结肠癌,可做右半结肠切除一期回肠结肠吻合术,或一期肿瘤切除近端造口远端闭合,如患者情况不许可,则先做盲肠造口解除梗阻,二期手术行根治性切除。如癌肿已不能切除,建议给予姑息性治疗(如梗阻近端造口、捷径手术)。对于左侧结肠癌,处理方法尚存在争议,常用三种方法,需根据具体情况慎重选择:①急诊近端肠造瘘,二期行肿瘤切除,该法安全但易延误病情。②肿瘤切除,近端造瘘,远端封闭,以后二期回纳。该法既切除了肿瘤又解除了梗阻,且无吻合口,但手术相对较大,且需二次手术回纳是缺点。③原发灶一期切除吻合,术中行肠道清洗。最理想,但手术创伤大,吻合口漏的风险较大。

(2)结肠癌穿孔的处理:结肠癌并发穿孔大多发生在急性梗阻后,少数亦可发生在癌肿穿透肠壁后溃破,属于极其严重的临床情况。急性梗阻时发生的穿孔大多发生在盲肠,由于肠腔内压力过高导致局部肠壁缺血、坏死而穿孔,此时将有大量粪性肠内容进入腹腔,产生弥漫性粪性腹膜炎,并迅速出现中毒性休克。因此感染和中毒将成为威胁患者生命的两大因素。至于癌肿溃破性穿孔则除粪汁污染腹腔外,尚有大量癌细胞的腹腔播散、种植。因此,即使闯过感染和中毒关,预后仍然不佳。在处理上首先强调一旦明确诊断即应急诊手术,同时加强全身支持和抗生素治疗。手术原则为不论那一类穿孔,都应争取一期切除癌肿,右侧结肠癌引起穿孔者可一期吻合,左侧结肠癌并发穿孔者切除后,宜近侧断端造口。对癌肿破溃而无法切除的病例,结肠造口宜尽量选在肿瘤近端,并清除造口远端肠腔内粪汁,以免术后粪汁随肠蠕动不断进入腹腔。

第四节 原发性肝癌

我国属原发性肝癌(Primary Liver Cancer)的高发地区,尤以东南沿海多见。就全球肝癌的发病率而言,具有明显的地理差异。根据发病率可将世界各国归为以下几类:①高发病率地区的年发病率≥20/10万(男性)的国家和地区有中国、东南亚、西南非等。②中发病率地区的年发病率(6～19)/10万(男性)的国家有日本、保加利亚、波兰等。③低发病率地区的年发病率<5/10万(男性)的国家有英国、美国、加拿大等。此外,全球范围内肝癌的死亡率亦不均衡。

一、病理分类

大体分型包括:①巨块型,多见。②结节型,多见。③弥漫型,较多见。组织学分类:①肝细胞型,多见,约占40%。②肝管细胞型,较少见,预后较好。③混合型,较少见。此外,尚有肝管囊腺癌、肝母细胞瘤及未分化癌等。

二、临床分期

1. TNM 分期(UICC,2010)

T——原发肿瘤

T_x——原发肿瘤无法评定;

T_0——无原发瘤的证据;

T_1——单个肿瘤无血管侵犯;

T_2——单个肿瘤伴血管侵犯或多个肿瘤而其最大径$\leqslant$5cm;

T_3——多个肿瘤,任何一个的最大径>5cm 或肿瘤累及门静脉/肝静脉主要分支;

T_{3a}——多个肿瘤,任何一个的最大径>5cm;

T_{3b}——肿瘤侵犯门静脉或肝静脉的主要分支;

T_4——肿瘤直接侵犯胆囊以外的邻近器官或穿透脏层腹膜。

N——区域淋巴结

N_x——淋巴结转移无法评定;

N_0——无淋巴结转移;

N_1——有淋巴结转移。

M——远处转移

M_x——远处转移无法评定;

M_0——无远处转移;

M_1——有远处转移。

2. 临床分期

Ⅰ期	T_1	N_0	M_0
Ⅱ期	T_2	N_0	M_0
ⅢA 期	T_{3a}	N_0	M_0
ⅢB 期	T_{3b}	N_0	M_0
ⅢC 期	T_4	N_0	M_0
ⅣA 期	任何 T	N_1	M_0
ⅣB 期	任何 T	任何 N	M_1

3. 国内分期

Ⅰ期　无明显肝癌症状和体征者。

Ⅱ期　超过Ⅰ期标准而无Ⅲ期证据者。

Ⅲ期　有明确恶病质、黄疸、腹腔积液或肝外转移之一者。

4. 国内分型

单纯型:临床和化验均无明显肝硬化表现。

硬化型:临床和化验均有明显肝硬化表现。

炎症型:病情发展快,伴有持续性癌症高热或谷丙转氨酶持续增高在 1 倍以上。

三、治疗原则

早期肝癌：手术切除、肝移植或经皮消融治疗后的 5 年生存率为 $50\%\sim70\%$。中期和晚期不能切除的肝癌：中位生存期<1 年。未治疗中期肝癌的自然生存期为 16 个月，化疗栓塞病例的中位生存期延长至 $19\sim20$ 个月。未治晚期病例的自然生存期为 6 个月。终末期的自然生存期为 $3\sim4$ 个月（Liovet JM 等，2008）。

早期单发肿瘤应尽可能手术切除，术后酌情加介入治疗。单发肿瘤较大病例可先行介入治疗，待肿瘤缩小后，再做二期切除手术，术后再行介入治疗。不能手术者先行介入治疗及栓塞，和（或）放射治疗。其他局部治疗还有瘤内无水乙醇注射、冷冻治疗、微波凝固治疗、高强度聚焦超声治疗、射频治疗、电化学治疗和激光凝固治疗等。晚期病例可做介入治疗、放疗、中医中药及生物治疗，有远处转移或不能进行介入治疗者做全身性化疗，对症支持治疗。

（一）综合治疗

1. 手术治疗

（1）肝切除：包括根治性切除和姑息性切除仍是提高原发性肝癌患者远期疗效的首选方法，而提高肝癌的手术切除率尤为重要。因此，通过综合治疗使不能切除的大肝癌变为可切除的小肝癌是综合治疗发展的主要方向。为提高肝癌治疗的整体疗效水平，宜根据病程、病变特点及肝功能等具体情况加以综合判断，选择适合每个患者的最佳方案。近年肝癌术前、术后插管化疗或栓塞化疗并用免疫治疗等研究也较为活跃。

（2）肝移植：肝移植治疗原发性肝癌也是目前研究方向之一，特别是学者在其适应证和禁忌证等一些原则问题上已基本形成共识，现认为肝癌仍是肝移植的适应证之一。只要病例选择适当，肝移植术治疗肝癌仍可获得满意疗效。临床上发现一些"意外癌"（术中、术后肝标本发现有早期肝癌）患者肝移植后 3 年生存率可达 70%，接近无癌的肝移植术患者生存率。然而，不同肿瘤分期及不同病理学特征的肝癌，其术后 3 年无瘤生存率有明显区别，T_1 期（<2cm，单发癌灶）为 100%，而 T_4 期[多发灶，有血管侵犯及（或）淋巴转移]仅为 40%。

目前比较一致的意见是合并肝硬化的小肝癌是肝移植的理想指征，其理由如下。①肝癌常为多中心发生，仅切除肝癌难免遗留其他可能存在的小癌灶，致术后很快复发。②全肝切除可彻底去除肝内癌灶和以后肝硬化继续癌变的可能。③部分肝切除可引起肝功能减退和加重门脉高压，易并发术后大出血。④临床上死于肝功能衰竭者较肿瘤复发更常见，全肝切除肝移植可同时解决肝癌和肝硬化。但是，肝癌有肝外转移者是肝移植的绝对禁忌。

2. 放疗

（1）适应证：①肿瘤局限不能切除。②术后有残留病灶。③门静脉和肝静脉瘤栓，胆管梗阻（先引流后放疗）。④淋巴结转移、肾上腺转移、骨转移，可减轻症状。

（2）照射方法：①常规分割照射：每次 2Gy，每日 1 次，1 周 5 次，总量 $50\sim62Gy$。对肿瘤明显抑制，对正常肝耐受较好。②大分割照射：每次 5Gy，每日 1 次，1 周 5 次，总量 50Gy。肿瘤效应强但对正常肝损伤大。采用三维适形放疗（3DCRT）或调强放疗（IMRT）照射方法更好。

3. 消融治疗

(1)适应证:用于早期肝癌,单发肿瘤直径≤5cm,或多发3个以内肿瘤且直径≤3cm,无血管、胆管侵犯或远处转移,Child－Pugh 肝功能 A 或 B 级。射频消融或微波消融是手术外的最好选择。对单发直径≤3cm。小肝癌可获根治性消融,乙醇消融也可达同样目的。消融范围应包括 0.5cm 的癌旁组织,对边界不清、形状不规则肿瘤,可扩大范围至≥1cm。

(2)疗效评估:于 1 个月后,用增强 CT、MRI 或 B 超判断是否达 CR(完全无血供,即无增强)。若消融不完全即刻补充治疗,3 次仍不达 CR,应改用其他治疗。

①射频消融(radiofrequency ablation,RFA):对 3～5cm 肿瘤的治疗,具有根治率高、远期生存率高和治疗次数少的优势。不适用于影像盲区的肝癌。

②微波消融(microwave ablation,MWA):与射频消融的疗效和生存期无明显差异。它可一次性灭活肿瘤。对血供丰富的肿瘤,应先阻断肿瘤的主要滋养血管,再灭活肿瘤可提高疗效。

③高强度聚焦超声消融(high intensity focused ultrasound ablation,HIFUA):是非侵入性的体外适形肿瘤治疗的新技术,疗效确切。但其聚焦区域小,需多次治疗,超声探测有盲区,存在照射通道被肋骨遮挡问题,由于肝脏受呼吸影响使准确定位有一定难度。可作为肝动脉化疗栓塞(TACE)后的补充治疗,或姑息治疗。

④经皮无水乙醇注射(percutaneous ethanol injection,PEI):乙醇消融适用于直径在 3cm内的小肝癌和复发小肝癌,对 3cm 以上不宜手术者,也可起姑息治疗作用。对贴近肝门、胆囊、胃肠道组织的肿瘤,RFA 和 MWA 可能有损伤,用此法或与热消融并用。

(二)肿瘤内科治疗

全身化疗的适应证:①合并肝外转移。②不适合手术和 TACE。③合并门静脉主干癌栓。

1. 单药化疗　有效的药物有 MMC、5－FU、ADM、DDP 和 TSPA 等。但全身化疗多无明显疗效,有效率小于 10%。而早年经腹肝动脉插管化疗组 75 例,CR＋PR 24 例,有效率为32%,主要为 MMC、5－FU 和 TSPA 联合用药。全身化疗组和插管组的半年生存率分别为18.4% 和 30.7%,1 年生存率为 7.4% 和 16%,可见动脉给药可明显提高疗效。近年对吉西他滨(GEM)和草酸铂(L－OHP)也有临床试用。

2. 联合化疗　全身给药的联合用药也未能明显提高疗效。联合化疗现今主要用于经动脉给药。

3. 经导管肝动脉栓塞化疗(TACE)

(1)经导管肝动脉化疗(TAC)

①适应证:a. 不宜手术的原发性或继发性肝癌。b. 肝功能差或难以采用插管。c. 肝癌术后复发者。d. 术后需预防性肝动脉灌注化疗者。

②禁忌证:a. 肝功严重障碍。b. 大量腹水。c. 全身状况衰竭。d. WBC 和 PLT 显著减少。

(2)肝动脉栓塞(HAE)

①适应证:a. 切除术前应用,可使肿瘤缩小,并能了解病灶数,控制转移。b. 无肝功严重

障碍、无门静脉主干完全阻塞、肿瘤占据率<70％者。c. 手术失败或切除术后者。d. 控制疼痛、出血和动静脉瘘。e. 切除术后的预防性 TACE。f. 肝癌肝移植术后复发。

②禁忌证：a. 肝功严重障碍 Child－Pugh C 级。b. 凝血功能减退显著。c. 门静脉高压伴逆向血流及门脉主干完全阻塞，侧支血管形成少。d. 感染，如肝脓肿。e. 全身广泛转移。f. 全身衰竭。g. 肿瘤占全肝≥70％，肝功能正常者可采用少量碘油分次栓塞。

③化疗药物：常用化疗药物的单次给药剂量为 5－FU(F)1000～2000mg、MMC(M)10～20mg、ADM(A)40～60mg、EPI 60～100mg、DDP(P)50～100mg、OXA、GEM 等。现多采用联合用药，如 FAM、MFP、AFP、MF、OXFL、GEMOX 方案，4 周左右重复 1 次，一般 3 次为 1 个疗程。国外常用导管留置连续灌注法和皮下埋藏式药物泵持续滴注法。前者操作简便、毒副作用小，后者操作复杂，自动泵价格较高。单纯灌注化疗的有效率为 30％～60％。

④栓塞剂：由于经高压灭菌后小块的明胶海绵体积进一步缩小，注射后吸收延缓，目前常将其和泛影葡胺混合，在电视监视下注入，以免栓塞剂进入非治疗区域，造成重要器官的栓塞与坏死等。现临床常用的栓塞剂是碘油。由于碘化油具有可长时间积聚在肿瘤血管内的特点，它又是化疗药物的载体，使化疗药在肿瘤内缓慢释放，同时能显示小癌灶，帮助分辨肿瘤的范围。国内外常用于肝动脉栓塞化疗。国内常用 40％碘化油，而国外产品多为 Lipidol。

⑤动脉导管插入途径：主要采用介入治疗技术。经皮股动脉穿刺插管，先行腹腔动脉或肝动脉造影，了解血管的解剖及肿瘤的部位、大小和血供，同时观察门静脉是否通畅、有无瘤栓、有无门脉高压等。血管变异时常需要肠系膜血管造影。依据血管造影的资料，将动脉导管在导引钢丝的指引下，尽量置入肝固有动脉内，至少也要置入肝总动脉内。此点在进行肝动脉栓塞时尤为重要。尽量靠近肿瘤的靶血管，避免栓塞剂进入非供肝血管。如进行单纯灌注化疗，导管最好置于胃十二指肠动脉开口以远，可减少胃肠道反应。如插管困难，导管置入腹腔动脉也可以灌注化疗。

4. 分子靶向药物治疗 索拉非尼为一种口服的多重激酶抑制剂，是目前唯一获得 FDA 和 SFDA 批准治疗 HCC 的分子靶向药物，其Ⅱ期临床试验，治疗 137 例，结果 PR 7 例，MR 5 例，总生存期 280 天，中位无进展生存期 123 天(Abou－Alfa GK 等,2006)。多中心、双盲对照Ⅲ期试验中,602 例未治的晚期肝细胞肝癌，随机分为索拉非尼组 299 例(400mg,每日 2 次)和安慰剂组 303 例。治疗结果：索拉非尼组和安慰剂组 PR 分别为 2％和 1％，SD 71％和 67％，疾病控制率为 43％和 32％(P＝0.002)，中位症状进展时间为 4.1 个月和 4.9 个月(P＝0.77)，放射影像学疾病进展时间为 5.5 个月和 2.8 个月(P<0.001)，1 年生存率为 44％和 33％(P＝0.009)，总生存期为 10.7 个月和 7.9 个月(P<0.001)。说明索拉非尼治疗晚期肝癌的疾病控制率显著高于安慰剂组，中位放射影像学疾病进展时间和中位生存期比安慰剂组延长约 3 个月(Llovet JM 等,2008)。国内外多个指南推荐索拉非尼作为治疗晚期 HCC 的标准治疗方案。国内临床试验也取得成效。NCCN(2008)已将索拉非尼列为晚期原发性肝癌的一线治疗药物。此外，贝伐珠单抗也在进行晚期临床研究。

在Ⅲ期临床试验(SHARP 实验)中,602 例晚期肝癌患者随机分配到索拉非尼组或安慰剂组。结果显示，索拉非尼组的中位 OS 要比安慰剂组显著延长(10.7 个月和 7.9 个月；HR,0.69；P<0.001)，且耐受性良好，该实验中索拉非尼相关的不良反应包括腹泻、体重下降及手

足皮肤不良反应。在亚洲太平洋地区的另一项Ⅲ期实验中,将 226 例患者随机分为索拉非尼组(150 例)和安慰剂组(176 例),得出与 SHARP 实验相似的结论。两项研究表明,索拉非尼对于晚期肝癌患者是有效的治疗措施,且有研究表明索拉非尼在肝功能 Child-Pugh B 级患者的作用是有限的,且中位 OS 短于肝功能 Child-Pugh A 级患者。

Cabrera R 等(2011)研究 47 例肝癌患者接受索拉非尼和 TCEA 治疗肝癌,结果显示总体中位生存期为 18.5 个月,并没有出现预期的副作用。Pawlik TM 等(2011)为研究晚期肝癌患者使用索拉非尼联合 TACE-DEB 的疗效及安全性,在不可切除的肝癌患者中开展一项前瞻性的单中心的Ⅱ期临床试验,35 例患者经过 128 次周期治疗,索拉非尼+TACE-DEB 60个周期,索拉非尼单药 68 个周期,期间出现的常见不良反应包括乏力(94%)、厌食(67%)、肝转氨酶改变(64%)及皮肤不良反应(48%),结果显示:在不可切除肝癌患者中行索拉非尼+DEB-TACE 方案是可耐受的和安全的,不良反应可以通过调节索拉非尼的量加以控制。

(三)化疗方案

全身性化疗方案如下。

1. 低剂量 PF 持续注射方案

5-FU 170mg/m² 连续静脉输注,每日 1 次,第 1～7 天;

DDP 3mg/m² 连续静脉输注,每日 1 次,第 1～5 天,

连用 4 周,休息 1 周,5 周为 1 周期。

2. FI 持续注射方案

5-FU 200mg/m² 连续静脉输注,每日 1 次,第 1～21 天;

干扰素 α-2b 400 万 U 皮下注射,每周 3 次,

28 天重复。

3. FAM 方案

MMC 6mg/m² 静脉滴注,第 2 天;

ADM 20mg/m² 静脉滴注,第 1、8 天;

5-FU 300～500mg/m² 静脉滴注,每日 1 次,第 1～5 天,

3 周为 1 周期,3 周期为 1 个疗程。

4. L-OHP+GEM 方案

GEM 1000mg/m² 静脉滴注 30 分钟,第 1 天;

L-OHP 100mg/m² 静脉滴注 2 小时,第 1 天,

14 天重复。

第五节　胰腺癌

胰腺癌(cancer of the pancreas)是较常见的恶性肿瘤,恶性程度极高。近年来,发病率在国内外均呈明显的上升趋势,尤其是近 40 年来胰腺癌的发病率约增高 4 倍,达 61/10 万人,居恶性肿瘤发病率的第 6 位。发病年龄以 45～65 岁最为多见。40 岁以上多发,男性比女性

多见。在性别方面,男、女之比国内为 18∶1。胰腺癌主要指胰腺外分泌腺腺癌,是胰腺恶性肿瘤中最常见的一种,约占全身各种癌肿的 1%～4%,占消化道恶性肿瘤的 8%～10%。由于胰腺癌早期症状隐匿,缺乏特异性表现,故早期诊断十分困难。当出现典型症状时多已属晚期,治疗效果也不理想,病死率很高。因此,胰腺癌是一种恶性程度高、进展迅速的肿瘤,90%的患者在诊断后一年内死亡,5 年生存率仅 1%～5%,预后极差。

一、病因与发病机制

胰腺癌的发病原因与发病机制迄今尚未阐明,一般认为可由于多种因素长期共同作用的结果。

1.吸烟因素　吸烟是发生胰腺癌的主要危险因素,烟雾中含有亚硝胺,能诱发胰腺癌发生。吸烟者胰腺癌的发病率比不吸烟者高 2～3 倍,发病的平均年龄提前 10 年或 15 年。

其发病可能与以下因素有关:①吸烟时,烟草中某些有害成分或其代谢活性物质吸收后经胆管排泌,在某种情况下反流进入胰管,刺激胰管上皮,最终导致癌变。②烟草中某些致癌物如烃化物、亚硝胺等可迅速地从口腔、上呼吸道黏膜及肺组织吸收,入血后经胰腺排泌。纸烟中的少量亚硝胺成分在体内可代谢活化为二异丙醇亚硝胺活性型致癌物质。③烟草中的尼古丁促进体内儿茶酚胺释放,导致血液中胆固醇水平明显升高。在某种方式下,高脂血症可诱发胰腺癌,这在每天吸烟 40 支以上的大量吸烟者尤为明显。

2.饮酒因素　有人认为胰腺癌的发生与长期饮用大量葡萄酒有关。饮啤酒者胰腺癌的相对危险性于不饮啤酒者约 2 倍高。其可能原因是由于酒精摄入后可持续刺激胰腺细胞分泌活性,引起胰腺慢性炎症,导致胰腺损害,或由于酒精中含有其他致癌物质如亚硝胺等。

3.饮食因素　流行病学调查显示胰腺癌的发病率与饮食中动物的脂肪有关,高甘油三酯和(或)高胆固醇、低纤维素饮食似可促进或影响胰腺癌的发生。日本人的胰腺癌发病率几十年前较低,但自 20 世纪 50 年代开始随着西方化饮食的普及,发病率增高 4 倍。当人体摄入高胆固醇饮食后,部分胆固醇在体内转变为环氧化物,这些环氧化物可诱发胰腺癌。此外,摄入高脂肪饮食后可促进胃泌素、胰泌素、胆泌素、胆囊收缩素－胰酶泌素(CCKP)大量释放,这些胃肠道激素为强烈的胰腺增殖性刺激剂,可使胰管上皮增生、间变和促进细胞更新,并增加胰腺组织对致癌物质的易感性。某些亚硝胺类化合物可能具有胰腺器官致癌特异性。另外,近年来发现每日饮用 1～2 杯咖啡者与不饮用咖啡者比较,发生胰腺癌的危险性增加 2 倍,如每日饮用 3 杯以上,则其危险性增高 3 倍,提示在咖啡饮料中含有一种或数种成分有促进胰腺癌的作用。

4.环境因素　多数学者认为职业性接触某些化学物质可能对胰腺有致癌作用。长期接触某些金属、焦炭、煤气厂工作、石棉、干洗中应用去脂剂及接触 B－萘酚胺、联苯胺、甲基胆蒽、N－亚硝基甲胺、己酰氨基蒽、烃化物等化学制剂者,胰腺癌的发病率明显增加。近年来,发现胰管上皮细胞能将某些化学物质代谢转化为具有化学性致癌作用的物质,胰管上皮细胞除能分泌大量碳酸氢钠外,尚能转运脂溶性有机酸及某些化学性致癌物质,使胰腺腺泡或邻近的胰管内致癌物质浓度增高,从而改变细胞内 pH 浓度而诱发胰腺癌。

5.内分泌代谢因素　一般认为,胰腺癌时常伴有慢性、阻塞性胰腺炎及胰岛纤维化,故胰腺炎、糖尿病均仅为胰腺的症状表现。而在遗传性,胰岛素依赖型,尤其是女性糖尿病患者中,胰腺癌发病率大大增高。多次流产后、卵巢切除术后或子宫内膜增生等情况时可引起内分泌功能紊乱伴胰腺癌发病率增高,提示性激素可能在胰腺癌的发病中起一定作用。

6.遗传因素　近年研究证明,胰腺癌存在染色体异常,遗传因素与胰腺癌的发病似有一定关系。Wynder 等曾报道黑人胰腺癌发病率高于白种人,美国的犹太人发病率也高于其他族群。曾报道一家兄妹 5 人中有 3 人分别于 54 岁、48 岁和 55 岁时发生胰腺癌,且均经手术证实。因此,老年,有吸烟史,高脂饮食,体重指数超标为胰腺癌的危险因素,暴露于 B－萘酚胺、联苯胺等高危因素可导致发病率增加。

二、病理

1.发病部位　胰腺癌可发生于胰腺的任何部位,其中胰头部最为多见(约 60%),体部次之(约 25%),尾部则相对较少(约 5%)。

2.大体病理　胰腺癌时胰腺的大体形态取决于病程早晚及癌肿的大小。当癌肿小时,触诊时有不规则结节的感觉。当癌肿增大后,可见到肿块,瘤块与周围的胰腺组织分界不清楚。在切面上胰腺癌肿多呈灰白或淡黄白色,形态不规则。胰腺常伴有纤维组织增多,质地坚实,有时合并有胰腺萎缩,在胰腺内可见有局限性脂肪坏死灶。胰腺癌的大小与病程长短有关,一般直径常在 5cm 以上。

3.组织学改变　显微镜下所见主要取决于胰腺癌组织分化程度。高分化者,形成较成熟的胰腺腺管状组织,其细胞主要为柱状或高立方体,大小相近,胞浆丰富,核相仿,多位于底部,呈极化分布。分化不良者可形成各种形态甚至不形成腺管状结构,而成为实心的索条状、巢状、片状、团簇状弥漫浸润。细胞大小和形态不一,边界不太清楚,核位置不一,核大染色深,无核仁。当胰管上皮增生而乳头样突出时,可呈乳头样结构,称乳头状胰腺癌。在电镜下可见粘原颗粒,但无酶原颗粒,它们都来自较大的胰管上皮细胞。鳞状细胞变性明显时,称为腺样鳞状细胞癌,或腺棘皮癌。镜检可见程度不等的灶性出血、坏死和脂肪变,称囊性腺癌。如伴有胰管梗阻,则可见胰腺泡萎缩,伴乳头样增生。

4.病理分类和分期　胰腺是一个既有内分泌细胞又有外分泌细胞的腺体,但胰腺的恶性肿瘤绝大部分源自外分泌组织(约占 90%),且主要是来源于胰腺的导管细胞。胰腺癌约 90%是起源于腺管上皮的导管细胞腺癌,少见黏液性囊腺癌和腺泡细胞癌。其中,来自胰腺的一、二级大的胰管上皮细胞的胰癌占多数,少数可来自胰腺的小胰管上皮细胞。来自胰管的胰腺癌,因其质地坚硬,统称为硬癌。起源于胰腺泡细胞的胰腺癌较少见,癌瘤质地柔软,成肉质型。

胰腺癌的分期。

(1)胰腺癌 TNM 分期中 T、N、M 的定义。

T 原发肿瘤

T_x:不能测到原发肿瘤。

T_0:无原发肿瘤的证据。

T_{is}:原位癌。

T_1:肿瘤局限于胰腺,最大径≤2cm*。

T_2:肿瘤局限于胰腺,最大径≥2cm*。

T_3:肿瘤扩展至胰腺外,但未累及腹腔动脉和肠系膜上动脉。

T_4:肿瘤侵犯腹腔动脉和肠系膜上动脉。

N 区域淋巴结

N_x:不能测到区域淋巴结。

N_0:无区域淋巴结转移。

N_1:区域淋巴结转移。

M 远处转移

M_x:不能测到远处转移。

M_0:无远处转移。

M_1:远处转移。

注:* 经 CT 测量(最大径)或切除标本经病理学分析。

(2)胰腺癌 TNM 分期(UICC/AJCC,2002)(见表 4−3)。

表 4−3 胰腺癌 TNM 分期(UICC/AJCC,2002)

分期	TNM		
0	T_{is}	N_0	M_0
ⅠA	T_1	M_0	N_0
ⅠB	T_2	N_0	M_0
ⅡA	T_3	N_0	M_0
ⅡB	$T_{1\sim3}$	N_1	M_0
Ⅲ	T_4	任何 N	M_0
Ⅳ	任何 T	任何 N	M_1

5.转移方式 胰头癌与胰体、尾癌的转移途径不完全一致,胰头癌(cancer of the head of the pancreas)占胰腺癌的 70%~80%,常见淋巴转移和癌浸润。淋巴转移多见于胰头前后、幽门上下、肝十二指肠韧带内、肝总动脉、肠系膜根部及腹主动脉旁的淋巴结,晚期可转移至锁骨上淋巴结。癌肿常浸润邻接器官,如胆总管的胰内段,胃,十二指肠,肠系膜根部,胰周腹膜,神经丛,门静脉,肠系膜上动、静脉,下腔静脉及腹主动脉。可发生癌肿远端的胰管内转移和腹腔内种植。胰体、尾部癌常沿神经鞘向腹腔神经丛及脊髓方向转移,或沿淋巴管转移至胰上及肝门淋巴结等处。

(1)直接蔓延:胰头癌可压迫并浸润邻近的脏器和组织,如胆总管末端、十二指肠、胃、横结肠,引起溃疡及出血。腹膜转移癌和癌性腹水在胰尾癌多见。

(2)淋巴转移:出现较早。胰头癌常转移至幽门下淋巴结,也可累及胃、肝、腹膜、肠系膜、主动脉周围,甚至纵隔及支气管周围淋巴结。癌肿可沿肝镰状韧带的淋巴结而转移至锁骨上淋巴结。

(3)血行转移:经门静脉转移至肝为最常见。癌细胞可从肝静脉侵入肺部、再经体循环转移至骨、肾、肾上腺等器官或其他组织。

(4)沿神经鞘转移:胰头癌常侵犯邻近神经,如十二指肠、胰腺和胆囊壁神经。胰体癌压迫和侵蚀腹腔神经丛,可引起持续剧烈的背痛。

三、临床表现

胰腺癌的临床表现取决于癌瘤的部位、病程早晚、胰腺破坏的程度、有无转移以及邻近器官累及的情况。最常见的患者临床表现为腹痛、黄疸和消瘦。临床特点是整个病程短、病情发展快、早期诊断难,手术切除率低,预后很差。

1.腹痛　上腹疼痛、不适是常见的首发症状。早期因癌肿使胰腺增大,压迫胰管,使胰管梗阻、扩张、扭曲及压力增高,出现上腹不适,或隐痛、钝痛、胀痛。少数患者可无疼痛。有时合并胰腺炎,引起内脏神经痛。中晚期肿瘤侵及腹腔神经丛,出现持续性剧烈腹痛,向腰背部放射,致不能平卧,常呈卷曲坐位,通宵达旦,影响睡眠和饮食,可能是由于癌肿浸润压迫腹腔神经丛所致。

2.体重减轻　胰腺癌造成的体重减轻突出,发病后短期内即出现明显消瘦,体重下降的原因是由于食欲不振,进食减少。胰腺外分泌功能不良或胰液经胰腺导管流出受阻,影响消化和吸收功能。

3.黄疸　黄疸是胰头癌最主要的临床表现,呈进行性加重。黄疸为进行性,虽可以有轻微波动,但不可能完全消退。癌肿距胆总管越近,黄疸出现越早。胆道梗阻越完全,黄疸越深。多数患者出现黄疸时,已属胰腺癌中晚期。伴皮肤瘙痒,久之可有出血倾向。小便深黄,大便陶土色。体格检查可见巩膜及皮肤黄染,肝大,多数患者可触及肿大的胆囊。近半数的患者可触及肿大的胆囊,这与胆管下段梗阻有关。临床上有梗阻性黄疸伴有胆囊肿大而无压痛者称为 Courvoisier 征,对胰头癌具有诊断意义。

4.腹块　腹块多数属晚期体征,肿块形态不规则,大小不一,质坚固定,腹水征阳性,可有明显压痛,多见于胰体尾部癌。

5.消化道症状　如食欲不振、腹胀、消化不良、腹泻或便秘。脂肪泻为胰腺癌晚期的表现,是胰腺外分泌功能不良时特有的症状。部分患者可有恶心、呕吐。晚期癌肿侵及十二指肠,可出现上消化道梗阻或消化道出血。胰体、尾癌压迫脾静脉或门静脉形成栓塞,继发门静脉高压,导致食管胃底静脉曲张破裂大出血。

6.症状性糖尿病　少数患者起病的最初表现为轻度糖尿病的症状。原有糖尿病的患者,近期突然病情加重时,应警惕发生胰腺癌的可能。

7.胰头癌致胆道梗阻　一般无胆道感染,若合并胆道感染易与胆石症相混淆。可因肿瘤压迫、胆总管下端梗阻,或合并结石引起。

8.消瘦和乏力　患者因饮食减少、消化不良、睡眠不足和癌肿消耗等造成消瘦、乏力、体重下降,晚期可出现恶化病质。少数患者可发现左锁骨上淋巴结转移和直肠指诊扪及盆腔转移。

9.其他　40 岁以上患者有下列任何表现的,需高度怀疑胰腺癌的可能性,如果患者是嗜烟者更应高度重视。

(1)不明原因的梗阻性黄疸。

(2)近期出现无法解释的体重下降＞10％。

(3)近期出现不能解释的上腹或腰背部疼痛。

(4)近期出现模糊不清又不能解释的消化不良症状,内镜检查正常。

(5)突发糖尿病而又无诱发因素,如家族史、肥胖。

(6)突发无法解释的脂肪泻。

(7)自发性胰腺炎的发作。

10.体格检查

(1)胰腺癌患者病变初期缺乏特异性体征,出现体征时多为进展期或晚期。

(2)黄疸为胰头癌患者常见体征,表现为全身皮肤黏膜黄染,大便颜色变白,小便发黄,皮肤瘙痒。

(3)胰腺癌患者触及腹部肿块多为晚期,极少能行根治性手术切除。

四、影像学检查

影像学诊断技术是胰头癌的定位和定性诊断的重要手段。

1.X 线检查

(1)钡剂造影:低张十二指肠造影对胰腺癌的诊断有意义,由于胰腺癌可影响邻近的空腔器官,使之移位或受到侵犯,最常见的是十二指肠降部胰腺侧的"反 3"字征,仅 3％左右的患者阳性。胰头癌如侵犯十二指肠壁,X 线下表现为十二指肠壁僵硬,黏膜破坏或肠腔狭窄。胰头癌肿块较大者造成胆总管下端梗阻以后,增粗的胆总管和肿大的胆囊可使十二指肠球部及横结肠受压,胃和十二指肠横部被推向前方,横结肠则多向下移位,或表现为胃大弯和横结肠的间隙增宽。只能显示部分晚期胰腺癌对胃肠道压迫侵犯所造成的间接征象,无特异性,目前已为断面影像学检查所取代。

(2)逆行胰胆管造影(ERCP):对胰腺癌的诊断率为 85％～90％,较 B 超或 CT 高,可较早地发现胰腺癌,尤其对胆道下端和胰管阻塞者有较高的临床意义。可显示胆管和胰管近壶腹侧影像或肿瘤以远的胆、胰管扩张的影像,可观察胰头癌是否浸润十二指肠乳头及胰管和胆管的形态变化,是显示胰管最有价值的方法;同时在胆管内置支撑管,达到术前减轻黄疸的目的。可能引起急性胰腺炎、出血或胆道感染,应予警惕。

(3)选择性腹腔动脉造影:通过腹主动脉将导管插入腹腔动脉、肠系膜上动脉及其分支作选择性造影,诊断准确率约 90％。胰腺癌时主要表现为胰内或胰周动脉、静脉形态的变异,对显示肿瘤与邻近血管的关,可以估计根治手术的可行性有一定意义。

(4)经皮肝穿刺胆管造影(PTC):可显示梗阻上方肝内、外胆管扩张情况,对判定梗阻部位、胆管扩张程度具有重要价值,同时行胆管内置管引流(PTCD)可减轻黄疸和防止胆漏。如肝内胆管扩张,在 B 超引导下,穿刺成功率在 90％以上。

2.CT 检查和 MRI 显像

(1)CT 检查:薄层增强扫描可获得优于 B 超的效果,且不受肠道气体的影响;是目前检查胰腺最佳的无创性影像检查方法,主要用于胰腺癌的诊断和分期。平扫可显示病灶的大小、部位,但不能准确定性诊断胰腺病变,显示肿瘤与周围结构的关系较差。增强扫描能够较好地显示胰腺肿物的大小、部位、形态、内部结构及与周围结构的关系。能够准确判断有无肝转移及显示肿大淋巴结。诊断率可达 75%～88%。胰腺癌的主要表现为局部肿块,胰腺部分或胰腺外形轮廓异常扩大;胰腺周围脂肪层消失;胰头部肿块、邻近的体、尾部水肿;由于癌肿坏死或胰管阻塞而继发囊样扩张,呈局灶性密度减低区。

(2)MRI 显像:单纯 MRI 诊断并不优于增强 CT,MRI 不作为诊断胰腺癌的首选方法,但当患者对 CT 增强造影剂过敏时,可采用 MRI 代替 CT 扫描进行诊断和临床分期;MRI 显像胰腺症的 MRI 显示 T_1 值的不规则图像,在瘤体中心 T_1 值更高,如同时有胆管阻塞,则认为是胰腺癌的特异性表,对鉴别良、恶性肿瘤有意义。

(3)MRCP(磁共振胆胰管造影):具有非侵入性、无创伤、定位准确、无并发症、检查时间短等优点,且不需注入造影剂,无 X 射线损害,MRCP 对胆道有无梗阻及梗阻部位、梗阻原因具有明显优势,且与 ERCP、PTC 比较,更安全性,对胰腺癌的诊断率与 ERCP 相同。

3.超声显像

(1)B 型超声显像:是胰腺癌诊断的首选方法。其特点是操作简便、无损伤、无放射性、可多轴面观察,并能较好地显示胰腺内部结构、胆道有无梗阻及梗阻部位、梗阻原因。局限性是视野小,受胃、肠道内气体、体型等影响。同时,可观察有无肝转移和淋巴结转移。超声图像表现为胰腺局限性肿大或分叶状改,边缘不清晰,回声减低或消失。

(2)超声内镜检查:优于普通 B 超,对胰腺癌、包括早期胰腺癌的诊断有较大的价值,并能对手术切除的可能性作出一定的诊断。胰腺癌的超声内镜检查表现为:①低回声实质性肿块,内部可见不规整斑点,呈圆形或结节状,肿块边缘粗糙,典型的病变其边缘呈火焰状。②胰腺癌浸润周围大血管时表现为血管边缘粗糙及被肿瘤压迫等表现。

4.腹腔镜检查 在腹腔镜直视下,正常胰腺表面呈黄白色。由于胰头癌特殊的解剖位置,腹腔镜检查只能根据间接征象作出诊断,表现为胆囊明显增大,绿色肝,胃窦部大弯侧有不整的块状隆起及变形,右胃网膜动静脉及胰十二指肠上动脉曲张和肝脏及腹腔转移等改变。胰腺体、尾部癌的直接征象为胰腺肿块,表面有不整齐的小血管增生伴血管中断、狭窄和质地坚硬等方面改变。间接征象为胃冠状静脉和胃大网膜静脉曲张,网膜血管走行紊乱,绿色肝及胆囊肿大等。

5.胰腺活检和细胞学检查 细针穿刺胰腺活检(FNA)可用于对胰腺癌诊断。获取胰腺细胞的方法有:①经十二指肠镜从胰管、十二指肠壁直接穿刺胰腺。②B 超、CT 或血管造影引导下经皮细针穿刺胰腺组织,阳性率可达 80%左右。③术中直视下穿刺胰腺,是诊断胰腺癌的最有效方法。

五、实验室检查

1.免疫学检查 大多数胰腺癌血清学标记物可升高,包括 CA19－9、CEA、胰胚抗原(POA)、胰腺癌特异抗原(PAA)及胰腺癌相关抗原(PCAA)。但是,目前尚未找到有特异性的胰腺癌标记物。CA199 最常用于胰腺癌的辅助诊断和术后随访。

(1)癌胚抗原(CEA):是一种糖蛋白,消化道肿瘤如结肠癌、胰腺癌、胃癌、肺癌等均可增高。CEA 诊断胰腺癌的敏感性和特异性均较低,仅 30% 的进展期胰腺癌患者能检测出血清 CEA 增高。由于正常人和慢性胰腺炎均可出现假阳性,故血清 CEA 水平升高对胰腺癌的诊断只有参考价值,不能作为胰腺癌早期诊断的方法。

(2)糖抗原决定簇(CA19-9):是一种糖蛋白,对胰腺癌有高度敏感性及相对特异性。正常人血清的 CA19-9 值为(8.4±4)U/ml,37U/ml 为临界值,对胰腺癌的诊断敏感性 79%。CA19-9 的含量与癌肿的大小呈正相关,低水平者手术切除的可能性较大。肿瘤切除后,CA19-9 明显下降至正常者的预后较好。

(3)胰癌胚抗原(POA):POA 是正常胎儿胰腺组织及胰腺癌细胞的抗原。正常值为 4.0U/ml±1.4U/ml,7.0U/ml 为阳性,诊断胰腺癌敏感性和特异性分别为 73% 和 68%。但有 10% 左右胰腺炎病例可呈假阳性。对胰腺癌的诊断有一定参考价值,但特异性不高。

(4)胰癌相关抗原(PCAA)和胰腺特异性抗原(PSA):PCAA 是从胰腺癌患者腹水中分离出来的一种糖蛋白,正常血清 PCAA 上限为 16.2μg/L。胰腺癌患者 PCAA 阳性者占 53%,但慢性胰腺炎和胆石症患者的阳性率亦分别高达 50% 和 38%,提示 PCAA 诊断胰腺癌的特异性较差。PSA 是从正常人胰腺提取出来的单肽链蛋白质,为一种酸性糖蛋白,正常人为 8.0μg/L。>21.5μg/L 即为阳性。胰腺癌患者血清 PSA 阳性者占 66%,良性胰腺疾病和胆石症患者的阳性率分别为 25% 和 38%。PSA 和 PCAA 联合检测的胰腺癌的敏感性和特异性较单项检测有显著提高,分别达 90% 和 85%。

(5)胰腺癌相关基因检测:随着分子生物学技术的发展,胰腺癌的诊断从传统的表型诊断上升至基因诊断,已证实胰腺癌的发生和发展与抑癌基因、原癌基因、DNA 错配修复基因等有关。①抑癌基因:患胰腺癌时,可出现有关抑癌基因如 DPC4、p16、RB、APC、nm23 以及 KAII 等的突变、缺失、甲基化和表达异常。②原癌基因:ras 基因是人体肿瘤中常见的原癌基因,包括 K-ras、H-ras 和 N-ras 三个家族。ras 基因的突变率最高,其中 K-ras 基因的突变率为 90%。检测 K-ras 基因 DNA 排列顺序也有助于区分胰腺癌与壶腹周围癌,因为胰腺癌的 K-ras 基因突变率远高于壶腹癌的基因突变率。

(6)Du-PAN-2:为人胰腺癌细胞所制备的单克隆抗体,其抗原决定簇也是一种糖蛋白,胰腺癌患者 Du-PAN-2 的阳性率可达 80%,而其他各种恶性肿瘤均低于 20%。因此,Du-PAN-2 血清浓度显著升高,可诊断为胰腺癌。

(7)CA50:为 CA19 名共同抗原决定簇,用单克隆抗体检测,正常值<35U/ml,胰腺癌的阳性率为 88%,其与 CA19-9 有很好的相关性。

(8)Spanl:spanl 与 CA50 相似,正常值<30U/ml,胰腺癌的敏感性和特异性分别为 81% 和 68%,且明显高于其他消化道肿瘤,但癌肿≤2cm 患者中,仅 56% 的患者其血清中 Spanl 水平升高。

(9)CA242:对胰腺癌的敏感性为 66.2%,与 CA50 联合检测,其敏感性可提高为 75%。

2.血清生化学检查

(1)血、尿淀粉酶:胰腺癌患者的血、尿淀粉酶一过性升高,这是由于患者的胰管堵塞而引起的继发性胰腺炎所致。

(2)血糖及糖耐量试验:癌肿组织浸润、组织的纤维化、胰岛萎缩内分泌功能不足等而致空腹或餐后血糖升高,糖耐量试验异常,呈糖尿病表现。

(3)肝功能检查:胰头癌患者常伴有梗阻性黄疸,血清总胆红素和直接胆红素(结合胆红素)进行性升高,碱性磷酸酶、转氨酶也可轻度升高,尿胆红素阳性。无黄疸的胰体尾癌患者常有转肽酶增高。

六、诊断与鉴别诊断

1.胰腺癌的诊断目的

(1)明确诊断。

(2)术前判断临床分期,有无剖腹手术,根治或姑息手术的可能性。

2.胰腺癌的诊断程序　临床上对可疑患者可首选B超进行检查。

(1)对胰头癌,若CT检查发现肿块,有胆管扩张,可直接手术。

(2)对胰体、尾癌,若CT检查阳性并伴有转移者,可通过FNA获得确诊。

(3)对CT检查正常但可疑,可通过ERCP或/和FNA检查以明确诊断。

3.早期应重视下列临床表现　①起病含糊,多无明显诱因。②上腹不适的部位较深,范围较广,患者常不易精确点出腹部不适的范围。③不适的性质多较含糊,不能清楚地描述。④不适与饮食的关系不密切。⑤上腹痛无周期性,有进行性加重现象,逐步转为隐痛、胀痛和腰背痛。⑥伴有乏力和进行性消瘦。⑦不能解释的糖尿病。⑧上腹痛或背痛伴多发性静脉血栓形成或血栓性静脉炎。

4.鉴别诊断

(1)慢性胃部疾病:慢性胃炎、消化性溃疡等慢性胃部疾病的症状常与胰腺癌的起病相似,均有上腹饱胀、隐痛不适等症状。慢性胃部疾病的上腹不适或疼痛,多有明确的定位,较为局限。但为胰腺癌时,疼痛范围较广,不易定位。消化性溃疡常有较明显的节律性、周期性上腹痛,而胰腺癌的腹痛多呈持续性,进行性加剧,伴有明显的消瘦。

(2)胆囊炎、胆石症:胆囊炎或胆石症常为阵发性的绞痛,黄疸常在腹痛发作后48小时以内出现,而且经抗炎等治疗后多在短期内消退。

(3)慢性胰腺炎:是反复发作的渐进性的广泛胰腺纤维化病变,导致胰管狭窄阻塞,胰液排出受阻,胰管扩张。主要表现为腹部疼痛,恶心,呕吐以及发热。但慢性胰腺炎发病缓慢,常反复发作,急性发作可出现血液淀粉酶升高,且极少出现黄疸症状。CT检查胰腺轮廓不规整,结节样隆起,胰腺实质密度不均,腹部平片胰腺部位的钙化点有助于诊断。

(4)Vater壶腹癌和胆总管下段癌:壶腹癌发生在胆总管与胰管交汇处,早期即可以出现黄疸,是最常见症状。壶腹部癌与胰头癌解剖位置相比邻,但在外科手术疗效和预后方面,壶腹癌比胰头癌好,可通过X线或ERCP检查来鉴别。前者常在X线片上可见有十二指肠降部内侧有黏膜紊乱、肿块切迹等征象,后者常可直接窥视到壶腹部的病变。壶腹癌因肿瘤坏死脱落,可出现间断性黄疸;十二指肠低张造影可显示十二指肠乳头部充盈缺损、黏膜破坏"双边征";CT、MRI、ERCP等检查可显示胰管和胆管扩张,胆道梗阻部位较低,"双管征",壶腹部位占位病变。

(5)胰腺囊腺瘤与囊腺癌:临床少见,多发生于女性患者,临床症状、影像学检查、治疗以及预后均与胰腺癌不同。影像检查如 B 超、CT 可显示胰腺内囊性病变、囊腔规则，而胰腺癌只有中心坏死时，才出现囊变且囊腔不规则。

七、治疗

1.治疗原则　胰腺癌的治疗仍以争取手术根治为主，对不能手术根治的患者常作姑息手术或放射治疗、化学治疗、介入治疗和对症治疗。综合治疗是任何分期胰腺癌治疗的基础，但对每一个病例需采取个体化处理的原则，应根据患者身体状况、肿瘤部位、侵及范围、黄疸以及肝、肾功能水平，有计划、合理的应用现有的诊疗手段，以期最大幅度的根治、控制肿瘤，减少并发症和改善患者生活质量。

胰头十二指肠切除术是治疗胰腺癌的主要术式。第 1 例壶腹周围癌切除术是德国外科医生 Kausch 于 1909 年分两期进行的。1935 年，Whipple 用相似的方式进行了此手术，并在 1942 年改进为一期切除手术，切除后吻合顺序为胆、胰、胃与空肠吻合，即形成今天的胰头十二指肠切除术。1944 年 Child 将空肠断端和胰腺断端吻合，然后行胆总管空肠端侧吻合及胃空肠端侧吻合，即胆、胰、胃与空肠吻合，称之为 Child 法。Child 法和 Whipple 法是目前较常用的手术方式，目前国内外该手术的死亡率最低的为≤2%。浙江医科大学余文光等在 1953 年首次开展了胰十二指肠切除术获得成功。目前，胰十二指肠切除术已在我国较普遍地开展。

胰腺癌的治疗虽以手术治疗为主，但相当多的患者就诊时，已属中晚期而无法作根治性切除。胰头癌的手术切除率在 15% 左右，胰体尾部癌的切除率，在 5% 以下。手术范围广，危险性较大，必须注意作好术前准备，包括纠正脱水及贫血；有黄疸者，应术前静脉补充维生素 K，以改善凝血机能；纠正低白蛋白血症；术前需作肠道准备。

2.外科手术治疗

(1)手术治疗原则：手术切除是胰腺癌患者获得最好效果的治疗方法，尚无远处转移的胰头癌，均应争取手术切除，以延长生存时间和改善生存质量。然而，超过 80% 的胰腺癌患者因病期较晚而失去手术机会，对这些患者进行手术并不能提高患者的生存率。因此，在对患者进行治疗前，应完成必要的影像学检查及全身情况评估，以腹部外科为主，包括影像诊断科、化疗科、放疗科等包括多学科的治疗小组判断肿瘤的可切除性和制定具体治疗方案。手术中应遵循以下原则：

①无瘤原则：包括肿瘤不接触原则、肿瘤整块切除原则及肿瘤供应血管的阻断等。

②足够的切除范围：胰十二指肠切除术的范围包括远端胃的 1/3～1/2、胆总管下段和(或)胆囊、胰头切缘在肠系膜上静脉左侧/距肿瘤 3cm、十二指肠全部、近段 15cm 的空肠；充分切除胰腺前方的筋膜和胰腺后方的软组织。钩突部与局部淋巴液回流区域的组织、区域内的神经丛。大血管周围的疏松结缔组织等。

③安全的切缘：胰头癌行胰十二指肠切除需注意 6 个切缘，包括胰腺(胰颈)、胆总管(肝总管)、胃、十二指肠、腹膜后(是指肠系膜上动静脉的骨骼化清扫)、其他的软组织切缘(如胰后)等，其中胰腺的切缘要大于 3cm，为保证足够的切缘可于手术中对切缘行冰冻病理检查。

④淋巴结清扫：理想的组织学检查应包括至少 10 枚淋巴结。如少于 10 枚，尽管病理检

查均为阴性,N 分级应定为 pN_1 而非 pN_0。胰腺周围区域包括腹主动脉周围的淋巴结腹主动脉旁淋巴结转移是术后复发的原因之一。

(2)术前减黄

①术前减黄的主要目的是缓解瘙痒、胆管炎等症状,同时改善肝脏功能,降低手术死亡率。

②对症状严重,伴有发热,败血症,化脓性胆管炎患者可行术前减黄处理。

③减黄可通过引流和/或安放支架,无条件的医院可行胆囊造瘘。

④一般于减黄术 2 周以后,胆红素下降初始数值一半以上,肝功能恢复,体温血象正常时再次手术切除肿瘤。

(3)根治性手术切除指证

①患者的年龄<75 岁,全身状况良好。

②临床分期为Ⅱ期以下的胰腺癌。

③无肝脏转移,无腹水。

④术中探查癌肿局限于胰腺内,未侵犯肠系膜门静脉和肠系膜上静脉等重要血管。

⑤无远处播散和转移。

(4)手术方式:肿瘤位于胰头、胰颈部可行胰十二指肠切除术;肿瘤位于胰腺体尾部可行胰体尾加脾切除术;肿瘤较大,范围包括胰头、颈、体时可行全胰切除术。

①胰十二指肠切除术:是胰头癌的首选根治性切除术式,胰头十二指肠切除术(Whipple 手术)切除范围包括胰头(含钩突)、远端胃、十二指肠、上段空肠、胆囊和胆总管。尚需同时清除相关的淋巴结。切除后再将胰、胆和胃与空肠重建。也适用于壶腹周围癌,如胆总管下端癌、壶腹部癌及十二指肠乳头部癌。Whipple 手术的程序可分为 3 个步骤:探查、切除和重建。

在决定施行 Whipple 手术前,首先需作全面探查,了解肿瘤是否已侵犯重要血管或其他脏器,若病变已超出切除范围应放弃根治性手术。探查步骤为:a. 胰腺肿瘤部位及大小。b. 有无腹膜或肝转移。c. 有无结肠中动脉根部、小肠系膜根部或腹腔动脉旁淋巴结的转移或肿瘤侵犯。d. 作 Kocker 切口将十二指肠翻起,探查肿瘤是否侵及下腔静脉、右肾或右肾静脉。e. 剪开胃结肠韧带,沿结肠中静脉在胰腺下缘找到肠系膜上静脉,探查此静脉是否受肿瘤侵犯。f. 剪开小网膜,显示肝总动脉及肝固有动脉;在胃十二指肠动脉根部切断,显露胰腺上缘处的门静脉及肠系膜上静脉,探查肿瘤是否侵犯。

在作 Whipple 手术时,需同时注意相应淋巴结的清除。胰头癌的淋巴转移途径主要是胰头前后、肠系膜上动脉周围、横结肠系膜根部、肝总动脉周围及肝十二指肠韧带内。

关于胰十二指肠切除术后的消化道重建,标准的 Whipple 术是作如下的吻合顺序:胆肠吻合、胰肠吻合及胃肠吻合。但这种重建顺序,术后的胰瘘发生率较高。Child 把重建顺序改为胰肠吻合、胆肠吻合和胃肠吻合。另有主张在胰管内置一细塑料管作支架,另一端于空肠远端 20cm 处或经空肠再引出腹壁,目的是将胰液引流,远离吻合口,以减少术后胰瘘的发生。

②保留幽门的胰十二指肠切除术(PPPD):1978 年国外提出了保留幽门的改良胰十二指肠切除,适用于幽门上下淋巴结无转移,十二指肠切缘无癌细胞残留者,术后生存期与 Whipple 手术相似。此手术不作远端 1/2 胃切除,保留全部胃、幽门及十二指肠。这样不但简化了 Whipple 术,重建时只需作十二指肠空肠端侧吻合,而且可以防止经典 Whipple 术后的营养性并发症,同时可减少其他术后并发症,如碱性反流性胃炎或倾倒综合征。但此术式也有缺点,术后可能发生吻合口溃疡。有人主张此法可用于壶腹癌及乳头部癌,或壶腹周围良性病变的切除,但对于胆管下端癌及胰头癌应慎用。

③全胰切除术:考虑 Whipple 手术后 5 年生存率低,认为是由于胰管及胰内淋巴管向胰体尾部扩散,在胰内形成多中心癌灶之故,所以主张作全胰切除。全胰切除术的优点,除了可彻底切除胰内多中心病灶外,还使清除胰腺周围淋巴结更为方便和彻底。全胰切除术后不再存在胰空肠吻合,可完全避免胰瘘的产生。全胰切除术患者完全失去胰腺功能,包括外分泌及内分泌功能,可产生糖尿病需控制及治疗,生活质量差,因此全胰切除用于胰腺癌尚有争议。

④胰头癌扩大切除术与胰体尾部癌根治性切除:胰头癌扩大切除术系在 Whipple 手术或全胰切除的基础上,将已受癌肿侵犯的大血管一并切除的扩大手术方式。如将受累的肠系膜上静脉、门静脉或肝动脉的病段血管联合切除,切除后再作血管吻合重建和消化道重建。扩大切除术可提高胰头癌的切除率,但手术死亡率及术后并发症发生率亦高,而且此法是否能提高胰腺癌的术后生存期,尚未得到充分证实。

胰体尾部癌的根治性切除方式是胰体尾部切除及脾脏切除,因在明确诊断时往往已属晚期,能作根治性切除者不到 5%。由于切除时已有胰外转移,故术后生存期常不满 1 年。

⑤姑息性手术:对术前判断不可切除的胰腺癌患者,如同时伴有黄疸,消化道梗阻,全身条件允许的情况下可行姑息性手术,行胆肠、胃肠吻合。适用于高龄、已有肝转移、肿瘤已不能切除或合并明显心肺功能障碍不能耐受、较大手术的患者。包括:用胆肠吻合术解除胆道梗阻;用胃空肠吻合术解除或预防十二指肠梗阻。在距吻合口约 30cm 的近、远侧空肠再作空肠空肠侧侧吻合,以防止食物反流致胆管感染。若一般情况已较差,仅作简单的外引流术,以减轻黄疸。

⑥止痛治疗:胰体尾部癌往往侵犯腹腔神经丛,出现持续的上腹部及腰背部疼痛。为减轻疼痛,可在术中行内脏神经节周围注射无水乙醇的化学性内脏神经切断术或行腹腔神经结节切除术。

(5)胰腺切除后残端吻合技术:胰腺切除后残端处理的目的是防止胰漏,胰肠吻合是常用的吻合方式,胰肠吻合有多种吻合方式,保持吻合口血运是减低胰漏发生的关键。

(6)并发症的处理及处理原则

①术后出血:术后出血在手术后 24 小时以内为急性出血,超过 24 小时为延时出血。主要包括腹腔出血和消化道出血。

腹腔出血:主要是由于术中止血不彻底、术中低血压状态下出血点止血的假象或结扎线脱落、电凝痂脱落原因,关腹前检查不够,凝血机制障碍也是出血的原因之一。主要防治方法是手术中严密止血,关腹前仔细检查,重要血管缝扎,术前纠正凝血功能。出现腹腔出血时应十分重视,量少可止血输血观察,量大时在纠正微循环紊乱的同时尽快手术止血。

消化道出血:应激性溃疡出血,多发生在手术后 3 天以上。其防治主要是术前纠正患者营养状况,尽量减轻手术和麻醉的打击,治疗主要是保守治疗,应用止血药物,抑酸,胃肠减压,可经胃管注入冰正肾盐水洗胃,还可经胃镜止血,血管造影栓塞止血,经保守无效者可手术治疗。

②胰瘘:凡术后 7 天仍引流出含淀粉酶的液体者应考虑胰瘘的可能,Johns Hopkins 的标准是腹腔引流液中的胰酶含量大于血清值的 3 倍,每日引流大于 50ml。胰瘘的处理主要是充分引流,营养支持。

③胃瘫:a.胃瘫目前尚无统一的标准,常用的诊断标准时经检查证实胃流出道无梗阻;胃液>800ml/d,超过 10 天;无明显水电解质及酸碱平衡异常;无导致胃乏力的基础疾病;未使用平滑肌收缩药物。b.诊断主要根据病史、症状、体征、消化道造影、胃镜等检查。c.胃瘫的治疗主要是充分胃肠减压,加强营养心理治疗或心理暗示治疗;应用胃肠道动力药物;治疗基础疾患和营养代谢的紊乱;可试行胃镜检查,反复快速向胃内充气排出,可 2~3 天重复治疗。

术后生存期的长短与多种因素有关。经多因素分析提示,二倍体肿瘤 DNA 含量、肿瘤大小、淋巴结有无转移、切缘有无癌细胞残留等是较客观的指标。改进预后的关键在于早期诊断、早期发现、早期治疗。

3.化学治疗 化学治疗的目的是延长生存期和提高生活质量。化疗(包括全身化疗、经动脉介入化疗、局部注射药物化疗等)。对拟行放、化疗的患者,应作 Kamofsky 或 ECOG 评分。

(1)辅助化疗:胰腺癌术后辅助化疗可延长生存。吉西他滨,别名健择、Gemzar。dFdC 为脱氧胞苷的类似物,进入体内后在细胞内经过核苷酸激酶的作用转化成具有活性的二磷酸核苷(dFdCDP)及三磷酸核苷(dFdCTP)。前者可抑制核苷酸还原酶的活性,从而减少了 DNA 合成所需的三磷酸脱氧核苷,特别是 dCTP;后者与 dCTP 竞争掺入至 DNA 链中,引起掩蔽链终止,DNA 断裂,细胞死亡,是细胞周期特异性药物。主要作用于 DNA 合成后期,即 S 期细胞。在一定条件下,也可以阻止 G_1 期向 S 期的进展。该药抗瘤谱较 Ara-C 广,已取代 5-Fu 作为抗胰腺癌一线药物,并被视作临床研究的金标准。

吉西他滨 $1000mg/m^2$ 加入生理盐水中静脉滴注>30 分钟,每周 1 次,用 2 周停 1 周,21 天一个周期,总共 4 周期(12 周)。或每周 1 次,连用 3 周停 1 周,每 4 周重复。

注意事项:胰腺癌的辅助化疗应当在根治术 1 个月左右后开始;辅助化疗前准备包括腹部盆腔增强 CT 扫描,胸部正侧位片,外周血常规、肝肾功能、心电图及肿瘤标志物 CEA,CA19-9 等等。

观察并处理化疗相关不良反应。①骨髓抑制:贫血、白细胞降低、血小板减少。②胃肠道反应:恶心、呕吐常见,但多不严重,且易被抗呕吐药物控制。腹泻及口腔炎亦常有报道。③肝功能损害:常见肝功能异常,但通常较轻,非进行性损害,一般无须停药。④泌尿系统毒性:常见轻度蛋白尿及血尿,若有微血管病性溶血性贫血的表现,如血红蛋白及血小板迅速下降,血清胆红素、肌酐、尿素氮、乳酸脱氢酶上升,应立即停药,肾功能仍不好转则应给予透析治疗。⑤皮肤反应:皮疹常见但多不严重,常伴瘙痒。脱发亦较常见,多属轻度。⑥呼吸道反应:常见气喘,滴注过程中可发生支气管痉挛。少数情况下可出现肺水肿、间质性肺炎或成人呼吸窘迫综合征。其发生原因尚不清楚。若有发生应立即停止用药,早期给予支持治疗,有助于纠正不良反应。⑦心血管系统:水肿/周围性水肿常见,少数报道有低血压。

(2)姑息化疗:同辅助化疗。

(3)治疗效果:化学治疗的疗效评价参照 WHO 实体瘤疗效评价标准或 RECIST 疗效评价标准。

4.放射治疗　放射治疗主要用于不可手术的局部晚期胰腺癌的综合治疗,术后肿瘤残存或复发病例的综合治疗,以及晚期胰腺癌的姑息减症治疗。

胰腺癌的放射治疗分为:术前、术中和术后放射治疗。也可分为体外放射治疗(术前、术后放射治疗)、术中放射治疗、组织间放射治疗与粒子植入组织间隙放射治疗、立体定向三维适形放射治疗等。临床多采用同步化放疗。

(1)治疗原则

①采用 5-氟尿嘧啶或健择为基础的同步化放疗。

②无远处转移的局部晚期不可手术切除胰腺癌,如果患者一般情况允许,应当给予同步化放疗,期望取得可手术切除的机会或延长患者生存时间。

③非根治性切除有肿瘤残存患者,应当给予术后同步化放疗。

④如果术中发现肿瘤无法手术切除或无法手术切净时,可考虑术中局部照射再配合术后同步化放疗。

⑤胰腺癌根治性切除术后无远处转移患者可以考虑给予术后同步化放疗。

⑥不可手术晚期胰腺癌出现严重腹痛、骨或其他部位转移灶引起疼痛,严重影响患者生活质量时,如果患者身体状况允许,通过同步化放疗或单纯放疗可起到很好的姑息减症作用。

⑦术后同步化放疗在术后 4～8 周患者身体状况基本恢复后进行。

⑧放疗应采用三维适形或调强适形放疗技术以提高治疗的准确性以及保护胰腺周围的重要的正常组织和器官,骨转移患者姑息减症治疗可考虑使用常规放疗技术。

(2)防护:采用常规的放疗技术,应注意对肺、心脏、食管和脊髓的保护,以避免对身体重要器官的严重放射性损伤。

(3)治疗效果:放射治疗的疗效评价参照 WHO 实体瘤疗效评价标准或 RECIST 疗效评价标准。

5.生物治疗　常用的免疫治疗有:左旋咪唑、胸腺肽、干扰素(FNF)、白介素(IL-2)、TIL细胞、LAK 细胞、CIK 细胞治疗等。

6.支持治疗　支持治疗的目的是减轻症状,提高生活质量。

(1)控制疼痛。疼痛是胰腺癌最常见的症状之一。首先需要明确疼痛的原因,对于消化道梗阻等急症常需请外科协助。其次要明确疼痛的程度,根据患者的疼痛程度,按时、足量口服鸦片类止痛药。轻度疼痛可口服消炎痛、扑热息痛、阿司匹林等非甾类抗炎药;中度疼痛可在非甾类抗炎药的基础上联合弱吗啡类如可待因,常用氨芬待因、洛芬待因等,每日 3～4 次;重度疼痛应及时应用口服吗啡,必要时请放射治疗科协助止痛;避免仅仅肌内注射度冷丁等。注意及时处理口服止痛药物的不良反应如恶心、呕吐、便秘、头晕、头痛等。

(2)改善恶病质。常用甲羟孕酮或甲地孕酮以改善食欲,注意营养支持,及时发现和纠正肝肾功能不全和水、电解质紊乱。

八、预后

胰腺癌是一种严重的消化道恶性肿瘤,其临床表现隐匿、病情进展迅速,预后极差。85%的患者就诊时已属晚期,仅 20%左右的患者可行手术治疗,术后 5 年生存率<5%。因此,国际上将胰腺癌称为"21 世纪医学的顽固堡垒"。如何早诊断、早治疗、提高治愈率,仍然是十分急切的课题。

参考文献

[1]许亚萍,毛伟敏.胸部肿瘤放射治疗策略[M].北京:军事医学科学出版社,2013.

[2]林超鸿,秦环龙.胃肿瘤治疗学[M].上海:上海交通大学出版社,2013.

[3]戴宇翃,王建华,付强,陈元.盐酸埃克替尼治疗 190 例晚期非小细胞肺癌疗效及不良反应[J].中国肿瘤,2014(02):149-154.

[4]樊代明.肿瘤研究前沿 第 12 卷[M].西安:第四军医大学出版社,2013.

[5]倪克樑,林万隆.消化道肿瘤诊治新进展[M].上海:上海科学技术文献出版社,2012.

[6]祝鹏,刘慧颖,金凯舟,胡志前,王伟军.黏蛋白 4 在胰腺上皮内瘤变和胰腺癌中的表达差异性分析[J].临床肿瘤学杂志,2014(10):891-895.

[7]梁彬.临床肿瘤学相关进展[M].沈阳:辽宁科学技术出版社,2012.

[8]程永德,程英升,颜志平.常见恶性肿瘤介入治疗指南[M].北京:科学出版社,2013.

[9]杨葛亮,翟笑枫.原发性肝癌系统性化疗的临床进展[J].肿瘤,2014(01):91-96.

[10]李少林,吴永忠.肿瘤放射治疗学[M].北京:科学出版社,2013.

[11]王玉栋,杜玉娟,王龙,韩晶,吕雅蕾,刘巍.浸润性乳腺癌早期骨转移的预后影响因素分析[J].肿瘤,2014(07):616-622.

[12]周际昌.实用肿瘤内科治疗[M].北京:北京科学技术出版社,2013.

[13]于世英,胡国清.肿瘤临床诊疗指南[M].北京:科学出版社,2013.

[14]刘俊,李洪选,方文涛,程妍,吕长兴.胸段食管癌左胸路径手术后小 T 型野辅助放疗的结果分析[J].肿瘤,2014(07):657-661+677.

[15]韩晓红,石远凯,袁慧.恶性肿瘤[M].北京:北京科学技术出版社,2014.

[16]李乐平,靖昌庆.结直肠肿瘤[M].济南:山东科学技术出版社,2011.

[17]徐冬云,何晓静,王杰军,房文铮,钱建新,王湛,于观贞.Prdx1 在胃癌中的表达及临床意义[J].临床肿瘤学杂志,2014(05):417-420.

[18]于世英,胡国清.肿瘤临床诊疗指南[M].北京:科学出版社,2013.

[19]李少林,周琦.实用临床肿瘤学[M].北京:科学出版社,2013.

[20]纪元,谭云山,樊嘉.肝胆胰肿瘤病理、影像与临床[M].上海:上海科学技术文献出

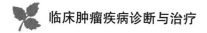

版社,2013.

[21]丁丹红,王修身,卜珊珊,宋志刚.无功能性胃肠胰神经内分泌肿瘤的临床特征和预后分析[J].中国肿瘤,2014(09):785－789.

[22]汤钊猷.现代肿瘤学[M].上海:复旦大学出版社,2011.

[23]赵丽中,王宏磊.大肠癌早期诊断研究进展[J].中国肿瘤,2014(02):103－108.